AF454082

MATIERE MÉDICALE,

TRADUITE DU LATIN

DE M. J. FR. CARTHEUSER,

AUGMENTÉE

D'UNE TABLE RAISONNÉE,

& d'une Introduction à la Matiere Médicinale.

TOME TROISIEME,

Contenant la Section XII.

 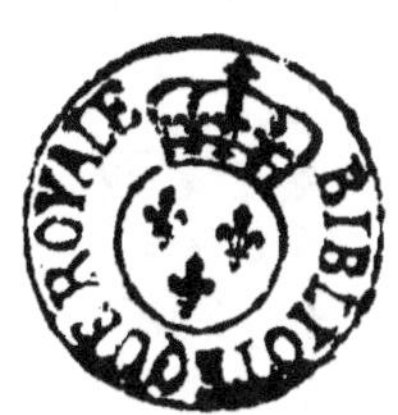

A PARIS,

Chez B R I A S S O N, Libraire, rue Saint Jacques, à la Science.

M. DCC. LV.

Avec Approbation & Privilége du Roi.

MATIERE MÉDICALE.

Des médicamens balfamiqües & aromatiques.

CHAPITRE PREMIER.

De la difference & de la nature des médicamens aromatiques & balfamiques.

§. I.

IL y a long-tems que les Phyficiens & les Chymiftes ont obfervé quelque difference entre ce qui eft d'une faveur aromatique & ce qui n'en a qu'une balfamique. La balfamique eft puré, fimple, un peu plus douce, & caufe en quelque façon des naufées. L'aromatique femble compofée de quelque chofe d'âcre & de balfamique; c'eft ce qui

A

la fait trouver bien plus forte & brûlante. D'ailleurs l'aromatique eſt moins fréquemment que la
balſamique parfaitement pure & ſolitaire, & il
n'eſt pas rare de la trouver mêlée de quelque choſe
de doucinâtre, ou d'un peu auſtére tirant ſur l'a-
mer, & même quelquefois fort amer. La ſaveur
purement aromatique s'obſerve, par exemple,
dans les cubebes, le poivre, le girofle, &c. ; on
en trouve une doucinâtre & mêlangée dans la racine
d'angélique, la ſemence d'ânis, de fenoüil, &c. ;
la canelle, le bois de ſaſſafras, &c. en ont une un
peu auſtére ; l'écorce de citron, d'orange, le macis, &c., ſont un peu amers ; le calamus aromaticus, la myrrhe & autres ſemblables, le ſont extrêmement.

§. II.

Les aromatiques & balſamiques ont tous plus ou
moins d'odeur, & rempliſſent par conſéquent l'air
qui les environne de particules odoriférentes qu'ils
exhalent. Cependant ſuivant que l'air qui les environne eſt plus ou moins chaud, cette tranſpiration
que cauſe certainement le mouvement inteſtin
continuel qui a lieu dans ces mixtes, augmente ou
diminue, & même devient preſque inſenſible dans
la ſuite, ce qui ne laiſſe pas de leur ôter aſſez
conſidérablement de leurs vertus médicinales ; d'où
il ſuit aſſez naturellement que l'activité des aromatiques & des balſamiques frais eſt toujours plus

grande, & qu'il n'en ont presqu'aucune une fois que leurs particules odorantes se sont exhalées. C'est aussi là pourquoi la décoction que l'on en fait dans des vaisseaux ouverts a bien moins de vertus que les infusions, parce que les particules les plus subtiles & les meilleures s'en exhalent.

§. III.

Le régne animal & le minéral fournissent peu de balsamiques & de fort simples ; le végétal au contraire, outre qu'il produit une grande quantité de balsamiques, il donne aussi des aromatiques sans nombre. Les principes des aromatiques tirés des végétaux, sont d'une nature en partie fixe & en partie volatile : nous allons en traiter d'abord ou au moins des principaux. En effet, il se trouve dans tous les aromatiques un principe spiritueux, très-tendre, très-mobile, fort odoriférant, d'une nature saline, huileuse, inflammable, une huile essentielle étherée, & une certaine substance fixe ou résineuse, ou gommeuse, ou gommeuse-résineuse, ou résineuse-gommeuse, d'une saveur doucinâtre dans les uns, purement aromatique & balsamique dans d'autres ; dans quelques-uns enfin un peu austere, un peu amere & même amere, &c. La plûpart & même tous les mixtes de cette espéce, si on en prend une assez grande quantité pour les examiner, jettent dans la distillation ; d'abord de l'eau remplie de particules très-subtiles, très-mobiles, ſpiritueuſes, très-odorantes, & plus ou moins miſcibles avec le phlegme ; cette eau eſt ou parfaitement limpide, ou blanchâtre & comme laiteuſe, ſi outre la grande quantité d'eſprits qu'elle charie, elle enleve encore un peu de l'huile la plus fine, porte au nez & fait ſentir ſur la langue, ſi on l'y applique, la ſaveur ſpécifique balſamique & aromatique du mixte duquel on l'extrait. Lorſqu'on a employé une aſſez grande quantité de mixte pour la diſtillation, après ce principe mobile & ſpiritueux, il s'éleve, & quelquefois en même tems, une huile eſſentielle, ſubſtantielle, étherée, de l'odeur du mixte, qui en a la ſaveur aromatique & balſamique, qui en un mot en renferme exactement ce qui en fait le caractere dominant : ſuit dans la plûpart, pour ne pas dire dans tous, une eau aigrelette, rafraîchiſſante & qui cauſe des nauſées. Il reſte dans la cucurbite, outre la tête morte dépoüillée de toute vertu propre au mixte, une décoction rouſſâtre ou d'un roux jaunâtre, verdâtre ou noirâtre, &c., d'une ſaveur doucinâtre, auſtere, un peu amere, amere, aromatique, balſamique, ſuivant les differens mixtes. En faiſant évaporer cette décoction, elle s'épaiſſit en un extrait réſineux-gommeux, ou gommeux-réſineux.

§. I V.

La portion ſpiritueuſe la plus mobile, qui s'exhale

d'elle-même & lentement des plantes aromatiques & balfamiques, & qui paffe féparément avec
l'eau, même dans le commencement de la diftillation, eft en partie compofée de filets très-tendre,
d'une fubftance gommeufe-réfineufe-huileufe &
en même tems camphrée, dans quelques-uns d'une
nature plus pure que le phlogiftique, ou d'une
faline-inflammable, en partie de molécules entieres & cependant très-fubtiles ; c'eft ce qui ne les
fait differer, que par leur feule fubtilité & leur
mobilité de l'huile étherée fubftantielle, & non
pas par leur odeur, leur faveur & leurs vertus. Du
refte, fa grande fineffe & fa mobilité font caufe
qu'elle ne peut fe réunir en petites gouttes vifibles,
huileufes, foit par elle-même, ou fans une fubftance plus épaiffe & plus vifqueufe ; elle s'infinue
néanmoins d'une maniere invifible dans les pores
de l'eau.

§. V.

La feconde huile effentielle, étherée, la principale qui conftitue le principe actif des plantes de
cette claffe, eft d'abord mêlée très-finement aux
fucs qui circulent, s'en fépare néanmoins peu à
peu en certaines véficules membraneufes, & s'ac-
cumule fucceffivement en une plus grande ou plus
petite maffe. Ces véficules font affez vifibles dans
l'écorce de canelle fraîche, les bayes de génevrier,
la noix mufcade, la racine d'hélenium, de meum,

d'angélique, de zedoaire, d'impératoire, de petit fenoüil, d'iris de Florence, & d'autres coupées par tranches & examinées au microſcope. Il s'y en trouve un très-grand nombre dans l'écorce du pin & du ſapin, & elles ſont fort ſouvent ſi remplies d'huile, qu'elles en rompent & jettent quantité d'une liqueur huileuſe-balſamique, que l'air chaud endurcit enſuite en une réſine. On peut comparer ces véſicules aux cellules du tiſſu cellulaire des animaux, tant parce que la ſubſtance huileuſe qu'elles renferment, paroît avoir les mêmes uſages que la graiſſe des animaux, que parce que pendant l'hyver ſur tout, elle paroît préſerver les tuyaux du bois remplis d'un ſuc plus aqueux, de la rigueur du froid, & de la gelée.

<h3 style="text-align:center">§. VI.</h3>

Cette huile renfermée dans des cellules membraneuſes, ſe change dans les plantes vieilles & deſſéchées en un baume un peu épais & enfin en un corps ſec, dur, réſineux ou réſineux-gommeux, à meſure que l'eſprit ſubtil, étheré, ou que la matiere qui eſt la principale cauſe de la fluidité, s'évapore. Les bayes de genevrier, par exemple, ſont remplies d'un ſuc doux, âcre, aromatique & un peu amer, ſi on les broye exactement ſous les dents. La ſaveur douce de la pulpe ſe trouve dans la partie gommeuſe; l'aromatique & celle qui eſt un peu amere, a ſa ſource dans l'huile eſſentielle renfer-

...ée dans les véficules difperfées dans la pulpe de la baye. Lorfque les bayes font féches, cette huile forme une réfine, & on les obferve de même çà & là dans des tranches d'une petite maffe de fandarach.

§. VII.

Tout ceci nous fait voir l'harmonie qui régne entre les ouvrages de la nature & ceux de l'art ; car ce principe qui s'exhale fans ceffe des plantes balfamiques & aromatiques, tant dans le tems qu'elles font fur pied & dans leur beau verd , que lorfqu'elles font mortes depuis peu & defféchées, de même que de leurs fucs balfamiques & qui répand une odeur vive, doit fe comparer à la portion fpiritueufe, qui pouffe au commencement de la diftillation avec le phlegme dans le récipient. L'huile fubftantielle qui fuccéde , n'eft pas differente de l'huile nichée dans les véficules dont nous avons parlé, ou de celle qui eft mêlée en petite quantité avec les baumes liquides. Enfin la fubftance réfineufe ou réfineufe-gommeufe a du rapport, quant à fa nature & à fes propriétés, avec les petites maffes qui proviennent de l'huile endurcie dans les véficules, ou du fuc même lorfque les tuyaux font rompus ou coupés ; fi ce n'eft que les réfines naturelles renferment dans leur mixtion plus d'huile & d'acide coagulant , parce qu'elles perdent la plus grande portion de l'un & de l'autre principe pendant la diſtillation, ſur tout lorſqu'on les diſtille à feu violent.

§. VIII.

Mais revenons à un plus grand examen de l'huile ſubſtantielle étherée. Cette huile eſt en général compoſée de deux parties eſſentielles, d'une partie mobile, ſpiritueuſe, active, que nous nommerons l'ame des huiles, ou l'eſprit recteur avec le *grand Boerhaave*, & d'une autre partie viſqueuſe, tenace, plus fixe, réſineuſe & gommeuſe-réſineuſe que l'on peut regarder comme le corps, le réceptacle, la matrice, le domicile de l'autre, en ce qu'elle empêche par ſa lenteur & ſa plus grande cohéſion, ſon départ prématuré & ſa diſſipation preſque momentanée. Les parties eſſentielles dont nous venons de parler, ſe manifeſtent aiſément par les expériences & les obſervations : par exemple, les huiles étherées diſtillées dans des vaſes de verre, qui ne ſont couverts que de papier, placés dans un lieu chaud, conſervées ainſi un peu trop long-tems, perdent peu à peu leur portion ſpiritueuſe, & en même tems de leur fluidité & de leur odeur, &c. ; de ſorte qu'elles n'ont plus la forme d'huiles fluides, mais de maſſes denſes, coagulées & réſineuſes. L'un & l'autre principe ſe ſéparent plus facilement lorſqu'on verſe quelqu'huile, l'huile de girofle, par exemple, dans une jatte de verre & qu'on l'expoſe à un air un peu chaud. Il arrive en effet en

peu de tems que la partie fpiritueufe fe diffipe,
moyennant l'exhalation forte & continuelle qui
s'en fait, & que le refte dégénere peu à peu en un
corps tenace, réfineux & peu actif. Lorfqu'on les
diftille avec l'efprit de vin le plus rectifié, après les
y avoir fait digérer & diffoudre, ou fans cette préparation, à un feu doux dans une cornue ou une
cucurbite, il s'en éleve un principe mobile qui
paffe avec l'efprit de vin dans le récipient, & il
refte dans le fond de la cucurbite un corps épais &
vifqueux que l'on dépoüille de fon odeur, de fa
faveur & de fes vertus fpécifiques en le lavant à
plufieurs reprifes avec de nouvel efprit de vin.
Enfin ces mêmes huiles diftillées plufieurs fois avec
l'eau fimple, ou mêlées avec elle dans un vafe en
l'agitant fortement, lui communiquent une odeur
fpécifique, de la faveur & de leurs vertus ; de forte
qu'elles s'affoibliffent beaucoup en conféquence ;
c'eft là pourquoi on a toujours des huiles plus odorantes toutes les fois qu'on a eu la précaution de
diftiller les plantes, d'où on les tire avec de l'eau
fpiritueufe déja imbue de ces huiles dans une diftillation précédente & affez foulée de ce principe
mobile.

§. I X.

Ce principe fpiritueux ne fe trouve pas en même
quantité dans les plantes & dans leurs huiles effentielles ; il eft plus abondant dans les unes & moins

dans d'autres. On ne peut cependant pas juger par
l'odeur forte & l'étendue de cette odeur, de la
quantité d'huile fubftantielle renfermée dans les
véficules. En effet, la plûpart des plantes qui exhalent une odeur balfamique & aromatique très-
vive, rendent quelquefois fort peu d'huile dans
leur diftillation, tandis que d'autres qui ont bien
moins d'odeur, fourniffent une affez grande quantité d'huile. On en a des exemples dans la fauge,
la rue, la racine de calamus aromaticus & les
feüilles de fabine. Les trois premieres plantes toutes fraîches, jettent à la vérité une odeur forte &
donnent peu d'huile ; car de 25 livres de racine de
calamus aromatique, à peine tire-t'on une once
d'huile : onze livres de rue en fourniffent à peine
une once & demie, & il n'en fort d'une égale
quantité de fauge qu'environ cinq gros & demi. La
fabine au contraire produit beaucoup d'huile,
quoiqu'elle ait une odeur bien plus foible. Ceci
fuffit pour faire voir que le plus ou moins d'odeur
fuffit à la vérité pour faire juger du principe fpiritueux, mais non pas de la quantité d'huile fubftantielle. Obfervons encore que l'huile ne fe
forme pas indifféremment dans toutes les parties
des plantes, mais principalement dans les fleurs
de quelques-unes, dans les feüilles de quelqu'autres, dans l'écorce, le bois, les femences & les
fruits.

§. X.

Les huiles étherées se forment enfin dans les plantes des particules les plus fines, inflammables, salines - aigrelettes, aqueufes & terreufes, au moyen de leur mêlange spécifique & intime, & d'une union très-étroite. Ces élémens dont j'ai fait voir la préfence & le concours néceffaire dans ma Pharmacologie, viennent en partie avec le fuc nourricier, qui de la terre s'infinue dans les plantes par leur racine, & en partie par les petits vaiffeaux ouverts de l'écorce & des feüilles qui les pompent de l'air qui les environne; puis la chaleur & la circulation continuelle qui s'en fait, les broye jufqu'à ce qu'ils deviennent enfin propres à contracter l'union spécifique dont nous venons de parler; il eft néanmoins fort vraifemblable que l'huile ne s'arrête pas fi long-tems dans le fuc circulant, mais qu'il fe fépare infenfiblement après fa génération dans les véficules dont nous avons parlé ci-deffus.

§. X I.

Quoique les huiles étherées foient en général compofées des mêmes élémens, elles paroiffent néanmoins très-diftinctes les unes des autres, tant par rapport à la grande variété de leur compofition, qu'à la differente proportion des ingrédiens, à l'odeur, la faveur, la couleur, la fluidité,

la volatilité, la pefanteur fpécifique, l'acrimonie,
le caractere chaud & les vertus fpécifiques, Je
m'arrêterois volontiers à confirmer tout ceci par
un grand nombre d'exemples, fi je ne l'avois fait
dans ma pharmaco-logie, & fi d'ailleurs cet examen
général des aromatiques - balfamiques ne devoit
être fuivi d'une defcription plus particuliere des
fimples les plus choifis. Nous nous contenterons
donc de rapporter fimplement ici une table, dans
laquelle M. Hoffmann a fait voir tout ce qui concerne la gravité relative de certaines huiles. La
voici telle qu'elle eft.

On a pris pour cet effet un verre qui pefoit deux
gros & 42 grains. Lorfqu'on l'eut rempli d'huile

de faffafras, il pefoit	6 gros	53 grains.
de girofle	*id.*	52 gr.
de canelle	*id.*	51
de canelle falfifiée	*id.*	48
de carvi	*id.*	51
d'anis	*id.*	50
de fenoüil	*id.*	50
de menthe	*id.*	40
d'olive	*id.*	40
de fpicanard	*id.*	37
de thérébentine diftillée à feu fec		
	id.	37
des philofophes	*id.*	37
de fchœnanthe	*id.*	33

de thérébentine diftillée avec l'eau

	6 gros	32 grains.
de marjolaine	*id.*	30
de lavende	*id.*	30
de citron d'Italie	*id.*	20

d'efprit de vin très-rectifié 6 gros 32 gr.

§. XII.

NOUS avons jufqu'à préfent examiné les deux principes volatils des aromatiques & des balfamiques ; paffons préfentement à l'examen d'un troifiéme qui fe trouve dans quelques plantes & dans quelques-unes de leurs parties ; dans les unes, c'eft un principe camphré très-tendre ; dans d'autres, un fuc d'une forme faline. Le premier dont je parlerai plus particuliérement lorfque je traiterai du camphre, eft fimplement un concret fec, volatil, terreux-inflammable ; & le dernier, eft un vrai fel volatil effentiel, fubftantiel, modérément empreint d'une huile étherée. Il eft plus ou moins facile d'extraire ces principes de la plûpart des mixtes, qui renferment le dernier, par le moyen de la diftillation ou de la fublimation ; le principe camphré fe trouve même dans certaines véficules de quelques plantes concret fous la forme d'un fel folié. En outre, il eft très-vraifemblable que cette fubftance camphrée, quoique très-tendre & très-difperfée, eft encore nichée dans plufieurs mixtes, d'où on ne l'a encore pû tirer dans une confiftance convenable, puifqu'ils exhalent une odeur forte de camphre. Nous devons auffi remarquer que ce principe fe trouve noyé la plûpart du tems en grande quantité dans les huiles étherées même , & qu'à la longue il s'y coagule de maniere, qu'il s'y manifefte en entier ou au moins en grande partie. C'eft ce que nous ferons voir plus amplement dans la fuite.

§. XIII.

Les principes fixes réfineux & gommeux , qu'il s'agit de confidérer plus généralement, fe trouvent rarement, ou pour mieux dire , jamais , parfaitement purs & folitaires dans les plantes balfamiques & aromatiques ; ils y font ordinairement mêlés, c'eft-à-dire , les gommeux-réfineux , ou les réfineux-gommeux , de maniere cependant que la fubftance réfineufe dans quelques-uns, la gommeufe dans d'autres, ou une fubftance plus épaiffe & mucilagineufe domine fur les autres. En outre , ils different confidérablement tant par rapport à la faveur qu'aux vertus , de même que les volatils huileux fpiritueux , quoiqu'ils foient chargés dans leur mixtion naturelle des mêmes élémens , & qu'on ne doive chercher la raifon de cette difference , que dans la different proportion des élémens , & leur compofition ou la maniere dont ils font mêlés. En effet , tout réfineux diftillé à fec dans une cornue de verre ou de terre , pouffe une

grande quantité de phlegme, une liqueur acide ou
au moins aigrelette, une huile empireumatique, &
laisse beaucoup de terre dans le fond de la cornue. Les gommeux & les mucilagineux, qui font
fort gras, fournissent les mêmes principes, si ce
n'est qu'ils font un peu plus déliés & plus aqueux,
& qu'au lieu d'une huile complette, ils rendent
simplement une substance phlogistique noyée dans
le phlegme. La synovie même artificielle fait aussi
voir les élémens d'un principe résineux. En effet,
on forme avec l'huile de vitriol ou tout autre acide
minéral concentré, & quelqu'huile éthérée, par
exemple, de thérébentine, d'anis, de girofle, &c.,
un corps résineux lorsqu'on les mêle en quantité
convenable, & qu'on les fait dessécher doucement
lorsqu'ils cessent d'être chauds & que le coagulum
est formé.

§. X I V.

Les baumes liquides naturels qui s'écoulent des
incisions faites, ou des ruptures qui arrivent à
quelques espéces d'arbres, ou des tuyaux de certaines plantes, gardent presque le milieu par rapport à leur consistance, leur caractere & leurs
vertus. En effet, lorsqu'on les dépoüille peu à peu
& en grande partie de leur partie huileuse-spiritueuse mobile dans des vaisseaux ouverts, ou de la
superficie même de l'écorce, ils dégénerent dans
des substances denses, tenaces, diuruscules,

réfineufes & réfino-gommeufes ; & en y ajoutant quelque liquide fpiritueux, on peut leur donner une plus grande & même leur premiere fluidité ; c'eſt ce que confirme l'expérience fuivante de M. *Hoffmann.* Prenez, dit-il, une demi-livre de Maſtich choiſi bien blanc ; après l'avoir pulvériſée avec une égale quantité de fel, mêlez le tout exactement dans un mortier ; verfez deffus dans une cucurbite de l'eſprit de vin très-rectifié, à la hauteur de quatre doïgts ; une chaleur douce fera diffoudre la réfine dans l'eſprit & on aura une effence très-réfineufe, dont on peut fe fervir comme d'un vernis ; en augmentant la chaleur, on en tire un efprit empreint de l'huile fubtile balfamique de cette réfine, qui a exactement l'odeur & la faveur du Maſtich. Voici ce qui arrive de remarquable dans la diſtillation de cet eſprit. Le réfidu de la diffolution, lorfqu'on en a tiré l'eſprit, eſt un baume parfait, liquide, femblable à la thérébentine ou au baume de Copahu, par rapport à fa confiftance ; & on peut auffi l'appeller très-bien baume de Maſtich, &c. La même expérience réuffit avec les gommes élémi, animé, de benzoin, de fandarach & autres femblables concrets.

§. XV.

Les baumes balfamiques minéraux ont beaucoup de convenance par rapport à leurs élémens avec les fubſtances réfineufes végétales, fi ce n'eſt qu'au

qu'au lieu d'huile étherée, il entre dans leur mixtion une huile singuliere minérale, qu'on nomme
ordinairement huile de Pétrole ou Naptha. En effet,
lorsqu'on fait distiller les charbons fossiles renfermés
dans une retorte de terre lutée à un feu sec & violent, il en sort du phlegme, une liqueur jaunâtre
spiritueuse, d'une odeur empyreumatique, d'une
saveur huileuse-aigrelette, & enfin une huile empyreumatique, d'abord plus subtile, ensuite fort
épaisse, poisseuse & noire; il s'attache au col de la
cornue & du récipient un sel volatil, sec, blanchâtre, aigrelet; il ne reste rien de plus qu'une
tête morte terreuse, noire, inerte, dans le fond de
la cornue. Le succin, l'ambre & d'autres semblables concrets fournissent, après une violente destruction, les mêmes principes, si ce n'est qu'ils
sont un peu plus subtils & plus gracieux.

§. XVI.

Les concrets balsamiques que présente le régne
animal, s'éloignent beaucoup plus que les minéraux bitumineux des gommes-résines des végétaux,
par rapport à leur nature, leurs élémens & leur
génération. On ne les trouve en effet, lorsqu'ils
sont séparés du sang, que sous la forme de graisse,
tantôt plus liquide, tantôt plus épaisse, huileuse-
onctueuse-butyracée, ou d'un corps grumeleux
plus dur, qui s'amasse dans certains follicules des
animaux & dans des réceptacles celluleux-glandu-

leux. Ils font compofés d'une fubftance plus épaiffe, onctueufe ou onctueufe-terreufe, qui en conftitue comme la matrice & le réceptable, & d'un certain principe huileux - inflammable très - tendre, par conféquent exhalable & très-odorant. Il eft en outre fort probable que le principe falin qui concourt à la formation de l'huile, n'eft point d'un caractere acide, comme dans les huiles des plantes & des minéraux ; mais qu'il eft plutôt urineux, puifque le mufc, &c., long-tems confervé dans un vaiffeau d'argent, lui communique fa couleur bleuâtre. Il n'eft pas douteux qu'il ne fe forme peu à peu dans le corps des animaux du fel ammoniacal du fang, où au moyen de la chaleur & de la circulation continuelle, d'une terre très-tendre, d'un acide du fuc nourricier, lequel n'eft pas encore fubjugé & d'une très-petite quantité de fubftance huileufe-inflammable ; & qu'il ne fe joigne dans le tems de la fecrétion aux autres principes conftitutifs, de maniere que moyennant une compofition finguliere & fpécifique, les maffes graffes dont nous avons parlé, les onctueufes-balfamiques de même que la bile, puiffent s'en former.

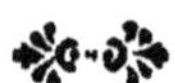

CHAPITRE II.

*De la maniere d'opérer, & des vertus des Balfami-
ques & des Aromatiques.*

§. I.

C'Eſt en partie du principe volatil huileux-
ſpiritueux, en partie du fixe gommeux-réſineux ou réſineux-gommeux, que les ſimples balſamiques & aromatiques tiennent leur activité médicinale. Ce dernier lorſqu'on l'a pris, eſt chaſſé
très-facilement par la chaleur douce de l'eſtomac,
ſe change en exhalaiſons très-tendres & très-mobiles ; le ſuc gaſtrique, la chaleur & le mouvement
périſtaltique de l'eſtomac, diſſoudent le premier,
l'extrayent & le ſéparent de la portion terreuſe
recrémentitielle.

§. II.

La partie huileuſe-ſpiritueuſe une fois diſſoute,
produit un effet remarquable dans l'eſtomac, tant
en diſſolvant, qu'en atténuant ce qui y eſt renfermé, qu'en animant, pour ainſi dire, & en excitant
ſes tuniques même ; il ne reſte néanmoins pas
long-tems là ni dans les inteſtins, mais il enfile
bientôt, à cauſe de ſa grande ſubtilité & de ſa
mobilité, les veines lactées & les autres vaiſſeaux
inhalans & abſorbans lymphatiques-veineux, & ſe
mêle aux autres humeurs de la circulation ; arrivé

là, il eſt briſé de plus en plus par la chaleur & le mouvement inteſtin triturant, diviſé en molé-cules très-petites, & ſe diſperſe dans tous les re-coins de toute la machine ; en paſſant à travers les vaiſſeaux, il cauſe un peu d'ardeur ſur les parois nerveuſes-membraneuſes & muſculaires des ca-naux, il les irrite, entraîne dans un plus grand mouvement les globules ſanguins & les particules de toutes les autres humeurs, étend les principes ſalins-huileux-inflammables du ſang, donne plus de vigueur à l'influs des liqueurs mouvantes ſur les fibres motrices des ſolides, augmente la matiere qui porte la chaleur en s'uniſſant à la matiere ſub-ſtantielle qui prend feu, excite ainſi & fortifie de differentes manieres la force contractile & la con-traction actuelle de tout le genre nerveux-muſcu-leux – membraneux, la violente circulation des humeurs qui en dépend, la plus grande fluidité & la chaleur. Ainſi il ne peut manquer d'arriver qu'il ne ſurvienne ſur le champ quelque deſſéchement dans les ſolides, une plus grande tranſpiration des parties exhalables & mobiles à travers les petits trous de la peau, & par conſéquent une ſueur & une plus grande excrétion dans les autres organes. La vertu réſolutive dépend en partie de l'augmen-tation de la force contractile des vaiſſeaux, & de la plus prompte & plus violente contraction actuelle, en partie du paſſage & du mélange immédiat de la partie fpiritueufe la plus mobile : car comme ce principe fubtil peut fe conferver dans une fluidité convenable, & même la redonner aux fubftances épaiffes, tenaces, réfineufes & gommeufes-réfi-neufes, ou aux matrices des huiles pendant leur union ; on ne doit pas douter par le même princi-pe, qu'il ne puiffe déployer de femblables forces fur des humeurs des animaux qui font bien plus épaiffes.

§. I I I.

On peut des effets principaux dont nous venons de parler, & qu'on doit attribuer uniquement ou au moins en grande partie au principe huileux-fpiritueux, déduire les vertus plus particulieres & fpécifiques, qu'un grand nombre d'expériences ont confirmées depuis long-tems, telles font la ner-vine, la céphalique, la cordiale, la pectorale, la carminative, la ftomachique, l'anthelmintique, l'utérine, l'aphrodifiaque, &c. ; & on peut les ex-pliquer folidement par ces effets. Nous devons néanmoins avertir que la vertu fortifiante n'agit pas fimplement en ce que les humeurs fe portent avec plus de violence & d'impétuofité fur les fibres motrices, mais en même tems au defféchement & à la plus grande denfité des folides qui en eft une fuite, de même qu'à leur tiffure plus ferrée ; & en effet, plus les organes du mouvement font denfes & plus ils font robuftes, plus ils agiffent avec force

fur les fluides, & réciproquement les fluides font
plus d'effort contre les folides, de maniere qu'il
s'enfuit néceffairement augmentation de mouvement, & une plus grande vigueur dans l'action
réciproque des fluides & des folides les uns fur les
autres.

§. IV.

Quoique les vertus dont nous venons de parler
foient communes & puiffent être attribuées à chaque fimple aromatique & balfamique en particulier, les unes font plus marquées dans quelques-
uns, d'autres font plus propres aux autres; & la
raifon de cette difference paroît confiffer dans le
caractere fpécifique du principe volatil, huileux-
fpiritueux, en partie dans ce que l'affemblage a de
diftinct de la fubftance fixe gommeufe-réfineufe ou
réfineufe-gommeufe qui lui eft affociée. En effet,
les fubftances douces font en même tems adou-
ciffantes & déterfives; celles qui font donc plus
fournies de ce principe, déployent de plus grandes
forces pectorales. Les fubftances fixes ameres fortifient davantage, pouffent plus fortement par les
urines, & font par cela même préférables par rapport à leur vertu ftomachique, anthelmintique,
anti-fiévreufe, &c.; enfin les fubftances fixes un
peu aufteres, refferrent modérement, augmentent
par conféquent la vertu fortifiante, ftomachique,
& les autres; le principe camphré, fec & volatil

mérite auffi une obfervation particuliere ; pur &
parfaitement diftingué des autres principes , il
rafraîchit confidérablement le corps d'une maniere
particuliere , dont je parlerai plus au long dans la
fuite : du refte , par fon mêlange naturel avec les
autres, il augmente admirablement leur vertu ré-
folutive & repercuffive.

§. V.

Une connoiffance folide de la maniere d'opérer
& des vertus générales des mixtes , éclaircit facilement fur l'ufage plus particulier , & on peut de
là s'appercevoir que les aromatiques & les balfamiques doivent produire de bons effets dans toutes
les maladies , dont les principales caufes peuvent
être rapportées à la foibleffe , au relâchement & à
la trop grande humidité des parties folides , de
même qu'au défaut du liquide nerveux , à l'affoi-
bliffement de la chaleur naturelle , à l'abondance
de la partie fereufe-lymphatique & à l'épaiffiffement , à la vifcofité , l'inertie , & l'impureté differente du fang & des autres humeurs , & en général
à la contraction languiffante des folides , à la circulation languiffante des humeurs , à la diminu-
tion ou à la fuppreffion entiere des excrétions.
C'eft pourquoi on doit rapporter ici plus fpéciale-
ment le défaut de mémoire , le vertige idiopathique , l'apopléxie pituiteufe , les affections foporeufes , le coryfa , la céphalalgie rheumatico-

B iiij

catharreufe, l'hémi-plegie, la fyncope, l'otalgie ; l'odontalgie fereufe · pituiteufe, le tintement & encore plus le bourdonnement des oreilles, l'oüie dure, la furdité, la foibleffe de la vûe, la goutte ferene commençante, la cataracte, l'opthalmie fereufe, la mélancholie, l'épilepfie idiopathique fur tout, l'enrhoüement, la toux, la difficulté de refpirer, l'afthme pituiteux & cacheétique, le catharre fuffocant, la colique & la cardialgie vraiment venteufe, le défaut de digeftion & d'appétit, l'obftruction chronique du foye, de la ratte & du mefentere, l'hydropifie afcite, la paffion hypochondriaque & hyftérique, le défaut & la fuppreffion du flux menftruel, des lochies, des hémorrhoïdes, les fleurs blanches, la ftérilité, les accouchemens difficiles, la rétention de l'arriere-faix, la defcente de matrice & de l'inteftin rectum, l'impuiffance de la part de l'homme, le vomiffement, la diarrhée, la lienterie, la céliaque, la cachéxie fimple & ictérique, les affections fcrophuleufes, vénériennes, fcorbutiques, rhumatiques & froides arthritiques, les differens poifons tirés des animaux & des végétaux, & plufieurs autres maladies que ceux qui font au fait de la patholique pourront facilement déterminer.

On ne fe fert pas indifferemment des aromatiques & des balfamiques dans le tintement d'oreille ; car toutes les fois que cette maladie provient de la forte congeſtion du ſang des parties inférieures vers les ſupérieures, ces remédes en augmentent encore l'impétuoſité au lieu de la calmer, & nui-ſent par conſéquent plus en ce cas qu'ils ne ſont utiles. Si au contraire ce tintement eſt produit par l'amas d'impuretés muqueuſes & par l'obſtruction de pluſieurs vaiſſeaux du cerveau cauſée par cet amas, ces remédes alors chaſſent fortement, ré-ſoudent, ouvrent, fortifient, & par cela même concourent beaucoup à la cure de la maladie.

§. VI.

Outre le nombre de merveilleux effets que ces remédes produiſent intérieurement, la plûpart ſont d'un très-grand uſage extérieurement, & ſont d'un ſecours admirable pour diſcuter & pour fortifier, lorſqu'on les applique en forme d'épi-thémes ſecs, de ſachet, de cucuphe, dans les foibleſſes de tête & de mémoire, le coryza & la migraine opiniâtre, l'hémi-crânie, la cophoſe, l'imbécillité de la viſion, dans la paralyſie des membres, les douleurs arthritiques & rhumatiſ-males, les affections édemateuſes, les tumeurs des glandes, l'odontalgie, la colique, l'anaſarque, la tympanite, les inflammations éréſypélateuſes & les autres, la foibleſſe des ligamens, &c.; ou qu'on en uſe avec du vin chaud dans les inflammations des playes & des ulceres, dans les contuſions & les piqûres de nerfs. Ils entrent auſſi très-ſouvent dans

les poudres dentrifiques & de cypre, dans les cataplasmes, les décoctions traumatiques, les onguens,
les linimens, les emplâtres, les fumigations, les
gargarismes dont on se sert avec avantage dans le
relâchement de la luette, la fausse squinancie, &c.,
dans les bains & les demi-bains, qui sont quelquefois d'une si grande utilité dans la stérilité, les
fleurs blanches, la suppression des régles, &c.

§. VII.

Après avoir indiqué une grande partie des maladies ausquelles les médicamens de cette classe
peuvent remédier, nous devons aussi faire voir
dans quelles circonstances ils sont nuisibles, &
quelles sont les maladies dans lesquelles ils ne
peuvent convenir. Ces remédes, sur tout les plus
chauds, ne conviennent pas à ceux qui sont d'un
tempéramment bilieux, cholérique & pléthorique.
On ne peut s'en servir sûrement dans les maladies
qui dépendent de la trop grande sécheresse & du
resserrement des fibres, de la contraction trop
prompte & trop forte des solides, du défaut de
sérosité, de l'abondance des parties bilieuses & des
autres parties salines-huileuses-inflammables, de
l'amas, de l'ébullition & de l'orgasme du sang, &
de l'augmentation nécessaire des mouvemens qui
en est la suite. Tout ce que nous avons dit, ne se
doit cependant pas prendre au pied de la lettre. Il
y a en effet differentes maladies qui proviennent

immédiatement des mouvemens exorbitans des solides, dans lesquels non-seulement on peut faire usage des plus forts excitans, mais il est encore nécessaire de le faire, parce qu'une matiere virulente, corrompue & mêlée dans les fluides, ou intimement inhérante çà & là dans les plus petits tuyaux, donne lieu à l'augmentation préter-naturelle des mouvemens, excite les solides sensibles & élastiques par leurs aiguillons continuels à une violente contraction, jusqu'à ce qu'elle soit entiérement chassée par des organes propres ; c'est ce qu'on voit assez bien dans la cure de certaines fiévres, des venins des animaux & des végétaux, de la dysenterie, la colique, la cardialgie, l'épilepsie & autres maladies semblables. Lorsqu'il s'agit de la vraie cure d'une maladie, un Médecin qui raisonne doit non-seulement penser à mitiger le mouvement préter-naturel & à combattre la cause formelle, mais encore à corriger la cause matérielle, parce qu'elle la produit ordinairement, & qu'elle ne peut cesser tant qu'elle est présente & qu'elle dure.

CHAPITRE III.

*Des racines de Zedoaire , de Gingembre & de
Curcuma.*

§. I.

ON diftingue la zedoaire en ronde & en longue. La longue a un peu plus de vertus que
la ronde, c'eft là ce qui fait qu'on ne vend que de
celle-ci dans nos boutiques. C'eft une racine courte , applatie, tubereufe en quelque maniere , en-
trelacée fimplement de peu de fibres , de la groffeur
du petit doigt , blanchâtre en dehors , d'un blanc
tirant fur le jaune , le roux ou le gris , rouffâtre
en dedans ou de couleur de cendre jaunâtre , d'une
odeur agréable , camphrée , d'une faveur aromatique & un peu amere. La ronde eft ordinairement
grife , & quadre avec la longue par rapport à fes
autres propriétés , fi ce n'eft qu'elle eft plus foible
& qu'elle a dans fa mixtion une moins grande
quantité de camphre. Quelques - uns prétendent
que l'une & l'autre racines font d'une même plante ; que la ronde eft la tête ou la partie fupérieure
de la plante , & que la longue en fait la partie inférieure ; d'autres aufquels on peut ajoûter plus de
foi dans ces fortes de recherches , les regardent
comme des racines de plantes abfolument diftinc-
tes ; que la plante qui provient de la longue pouffe

des feüilles fort semblables à celle de l'iris ou du cannacorus lorsqu'il est jeune , & que c'est celle là qu'on nomme *Zingiber lati-folium sylvestre* , tandis que celle que produit la ronde s'appelle *Colchicum zeilanicum*.Toutes deux croissent en Chine, dans le Bengal , le Malabar, la Zélande , & dans d'autres endroits des Indes Orientales. La meilleure espéce de zedoaire longue, est néanmoins celle qui croît dans la Zélande & l'Isle de Reyban.

§. II.

' La meilleure zedoaire longue est celle qui est pleine, fraîche, non cariée, pesante, compacte, peu fibreuse & en dedans d'une couleur pleine, roussâtre - cendrée. Ses principes , tant volatils huileux-spiritueux-camphrés , que fixes résineux-gommeux , sont abondans & fort actifs. L'huile étherée dont on tire environ un gros d'une livre de zedoaire , est un peu épaisse & pesante, c'est ce qui la fait en grande partie se précipiter dans l'eau. La portion qui en sort la premiere, est relativement plus pesante, suit après elle une autre verdâtre & enfin noirâtre. Son principe spiritueux-camphré , se fait connoître non-seulement par l'odeur très-vive camphrée, qui s'exhale de la racine & de l'eau distillée, mais on peut encore la séparer au moyen de la distillation humide & de la sublimation , sur tout des racines fraîches , de maniere qu'on peut voir le camphre en substance, quoique

fort tendre, & qu'il nage çà & là fur la furface de
l'eau, fous la forme d'écailles très-minces, blanchâtres & brillantes. La fubftance fixe gommeufe
furpaffe par fa faveur & fon odeur camphrée, &
par conféquent par fon activité médicinale, la réfineufe, & elle y eft auffi en plus grande quantité.
L'infufion faite avec l'eau eft roufsâtre, d'une faveur un peu âcre, amere & camphrée, & porte
aux narines la même odeur que la racine broyée.
L'extrait qu'on en tire eft bien plus foible & n'a
prefque pas d'odeur; c'eft là ce qui prouve manifeftement que les parties principales, fçavoir, les
volatiles huileufes-camphrées, fe font diffipées
pendant l'évaporation. L'infufion fpiritueufe eft
d'une couleur jaune-rouge & d'une faveur bien
plus amere & âcre que l'aqueufe, mais d'une odeur
& d'une faveur camphrée bien inférieure. On doit
dire la même chofe de l'extrait épaiffi, fi ce n'eft
qu'il eft bien plus amer, qu'il a plus d'acrimonie,
& qu'il laiffe bien plus long-tems une efpéce d'ardeur fur la langue & le gofier, lorfqu'on en goute.

§. I I I.

On doit attribuer les vertus médicinales de cette
racine, principalement à fon principe volatil hui-
leux-camphré; fes principes fixes réfineux-gommeux, ne laiffent néanmoins pas que d'en augmenter beaucoup l'activité. On la regarde comme
un des meilleurs médicamens repercuffifs, fudori-

fiques, alexi-pharmaques, pectoraux, cordiaux,
ftomachiques, carminatifs, anthelmintiques &
uterins, quoiqu'un peu chaude ; & lorfqu'on s'en
fert à propos, elle produit des effets merveilleux
dans les maladies exanthématiques, les fiévres malignes & catharrales, les affections froides rheu-
matifantes cachectiques & édemateufes, la toux &
l'afthme pituiteux, les anxiétés précordiales, la
difficulté de refpirer, la dyforexie, le vomiffement,
la diarrhée muqueufe, la cardialgie & la vraie
colique venteufe, les fleurs blanches, la fupreffion
chronique des régles, l'accouchement difficile &
la rétention de l'arriere-faix. Les habitans de Zélande l'eftiment fi fort, qu'ils la préferent à tout
autre reméde. Ils en mettent en conféquence dans
toutes leurs préparations, & plufieurs la mangent
fraîche avec de l'orge, pour corriger la foibleffe
d'eftomac. D'autres en avalent la farine avec du
boüillon, d'autres la mangent & chaffent au
moyen de leur haleine, les coufins & les autres
infectes ailés, qui tourmentent beaucoup pendant
la nuit dans les pays Orientaux ; plufieurs la tiennent dans leurs mains, ou fe l'attachent au col en
forme d'amulete, & croyent ainfi fe préferver de
differentes maladies, fur tout des putrides & des
contagieufes. On la donne en effence & en infufion vineufe, & elle entre auffi fort fouvent dans
des poudres, des électuaires, des pilulles & des

potions. On la fait prendre en fubftance depuis quelques grains jufqu'à un demi-fcrupule, en infufion vineufe depuis un demi-gros jufqu'à un gros. On trouve auffi dans les boutiques la racine confite. Elle eft moins act.ve & peut fe prefcrire en plus grande dofe. On l'employe extérieurement dans des cataplafmes que l'on applique fur des playes remplies de fang empoifonné ou pourri, & dans les décoctions anthelmintiques.

§. I V.

Le gingembre a beaucoup de rapport avec la zedoaire. La racine en eft courte, tubéreufe, noüeufe, rameufe, un peu applatie & garnie de plufieurs fibres, en dedans de couleur blanchâtre ou d'un jaune roux, un peu blanche en dehors, jaunâtre ou d'un roux-rougeâtre, d'une faveur très-âcre, aromatique, d'une odeur vive, mais plus foible & moins camphrée que celle de la zedoaire. La plante s'appelle *Zingiber augufti-folium*, *Zingiber femina*, & à caufe de la reffemblance de fes feüilles, *Iris lati-folia tuberofa flore albo*; elle croît d'elle-même non-feulement dans plufieurs Ifles & Contrées des Indes Orientales, mais on la cultive auffi dans ces pays-ci, dans l'Amérique, dans les lieux chauds & humides. Le gingembre fauvage qui croît fans culture dans des endroits marécageux, eft bien inférieur à celui que l'on cultive; celui-ci doit être préferé pour les ufages qu'on en fait en médecine.

§. V.

§. V.

Paul Hermann & d'autres, attribuent une nature alkaline au gingembre, mais à la vérité sans aucun fondement solide. En effet, on ne trouve dans sa mixtion naturelle, outre les particules terreuses inertes, qu'un principe très-tendre spiritueux-camphré, une huile étherée & une substance fixe résineuse-gommeuse; & même dans la distillation séche & dans sa décomposition, il ne fournit pas un vrai sel alkali nouvellement formé, mais il sort en même tems beaucoup d'acide. On ne peut, pour ainsi dire, pas séparer en une masse visible le principe sec camphré des racines les plus vieilles & desséchées depuis long-tems; cependant *Otto Hellbigius* afsûre que cela se fait dans l'Inde avec la racine fraiche de gingembre sauvage. L'huile substantielle étherée dont on retire par la distillation humide à peu près un gros d'une livre de gingembre, est fort temperée, & differe beaucoup en ceci de l'huile de zedoaire qui est bien plus chaude. La substance fixe résineuse & la gommeuse, sont intimement mêlées ensemble, & il est très-difficile de les pouvoir séparer l'une de l'autre. La premiere infusion faite avec de l'eau, est d'une couleur jaunâtre, d'une saveur âcre, brûlante & de l'odeur du gingembre. L'extrait épaissi n'a presque pas d'odeur; la saveur en est néanmoins âcre & brûlante. D'une once de racine on en tire environ

deux gros. La premiere infusion faite avec l'esprit
de vin , avec une égale quantité de gingembre que
ci-deſſus , préparée au moyen d'une douce digeſtion , é.oit d'une couleur foncée d'or , avoit peu
d'odeur , tirant même plus ſur celle de l'eſprit de
vin que ſur celle de la racine ; la ſaveur en étoit
des plus brûlante & piquante. L'extrait qui eſt ordinairement d'un demi-gros ou de deux ſcrupules ,
eſt d'une couleur jaune rouſsâtre , porte peu d'o-
deur , & laiſſe ſur la langue une ſaveur brûlante &
très-âcre.

§. V I.

Quoique le gingembre ſoit d'une ſaveur très-
âcre , il eſt cependant bien plus temperé que la
zedoaire , à cauſe du caractere doux de ſon huile
eſſentielle , ou de ſon principal principe actif ; il
produit ſon effet dans le corps, plus en irritant &
en inciſant , qu'en l'ébranlant. C'eſt donc avec
raiſon qu'on le met au nombre des médicamens
ſtimulans , atténuans, ſtomachiques , carminatifs
& aphrodiſiaques , que l'on regarde comme très-
utiles , ſur tout toutes les fois que le mouvement
périſtaltique & les contractions des autres parties
languiſſent , & qu'il s'eſt engendré une grande
quantité de matieres viſqueuſes & flatulentes à la
ſuite de mauvaiſes digeſtions. On le fait ordinairement entrer comme aſſaiſonnement dans les
bouillons & autres eſpéces de mets. Il entre auſſi

dans les poudres, les électuaires & les infusions vineuses, &c. On ne le peut facilement faire prendre au-delà d'un demi-scrupule, particuliérement aux personnes séches, maigres, cholériques. On peut ordonner la conserve à plus grande dose, & on la trouve aussi dans les boutiques.

§. VII.

Je ne balance pas de joindre ici l'histoire du curcuma ou terra-merita, d'autant que cette plante a beaucoup de rapport avec le gingembre & la zedoaire ; aussi l'appelle-t'on *Zingiber flavus, Crocus indicus, Crocus terrestris.* On distingue cette racine en longue & en ronde. La longue se trouve plus ordinairement dans nos boutiques. Elle est bien supérieure à la ronde par rapport à ses vertus médicinales. Elle est un peu tubéreuse, noüeuse & pesante, jaunâtre en dehors, saffranée en dedans, cependant un peu bleuâtre lorsqu'elle est vieille, d'une odeur aromatique ; quelques personnes la trouvent disgracieuse à l'odorat ; elle est d'une saveur grasse, un peu âcre & un peu amere. La ronde qui est parfaitement tubéreuse, est fort analogue à la longue par sa couleur, son odeur & sa saveur ; elle est cependant moins aromatique & bien inférieure en qualité ; c'est là ce qui fait qu'on ne s'en sert guere en médecine.

§. VIII.

Cette plante croît dans l'Inde Orientale, sur tout

dans le Malabar, le Cananor, le Calecut, &c. ;
c'eſt de là qu'on en tire une grande quantité pour
l'Europe, l'Aſie & l'Afrique. La plante, dont les
feüilles reſſemblent, quant à la forme, à celle du
Canna Indica junior, eſt regardée comme une
eſpéce de gingembre ; c'eſt ce qui l'a fait nommer
Zingiber flavus. La racine longue, qui eſt la ſeule
d'uſage en médecine, eſt compoſée de parties
terreuſes-réſineuſes-gommeuſes-huileuſes & ſpi-
ritueuſes-camphrées. On ne peut guere faire voir
le camphre en ſubſtance dans la racine trop ſéche ;
on en tire de la fraiche en petite quantité à la vérité, encore faut-il beaucoup de cette racine.
L'huile étherée, qui eſt d'une couleur d'or, d'une
ſaveur & d'une odeur aſſez forte, s'y trouve en très-
petite quantité, & on en tire à peine un ſcrupule
ou un demi-gros d'une livre entiere. La premiere
infuſion aqueuſe eſt d'une couleur jaune-ſpadicée,
d'un goût un peu amer & balſamique-noſeant,
de l'odeur de la racine. L'extrait qui en réſulte
après qu'on l'a fait épaiſſir, a l'odeur du curcuma,
eſt d'une couleur rouſſe tirant ſur le noir, d'une
ſaveur douce aromatique un peu amere & ſalée ;
c'eſt même là le goût qui domine le plus. Une once
en donne environ deux gros. La premiere infuſion
ſpiritueuſe eſt d'un fort beau rouge, teint cependant
en jaune les doigts, les parois du verre, les
vaſes d'argent, &c. ; elle a plus l'odeur de l'eſprit

de vin que du curcuma ; elle eſt d'un goût aſſez
âcre, aromatique & en même tems noſéante. Ces
analyſes font voir que le principe gommeux & le
réſineux qui s'y trouvent preſqu'en même quantité,
ſont tellement mêlés enſemble, qu'il n'eſt guere
poſſible de les ſéparer ; & même tout ce qu'on en
tire fait voir que la vertu de cette racine ne dépend pas moins de ſon principe fixe réſineux-
gommeux, que de ſon principe volatil huileux-
ſpiritueux.

§. IX.

Elle agit dans le corps en réſolvant doucement ;
en détergeant, en remuant & en expulſant ; c'eſt ce
qui la rend très-efficace &, pour ainſi dire, ſpécifique dans l'iĉtere, ſur tout le cacheĉtique, l'inertie
de la bile, les affeĉtions flatulentes, les fiévres
intermittentes, l'hydropiſie aſcite, la néphrétique
pituiteuſe-ſabloneuſe, les fleurs blanches, l'ob-
ſtruĉtion cauſée par la ſuppreſſion des régles, l'accouchement difficile, &c. La plûpart des Orientaux la font entrer comme aſſaiſonnement dans
preſque tous leurs ragouts, au lieu de ſaffran & de
gingembre. Nous la faiſons entrer dans des poudres, des infuſions vineûſes, des éleĉtuaires, des
emplâtres, & des onguens fortifians & répercuſſifs,
&c. La doſe en poudre eſt depuis un grain juſqu'à
un ſcrupule, en infuſion depuis un demi-ſcrupule
juſqu'à un gros.

CHAPITRE IV.

Des racines de Souchet & de Galanga.

§. I.

ON trouve dans les boutiques deux fortes de racines de fouchet, une longue & une ronde, le fouchet long & le fouchet rond. Le rond eft de la groffeur d'une olive, raboteux, garni çà & là de petites fibres, comme des poils qui partent de la tête, de couleur de feu en dehors, ou roux, blanchâtre en dedans ou d'un blanc qui tire fur le jaunâtre ou le rougeâtre, ou jaunâtre foncé, d'une faveur un peu âcre & amere, légérement aromatique, d'une odeur gracieufe & affez odorante, lorfqu'il eft frais. La longue eft mince, genoüillée, torfe, difficile à rompre, en dehors d'une couleur brune-noirâtre, blanchâtre en dedans, d'une odeur gracieufe & d'une faveur un peu âcre, de même que la précédente, un peu amere & aromatique. Le fouchet rond fe trouve en Egypte, en Syrie & le long des rivieres ; le long croît principalement dans l'Inde Orientale, quoiqu'on en trouve d'une efpéce bien inférieure en Sicile, en Italie & en France. L'un & l'autre au refte, font du genre des plantes graminées ou des joncs.

§. II.

Les uns préferent le fouchet rond, d'autres le

long; l'analyse chymique fait cependant voir qu'il n'y a pas grande difference par rapport aux vertus. En effet, l'une & l'autre racine, outre le principe odorant huileux-fpiritueux, renferme une fubftance fixe réfineufe-gommeufe, qui a à peu près le même caractere, & fe trouve fur tout remplie de parties terreufes. On ne peut féparer l'huile fubftantielle, tant il y en a peu, à moins qu'on ne faffe entrer d'abord une grande quantité de cette racine dans la diftillation ; c'eft ce qui fait qu'on peut plutôt foupçonner par l'odeur, qu'il y en a, qu'il n'eft poffible de la démontrer. L'infufion aqueufe de la ronde eft d'une couleur d'or, d'une odeur affez pénétrante, d'une faveur un peu amere & aromatique ; & après l'avoir fait épaiffir, elle laiffe un extrait de couleur ferrugineufe fale, d'une odeur pénétrante foible, d'une faveur amere & aromatique, de la pefanteur environ de deux gros & deux fcrupules, pour une once de racine. La premiere infufion fpiritueufe eft d'une couleur orangée, d'une odeur plus d'efprit de vin que de la racine, d'une faveur affez âcre & un peu ame e. L'extrait en eft de couleur brune-rougeâtre, d'une odeur foible aromatique, d'une faveur un peu âcre & amere, & qui tient fort à la langue lorfqu'on la goûte. Une once de racine en donne environ deux gros & deux fcrupules.

C iiij

§. III.

Les infusions & les extraits de souchet long, préparés par une longue & douce digestion & par l'évaporation, font peu distingués des autres; car la premiere infusion aqueuse, quoique d'une couleur d'un rouge obscur, tirant sur le noir, a la la même odeur & la même saveur que l'aqueuse du souchet rond, si ce n'est qu'elle paroît un peu plus amere. En effet, elle est d'une couleur brune-noirâtre, d'une saveur un peu âcre-amere & légérement astringente, & presque sans odeur. D'ailleurs, il est manifeste que cette substance gommeuse se trouve en bien moins grande quantité dans la racine de souchet long, parce que l'extrait ne pese pas plus de cinq scrupules, quoiqu'on employe la même quantité de racine. La premiere infusion spiritueuse est d'une couleur jaune-rougeâtre, & outre son odeur foible balsamique, est d'un goût un peu amer & aromatique; par conséquent, il differe peu ou point du tout de l'infusion spiritueuse de la racine de souchet rond. La masse épaissie est de couleur jaune & rouge-brune, & d'une odeur approchant de celle du rob de sureau, foiblement balsamique, d'une saveur amere & aromatique.

§. IV.

Le grand & le petit galanga font fort analogues aux racines de souchet. Le petit, supérieur au grand,

a sa racine tubéreuse, noüeuse, de la grosseur du
petit doigt, extérieurement de couleur spadicée ou
d'un brun-rougeâtre, distinguée de part & d'autre
par des genoüils circulaires plus pâles, roux en
dedans ou d'un roux blanchâtre, d'une odeur
pénétrante, d'une saveur âcre-aromatique & un
peu astringente. Cette plante croît en Chine &
dans quelques autres cantons de l'Inde Orientale ;
& suivant le témoignage d'*Hermann*, s'appelle
Lagendi. Quelques-uns donnent le nom de galanga de la Chine, ou de souchet babilonique, au
petit galanga.

§. V.

Le grand galanga a beaucoup de rapport avec le
petit, si ce n'est qu'il est plus gros que le pouce,
d'une odeur & d'une saveur plus disgracieuse, &
par conséquent moins utile en médecine. C'est là
pourquoi on en fait rarement usage, & on le trouve
dans peu de boutiques. La plante se nomme ban-
chabe, & croît naturellement dans le Malabar,
l'Isle de Java, la Sonde, &c.

§. V I.

Le petit galanga, à l'examen seul duquel je vais
m'arrêter, est composé d'un principe spiritueux-
camphré, d'un peu d'huile essentielle étherée,
d'une grande quantité de substance gommeuse,
d'une plus petite de résineuse & de bien des parties
terreuses inertes. Les parties spiritueuses-huileuses

fe manifeftent non-feulement par leur odeur pénétrante, mais on peut encore les démontrer par
la diftillation humide, quoiqu'à peine puiffe-t'on
tirer un gros d'huile fubftantielle d'une livre de
racine. Rarement voit-on à fec la fubftance camphrée, à moins qu'on ne faffe diftiller une grande
quantité de la racine. La premiere infufion aqueufe
eft d'une odeur pénétrante, d'une faveur un peu
âcre & un peu aromatique, d'une couleur d'un
brun-rougeâtre. L'extrait d'une once de racine
pefe environ deux gros & deux fcrupules, eft d'un
goût affez âcre & brûlant. La teinture avec l'efprit
de vin préparée avec une égale quantité de racine,
a une odeur plus foible que l'infufion aqueufe, mais
elle eft bien plus âcre & brûlante ; elle eft outre
cela de couleur rouge. Après l'avoir fait évaporer
doucement, elle laiffe ordinairement environ deux
fcrupules d'une maffe rouge-brune, qui eft d'abord
un peu aftringente & aromatique, puis laiffe fur
la langue une faveur âcre & mordante femblable à
celle du poivre le plus âcre ; de maniere que deux
grains gardés pendant quelque tems dans la bouche, pourroient, je penfe, caufer aux perfonnes
féches & délicates une inflammation dans la gorge
& le palais. Nous devons encore obferver que la
furface de chaque extrait eft émaillée de petits
grains de fel brillans & très âcres: c'eft là fans doute
la fource de la grande âcreté qui s'y obferve.

§. VII.

Cette racine qu'on peut faire prendre en substance ou en poudre depuis quelques grains jusqu'à
un scrupule, dans une infusion vineuse depuis un
scrupule jusqu'à un gros, doit être mise au nombre
des médicamens actifs nervins, céphaliques, stomachiques, carminatifs, anti-febriles & utérins.
Elle produit donc de très-bons effets dans les vices
de digestion & d'appétit, la diarrhée, le vomissement, la lienterie, la céliaque, les affections froides flatulentes, la foiblesse de la tête & de la vûe,
le vertige, la paralysie, l'épilepsie cacochymique,
la suppression des régles, les fleurs blanches, les
douleurs après l'accouchement, la cachexie, les
fiévres intermittentes, quotidiennes & quartes, &c.
On l'employe extérieurement dans les cucuphes &
les sachets.

CHAPITRE V.

De la racine d'Iris de Florence.

§. I.

L'Iris de Florence est une racine oblongue,
noüeuse, tubéreuse, de la grosseur du pouce,
un peu applatie, blanche en dehors, parsemée de
points brunâtres, ou parfaitement blanche en
dedans, ou d'un blanc jaunâtre, sur tout dans la
moëlle. Elle exhale, sur tout lorsqu'elle est mondée

& séchée, une odeur subtile, agréable, balsamique, fort semblable à l'odeur des fleurs de violette
de Mars ; laisse sur la langue, lorsqu'on la mâche,
une saveur tirant un peu sur l'amer & l'âcre, & en
partie grasse. A peine l'a-t'on tirée de terre qu'elle
paroît couverte d'une écorce rougeâtre, garnie de
part & d'autre de plusieurs fibres & de petites racines ; après avoir enlevé cette écorce, on fait sécher
un peu la racine pour l'empêcher de se carier & de
se corrompre si promptement. Après l'avoir fait
sécher, il est facile de la réduire en poudre avec le
pilon ; cette poudre est comme une farine d'un
blanc jaunâtre, qui prise par les narines, incise
puissamment le mucus & provoque l'éternument.

§. I I.

La plante qu'on nomme *Iris Florentina flore
albo*, *Iris Illyrica*, croît naturellement dans differentes Provinces d'Italie, & sur tout dans les cam-
pagnes & dans les endroits montagneux de l'Hétrurie, & on la cultive avec succès dans differens
jardins de l'Europe ; il y a même bien des Auteurs
qui prétendent qu'on la trouve aussi dans les Isles
de Rhodes, de Chypre, dans la Lybie, la Macédoine, la Dalmatie, &c. Par rapport aux usages
que l'on fait de cette racine en médecine, on re-
gardoit la racine d'iris d'Illyrie & de Macédoine
comme la meilleure ; de nos jours, c'est à l'iris de
Florence, peu ou point differente de celle d'Illy-

rie , simplement un peu plus blanche que l'iris vulgaire , plus compacte & plus odorante , que l'on donne la préférence.

Heucher met peu de difference entre l'iris de Florence & l'iris d'Illyrie , si ce n'est par rapport à l'odeur de la fleur, laquelle est plus pénétrante dans l'iris de Florence & dont la fleur est beaucoup plus blanche, au lieu que celle de l'iris d'Illyrie est d'un bleu pâle. D'ailleurs, l'iris de Florence n'est pas dif-ferente de la vulgaire à fleur blanche ; la seule diffe-rence qu'il y ait , est dans les racines , qui sont plus grandes dans l'iris de Florence , plus épaisses , plus solides , plus blanches , plus odorantes ; difference que *Jean Bauhin* attribue avec raison à la diverfité du climat. C'est ainsi que le fenoüil doux apporté dans notre pays , est peu à peu dégéneré en fenoüil ordinaire. Peut-être même l'iris de Florence ne doit-il sa premiere origine qu'à la culture ; car l'iris à fleur odorante & celui qui ne l'est point provien-nent de la même femence.*Voyez* ce qu'il en dit dans ses nouvelles productions du jardin des plantes de Wittemberg.

§. III.

La plûpart de ceux qui ont écrit sur la matiere médicale , ne disent rien des principes constitutifs de cette racine. *Lemery*, comme à son ordinaire , parle bien de l'abondance d'huile & de sel essentiel de cette plante ; d'autres font mention de sa graisse , de fa terre légere, farineufe, poreufe, abforbante & de fon fel âcre ; mais tout cela ne fuffit pas pour fe former une idée claire des principes conftitutifs de cette racine ; & les analyfes chymiques nous font plutôt voir que cette racine eft compofée d'une terre fubtile, farineufe, d'un peu de fubftance réfineufe, & d'une plus grande quantité de gommeufe ou de faline-mucilagineufe; parties aufquelles s'en trouvent mêlées d'autres très-tendres, odoriférantes, huileufes-fpiritueufes & qui peuvent s'exhaler. La terre infipide, farineufe, fait la plus grande partie de fon poids, & une once de racine en fournit ordinairement plus de cinq gros. L'huile effentielle étherée s'y trouve en plus petite quantité, & la diftillation humide n'en tire prefque point, à moins qu'on n'ait employé une grande quantité de racine. En effet, après avoir fait diftiller dans une cucurbite au bain de fable huit onces de racine bien macerée avant, il n'en fortit qu'une eau qui avoit l'odeur de la violette & une faveur balfamique, fur laquelle nageoient de petits morceaux d'une cuticule graffe & quelques parcelles huileufes.

§. I V.

La fubftance fixe gommeufe dont on trouve environ cinq fcrupules dans chaque once de racine, & la fubftance huileufe-réfineufe qui s'y trouve en plus petite quantité & va quelquefois à deux fcrupules, font fi peu mêlées, qu'on en peut tirer une grande partie dans la premiere digeftion avec l'efprit de vin. L'infufion aqueufe eft d'un pâle jaunâtre, d'une faveur un peu amere, médiocrement âcre & un peu naufeante, d'une odeur de violette. L'extrait eft d'une couleur d'un brun fale, mêlé un peu d'une âcreté fort douce & d'une odeur gracieufe. Pendant l'évaporation une odeur de violette frappe conftamment les narines, preuve manifefte que le principe odoriférant fe trouve en abondance dans cette fubftance fixe. La premiere teinture fpiritueufe eft jaunâtre, d'une odeur de violette, d'un goût un peu amer, âcre & modérement balfamique. L'âcreté fe manifefte bien mieux quelque tems après ; & elle eft fi grande, qu'elle excite comme le poivre une ardeur confidérable dans le gofier. Lorfque cette teinture, après avoir enlevé un peu de l'efprit, eft plus concentrée, on voit nager fur la furface quelques molécules réfineufes-huileufes, un peu épaiffes, qui, lorfqu'on les a enlevées avec une cueiller, fe coagulent un peu dans un lieu frais, reffemblent à une maffe réfineufe la plus tendre & la plus liquide, redeviennent fluides fi-tôt qu'elles font expofées à une chaleur douce, font d'un goût aromatique gras & très-âcre. L'extrait qui fe prépare de tout le refte de la teinture, eft de couleur d'un brun-jaunâtre, & a du rapport, quant à fa faveur & à fon âcreté dominante, avec cette maffe réfineufe-huileufe dont nous venons de parler ; d'où il eft évident que cette plante tient prefque toute fon activité de fa partie huileufe-réfineufe.

§. V.

Cette racine fournit dans fa diftillation féche & par conféquent dans fa deftruction violente, d'abord une eau limpide, puis une liqueur jaunâtre, & enfin une liqueur d'un brun-rouge & fpadicé foncé, avec une quantité affez confidérable d'huile empyreumatique. Il refte dans la retorte la tête morte, noire, inerte, terreftre, du poids de deux onces environ de cinq qu'on employe dans la diftillation. La liqueur jaunâtre eft d'un goût légérement aigrelet ; mais la liqueur brune-rougeâtre qui la fuit eft fi acide, que fi elle n'eft pas auffi aigre que le vinaigre, elle a plus d'acrimonie. Cette derniere liqueur fait une effervefcence vive avec les alkalis, & teint l'endroit de la peau fur laquelle on en a verfé une goutte deffus, d'une couleur jaune qui y tient pendant quelque tems. L'huile empyreumatique que l'on retire de la quantité de racine dont nous avons parlé, féparée de la liqueur fur laquelle elle nage, pefe ordinairement plus d'un demi-gros.

§. VI.

On attribue en général à cette racine la vertu de remuer doucement, de difcuter, de réfoudre, de déterger, d'ouvrir. On la croit diurétique, anti-
acide

acide & anodine. Ce qu'il y a de conftant, c'eſt
que fon principe fubtil, exhalable, balfamique, fait
qu'elle difcute doucement & qu'elle a une vertu
douce anodine ; fa fubftance réfineufe-gommeuſe
plus fixe, & l'huileufe un peu plus épaiſſe, plus âcre,
fait qu'elle fecoue les humeurs , qu'elle attenue
vivement les mucofités & les déterge , qu'elle
agace fi bien les parties folides, fur tout les membranes nerveufes, qu'elles agiffent avec plus d'énergie & de force fur les fluides , & augmentent ainſi
la circulation & la fluidité. Enfin la terre farineufe
qui refte après qu'on en a enlevé les parties folu-
bles, détruit un peu l'acide ennemi des premières
voyes. Ces differentes vertus générales la rendent
donc propre dans plufieurs maladies, fur tout dans
la foibleſſe de tête & d'eftomac , la puanteur de
bouche, la toux, l'afthme pituiteux , les affections
flatulentes , les borborigmes, principalement dans
les enfans pour l'obftruction & la tumeur du foye,
de la ratte, des glandes du méfentere, la fuppreffion
des régles, le calcul & l'épilepfie des enfans ; contre
la migraine, le coryza , l'hémi-crânie opiniâtre,
la cachexie ictérique, l'hydropifie , les fiévres intermittentes & continues , les catharreufes & les
malignes , les poifons des animaux , les diarrhées.
Elle eft d'un très-grand fecours dans plufieurs
autres efpéces d maladies, que l'on doit guérir
par de doux diapnoïques , des déterfifs & des diu-

rétiques ; maladies qui tirent toutes leur origine d'une grande quantité de mucus qui s'arrête dans l'eſtomac, les inteſtins & les autres cavités, ou qui eſt trop attaché aux canaux. On la fait très-bien prendre aux grandes perſonnes, depuis quelques grains juſqu'à un demi-ſcrupule ; on en fait auſſi commodément uſage en infuſion vineuſe depuis un demi-gros juſqu'à un gros & plus.

Bernard Valentin, dans ſon hiſtoire réformée des ſimples, la vante beaucoup, principalement dans toutes les affections de poitrine cauſées par une pituite tenace, parce qu'il la réſoud & la rend propre à être plus facilement chaſſée. Il réuſſit avec d'autant plus d'avantage dans les jeunes enfans attaqués de toux, de vents & d'autres ſemblables affections, que cette poudre donnée à la doſe de quelques grains, excite un très-léger vomiſſement, &c.

§. VII.

On s'en ſert extérieurement en poudre groſſiere ou plus fine, pour deſſécher, pour inciſer fortement, pour déterger, diſcuter & ſtimuler ; c'eſt pourquoi on met très-ſouvent cette poudre au nombre des ſternutatoires, des ptarmiques, des dentrifiques, des poudres de Chypre, des éryſipélateuſes, des nervines, dans les ſachets, & on en prend une eſpéce pour des cucuphes. Les Chirurgiens en ſaupoudrent avec ſuccès les os cariés, les ulceres fiftuleux, lâches, ichoreux, &c., pour ronger les chairs baveufes, corriger l'âcre humide en l'abforbant, & faciliter en conféquence la cicatrice.

CHAPITRE VI.

Du Calamus aromaticus, de la racine d'Aunée.

§. I.

LE *Calamus aromaticus* ou l'*Acorus verus* off. eft une racine longue, un peu genoüillée dans fa furface fongeufe, blanchâtre extérieurement ou d'une couleur d'un petit jaune tirant fur le rouge, blanchâtre en dedans, d'une faveur âcre, aromatique, amere & d'une odeur fort pénétrante. La plante fe plaît dans les lieux humides & marécageux, & vient en abondance par cantons. L'acorus Indien ne fe diftingue de l'Européen que par la racine, qui, fuivant *Hermann*, eft plus menue, plus compacte, plus fréquemment genoüillée dans fa furface, d'un goût & d'une odeur plus gracieux.

§. II.

La racine du calamus de nôtre pays a quantité d'un principe fpiritueux, d'une fubftance fixe réfineufe-gommeufe, & peu d'huile fubftantielle étherée ; c'eft pourquoi fon odeur pénétrante doit plutôt être attribuée à fes parties fpiritueufes les plus mobiles, qu'à fon huile étherée, dont une

livre ne fournit à peine qu'un gros & quelquefois
même que deux scrupules. La premiere infusion
aqueuse, teinte de couleur d'or, exhale une odeur
pénétrante, est d'un goût balsamique & fort amer,
& presque sans odeur. La premiere teinture spiritueuse, est de couleur spadicée, tirant plus sur
l'odeur de l'esprit de vin que sur celle du calamus,
d'un goût très-âcre, poignant, mêlé d'un peu
d'amertume. L'extrait épaissi differe peu ou point
du tout de la teinture, si ce n'est qu'il n'est pas
d'un goût si mordant, & qu'il conserve mieux
l'odeur du calamus que la teinture. On tire d'environ une once de racine trois gros du premier
extrait aqueux, par conséquent en grande partie
gommeux, & environ deux gros du premier extrait
spiritueux; d'où il paroît que la substance fixe
gommeuse entre en plus grande quantité dans la
composition de cette racine que la résineuse, que
l'amertume de la racine provient sur tout de sa
partie gommeuse, & que l'âcreté aromatique doit
être principalement attribuée à la partie huileuse-
résineuse.

§. III.

Le calamus a la vertu d'émouvoir fortement,
d'irriter & de fortifier; c'est pourquoi on n'en peut
prescrire l'usage aux personnes séches, bilieuses,
cholériques & pléthoriques, qu'avec beaucoup de
précaution. Il fait beaucoup plus de bien aux per-

sonnes humides, froides & pituiteuses, & conséquemment dans les maladies qui proviennent de
mucosité de la lymphe, de la lenteur des humeurs & du relâchement des parties solides. Il
produit aussi un bon effet dans les défauts d'appétit
& de digestion, qui proviennent du relâchement
de l'estomac & d'un amas de mucosité qui commence fort souvent à se former, contre l'inertie
de la bile, les vertus des intestins, les affections
flatulantes, les fiévres quartes intermittentes, la
cachexie, l'édeme des membres, la leuco-phleg-
matie, l'asthme pituiteux simple & cachectique, la
néphrétique pituiteuse, la galle humide, les fleurs
blanches, la stérilité, l'engourdissement vénérien,
les tumeurs des glandes, le coryfa continuel, &c.
Quelques-uns le regardent comme un spécifique
dans le scorbut, l'hydropisie ascite, les fiévres malignes pestilentielles & bénignes catharreuses,
même contre la paralysie & le tremblement des
membres, sur tout de ceux qui travaillent à l'or, de
ceux qui sont exposés aux exhalaisons du mercure
dissous au feu, & par conséquent à respirer un air
qui en est rempli.

§. IV.

On la prend ordinairement dans une infusion
de vin depuis un demi-gros jusqu'à un gros, rarement en infusion dans l'eau. On trouve aussi dans les
boutiques la racine confite, qui est bien plus foi-

ble que la cruë, & peut conféquemment fe prendre
en plus grande dofe. Cette racine entre dans des
décoctions vulnéraires & anthelmintiques, dans
des petits fachets, des épithemes fecs, dont on fait
ufage extérieurement pour les membres paralyfés,
arthritiques, &c. On s'en fert quelquefois en forme
d'amulette, contre l'air corrompu, les exhalaifons
contagieufes & les infectes. Non pas que je veuille
révoquer en doute ce dernier ufage, je crois cependant que cette racine mangée par intervalle dans le
tems des maladies contagieufes, délivre plus fûrement le corps de la contagion, que fi ou s'en fert
fimplement en forme d'amulette.

§. V.

La racine d'aunée que je décris ici à la fuite de
la racine de calamus, eft groffe, oblongue, brunâtre en dehors, pâle en dedans, graffe au toucher,
d'un goût amer & un peu âcre, d'une odeur pénétrante & un peu difgracieufe. On cultive l'aunée
dans les jardins, & elle croît auffi naturellement à
la campagne.

§. V I.

Quoiqu'en difféquant la racine d'aunée, elle
paroiffe graffe, il n'entre que peu ou point du tout
d'huile fubftantielle étherée dans fa compofition ;
car une livre entiere dans la diftillation humide ne
rend pas une goutte d'huile, & ne fait que communiquer l'eau qui paffe au principe mobile fpiritueux.

Il est aussi bon de remarquer que lorsqu'on fait entrer une plus grande quantité de racine dans l'alambic, que l'on voit se développer des molécules d'une matiere camphrée, qui ont extérieurement la forme de floccons de neige, nagent en partie sur l'eau, & sont en partie adhérans aux parois du bec de l'alambic. *Neumann* en tira un gros & un demi-scrupule de deux livres de racine, & il afsûre qu'elle se diffout à la vérité dans l'esprit de vin, mais jamais dans l'eau.

§. VII.

La grande quantité de principes fixes, résineux-gommeux, tient lieu de l'huile, & est la cause principale de l'activité de cette racine. La substance gommeuse est plus considérable que la résineuse, & va presque jusqu'à demi-once pour chaque once de racine ; on ne tire au contraire de la résineuse qu'environ un demi-gros ou deux scrupules. La premiere infusion aqueuse est un peu trouble, elle est cependant de couleur jaunâtre, de l'odeur & du goût de la racine. Elle laisse après l'évaporation une masse d'une odeur foible, d'une saveur modérement balsamique & amere, d'une couleur tantôt blanchâtre, tantôt d'un blanc jaunâtre, d'autrefois d'un jaune brunâtre. La premiere infusion spiritueuse est d'une couleur d'or jaunâtre, d'une odeur qui tire en partie sur celle de la racine, en partie sur celle de l'esprit de vin, d'un goût assez âcre &

amer. L'extrait épaiſſi eſt d'une couleur encore
plus foncée & d'une amertume plus forte; d'où on
peut déduire que cette racine doit plutôt ſon activité à ſa partie reſineuſe qu'à ſa ſubſtance gommeuſe, de même que ſon âcreté qui s'exhale en
grande partie pendant l'évaporation.

§. VIII.

On la met au nombre des médicamens répercuſſifs, diaphorétiques, purifians, aléxi-pharmaques, carminatifs, pectoraux, anti-ſcorbutiques,
vulnéraires, &c. On l'employe en conſéquence
fréquemment, & ordinairement avec beaucoup
d'avantage en infuſion vineuſe & aqueuſe, quelquefois auſſi en décoction depuis un demi-gros
juſqu'à deux gros, dans les affections venteuſes,
cachectiques, catharreuſes, froides rheumatiques,
ſcorbutiques, galeuſes, tant bénignes que malignes, contre la toux & l'aſthme pituiteux, l'hydropiſie aſcite, la jauniſſe, les fleurs blanches, le
flux de ventre, les fiévres intermittentes & continues malignes, ſur tout les exanthématiques, la
paralyſie, la foibleſſe d'eſtomac, de la vûe & du
cerveau, la mélancholie, &c. Elle eſt auſſi fort
bonne contre les poiſons animaux, & pour la cure
des ulceres & des playes. On s'en ſert extérieurement dans les onguens & les décoctions traumatiques & anthelmintiques.

CHAPITRE VII.

De la racine de Serpentaire de Virginie & de Valeriane.

§. I.

LA racine de serpentaire de Virginie , est petite, fibreuse, extérieurement d'un gris ou d'un jaune brunâtre, blanchâtre en dedans , d'une saveur âcre , un peu amere & camphrée, d'une odeur aromatique & un peu camphrée. On l'apporte d'Amérique, sur tout de Virginie, & c'est une espéce d'aristoloche ; c'est là pourquoi les Botanistes ne se contentent pas de lui donner le nom de serpentaire de Virginie, ils la nomment encore aristoloche.

§. II.

Outre le principe volatil spiritueux-camphré qui se fait assez connoître par l'odeur ; cette plante contient aussi plusieurs parties résineuses-gommeuses ; mais il n'en sort point d'huile substantielle par la distillation, à moins qu'on n'en distille une grande quantité d'une seule fois. L'infusion aqueuse est d'un brun foncé ; elle a une odeur balsamique camphrée, & elle est d'un goût amer un peu balsamique & camphré. L'extrait qui se prépare en faisant évaporer doucement cette infusion, a l'odeur du rob du sureau ; il est d'un goût amer , un peu

âcre, balfamique & camphré. Une once de racine
en fournit environ deux gros. La premiere teinture
fpiritueufe eft d'une couleur orangée, d'une faveur âcre, un peu amere, camphrée, d'une odeur
un peu balfamique. La maffe épaiffie, qui pendant
l'évaporation exhale une odeur forte balfamique
camphrée, eft de couleur d'un jaune-brun, d'une
odeur aromatique, & d'une faveur amere, un peu
âcre & camphrée. Elle a plus d'activité que l'extrait
aqueux, & on en tire environ un gros d'une once.

§. I I I.

Les habitans de Virginie eftiment beaucoup
cette racine, parce qu'elle leur fuffit pour fe guérir
des morfures empoifonnées des ferpens de ce pays.
Nous la mettons ici au nombre des remédes diaphorétiques, diurétiques, fortifians, carminatifs,
anthelmintiques, & comme un des plus puiffans
alexi-pharmaques & purifians ; elle produit principalement des effets merveilleux dans la pefte, les
autres fiévres malignes, la fauffe fquinancie, les
affections foporeufes & apopletiques-fereufes-
pituiteufes, la fiévre quarte & quotidienne opiniâtre, &c. ; on l'employe auffi avec beaucoup de
fuccès contre les poifons des animaux, la petite
verole, & les autres éruptions exanthématiques de
la peau ; cependant il convient de n'en pas faire
un ufage auffi fréquent & auffi abondant dans les
maladies un peu plus chaudes, de crainte qu'elle

ne nuiſe en agitant & en irritant trop. On la preſ-crit ordinairement dans une infuſion vineuſe depuis un ſcrupule juſqu'à un gros ; elle entre auſſi quelquefois dans les poudres & les électuaires. Sa teinture à l'eſprit de vin eſt d'un caractere chaud, & ne doit ſe preſcrire que de 10 à 12, 30 & 40 gouttes. On l'employe extérieurement & groſſiérement concaſſée dans des eſpéces de ſachets repercuſſifs & nervins, & aſſez ordinairement dans les décoctions vulnéraires.

La racine de valeriane ſe diſtingue en celle des jardins, en ſauvage grande & petite. Celle des jardins eſt épaiſſe, inégale, genoüillée dans ſa ſurface, d'un gris-brun en dehors, pâle en dedans, d'un goût un peu âcre & aromatique, d'une odeur pénétrante diſgracieuſe. On en cultive la plante dans les jardins. La ſauvage grande eſt petite, fibreuſe, brune en dehors, cendrée ou d'un jaunâtre tirant ſur le blanc en dedans, d'une odeur & d'un goût aromatique ſemblable. Les petites racines ſortent d'une tête plus forte. La grande valeriane ſauvage croît à la campagne dans des lieux humides. La racine de la petite valeriane ſauvage ou des marais, a beaucoup de rapport avec celle de la grande, ſi ce n'eſt que ſes petites racines ſont encore plus petites, & qu'elle eſt plutôt d'un goût un peu amer qu'aromatique.

§. V.

La racine de valeriane fauvage eft préférable aux autres par rapport à fes vertus, c'eft là ce qui en rend l'ufage plus fréquent. Elle a des principes actifs fpiritueux & de fixes réfineux-gommeux ; il n'eft guere poffible d'en faire voir l'huile fubftan-tielle. La premiere infufion aqueufe eft d'un brun-noirâtre, fe fent fort de l'odeur fpécifique de la racine, eft d'un goût un peu amer & fort nauféante. L'extrait de cette infufion eft noirâtre, d'une odeur forte & très-*nauféante*, d'un goût doux-amer, ou plutôt un peu amer mêlé d'abord d'un peu de doux. La premiere teinture fpiritueufe eft d'une couleur obfcure d'or, d'une odeur difgracieufe, d'une faveur âcre & balfamique. L'extrait eft d'un brun-noirâtre, d'une odeur foible balfamique, d'un goût un peu âcre, aromatique & amer. La teinture fpiritueufe paroît avoir une plus grande activité que l'infufion aqueufe, en ce que la tein-ture eft plus réfineufe, au lieu que l'infufion aqueu-fe ne renferme, pour ainfi dire, que la partie gom-meufe de la racine. Une once de racine fournit deux gros & 35 grains d'extrait de la premiere infufion aqueufe, & un gros & demi d'extrait de la premiere teinture avec l'efprit de vin.

§. V I.

Les vertus médicinales de cette racine font fort analogues à celles de la ferpentaire ; elle eft cependant bien moins active, & elle produit sur tout un bon effet ; elle est même, pour ainsi dire, spécifique dans la foiblesse de la vûe, dans la cataracte commençante & l'épilepsie. Il y a long-tems que *Fabius Columna* a vanté la vertu anti-épileptique de cette racine, que M. *Marchant* entre plusieurs autres, l'a confirmée & garantie par de nouveaux exemples. En effet, il a fait user à plusieurs personnes de different âge, qui avoient été exposées à cette maladie dès leur enfance ou pendant long-tems, de cette racine pulvérisée, après avoir fait précéder les laxatifs, une fois ou deux, jusqu'à un gros, & cela avec tant de succès, que quelques-unes ont recouvré une santé parfaite & d'autres ont été considérablement soulagées. Il faut diminuer la dose pour les enfans & les personnes délicates, & leur en faire prendre à proportion plus souvent. Il n'est pas non plus nécessaire de la faire prendre toujours en poudre dans les maladies contre lesquelles elle est propre ; on peut aussi la faire infuser dans du vin, & même la faire entrer dans des décoctions. Il est néanmoins très-constant que cette racine en poudre produit des effets merveilleux dans les affections épileptiques. On l'employe extérieurement dans les traumatiques & dans les épithémes humides vineux que l'on applique sur les yeux dans la foiblesse de ces organes, dans le glaucoma, la cataracte commençante, la goutte

ferene, &c. Quelques-uns vont jufqu'à lui attribuer une vertu anti-magique & magnétique, la
fufpendent au col comme une amulete, contre les
fiévres intermittentes, fur tout ; mais je crois que
des Médecins rationels s'appercevront affez que
ces vertus font fuppofées, & n'ont leur fource que
dans la fuperftition.

CHAPITRE VIII.

Des racines d'Impératoire, d'Angélique, de Lévef-
che & de Meum.

§. I.

LA racine d'impératoire eft groffe, oblongue,
genoüillée, brune en dehors, blanche en
dedans ou d'un blanc jaunâtre, d'une odeur très-
pénétrante aromatique, d'une faveur âcre & amere.
Elle fait voir dans differens endroits, lorfqu'on la
déchire, un grand nombre de véficules remplies
d'une matiere huileufe réfineufe-gommeufe. L'impératoire croît naturellement dans l'Auftrie, la
Styrie, la Suiffe, le Tyrol & les montagnes de
Tarente. On la cultive affez ordinairement dans
nos jardins.

§. II.

La racine fraiche & fans carie à laquelle elle eft
extrêmement fujette, a une grande quantité de
parties réfineufes-gommeufes & quelques-unes

d'huileufes étherées. En effet, une livre de racine donne environ un demi-gros d'huile, prefque huit onces de fubftance gommeufe & deux ou trois onces de fubftance réfineufe. La premiere infufion aqueufe eft un peu trouble, d'une couleur brune, d'une odeur de la racine, pénétrante, d'un goût affez amer & en quelque façon *nauféante*, accompagnée quelque tems après d'une légere âcreté. L'extrait eft d'un brun-noirâtre, d'un goût amer, d'une odeur foible & un peu balfamique comme le rob de fureau. Outre l'amertume, on y obferve auffi quelqu'âcreté. La premiere teinture fpiritueufe eft d'une couleur d'or jaunâtre, d'une odeur très-pénétrante, & d'un goût un peu amer & bien plus âcre que l'infufion aqueufe. L'extrait qui refte après l'évaporation eft d'une couleur d'or foncée, de l'odeur de la racine, & d'un goût amer & très-âcre; d'où il eft évident que les vertus de cette racine dépendent principalement de fes principes fpiritueux huileux-réfineux, quoiqu'ils foient en bien moindre quantité que la fubftance gommeufe; car ce qui manque du côté de la quantité, eft bien compenfé par le caractere chaud & l'àcreté dominante de ces principes.

§. III.

C'eft un reméde très-efficace & par fois un fort bon carminatif, ftomachique, pectoral, diurétique, uterin & alexi-pharmaque; il faut néanmoins

en faire ufer avec précaution & modérement aux
perfonnes d'un tempéramment humide, froid &
pefant, plus froid que chaud. Elle eft fort bonne
dans les foibleffes d'eftomac chargé de crudités
pituiteufes, dans la cardialgie & la vraye colique
venteufe, la diarrhée muqueufe, la fiévre intermittente, quotidienne & quarte, la fuppreffion
d'urine, le calcul, la néphretique pituiteufe, l'hydropifie, les fleurs blanches, la fuppreffion chronique des régles, l'afthme, la cachexie, la pefte &
plufieurs maladies pour la cure defquelles on peut
fe fervir fûrement d'aromatiques un peu plus
chauds, de balfamiques & d'amers. On la met
auffi au nombre des anthelmintiques & des traumatiques; elle produit par fois de bons effets
dans l'obftruction opiniâtre des vifceres & les maladies catharreufes. On la preferit ordinairement
en infufion vineufe ou aqueufe intérieurement
depuis un demi-gros jufqu'à deux, & on la fait
entrer fréquemment dans les électuaires. On l'employe extérieurement contre le fcorbut de la bouche, le gonflement des glandes falivaires, les ulceres & les playes impures, en la joignant aux poudres, aux gargarifmes, aux décoctions, &c. dont
on ufe pour cet effet.

§. IV.

La racine d'angélique eft plus temperée que la
racine d'impératoire, & par conféquent bien
fupérieure.

fupérieure. Elle jette plufieurs petites racines
d'une racine principale, qui de même que le tronc
font extérieurement d'une couleur un peu jaune-
ferrugineufe, blanchâtre en dedans, diftinguée çà &
là par des points d'un brun-jaunâtre, d'une odeur
pénétrante aromatique, d'un goût âcre & un peu
amer, mêlé d'une certaine douceur gracieufe. On
trouve auffi dans les boutiques la racine de petite
angélique fauvage, qui ne cede en rien à celle de
la grande angélique qu'on cultive dans les jardins,
fi elle ne lui eft fupérieure. La plante croît naturellement dans les montagnes & fur les rochers de
la Suiffe, la Bohême, la Norwege, la Laponie,
l'Iflande, &c. ; celle qui fe trouve fur les montagnes des pays Septentrionaux paffe pour la meilleure ; après celle-là, c'eft l'angélique de Bohême
& de Suiffe ; puis la vulgaire que l'on cultive dans
les jardins. Sa douceur la rend encore bien plus
fujette à la carie que la racine d'impératoire ; c'eft
là pourquoi il vaut bien mieux pour l'ufage la
choifir toujours entiere, fraiche, & parfaitement
réfineufe.

§. V.

Elle eft remplie de principes huileux-fpiritueux,
réfineux & gommeux. Une livre ne produit pas
plus d'un gros d'huile effentielle étherée ; les principes fixes font en conféquence en plus grande
quantité, de maniere qu'une once de racine

donne ordinairement trois gros d'extrait aqueux ;
& deux gros d'extrait de la premiere teinture fpiritueufe. L'infufion aqueufe qui eft de couleur
jaune, eft d'un goût balfamique doucinâtre, & a
en quelque façon l'odeur de la racine, quoiqu'elle
foit fi foible qu'on ait bien de la peine à reconnoître le fimple d'où elle provient. L'extrait dont
la couleur eft d'un brun foncé, eft encore bien plus
foible d'odeur, & ne laiffe fur la langue qu'un goût
aromatique doucinâtre. La teinture fpiritueufe de
couleur d'or pâle a bien l'odeur de la racine, eft
d'un goût âcre balfamique & un peu amer, qui eft
une marque bien plus certaine de fa plus grande
activité que l'infufion aqueufe. L'extrait paroît peu
different de la teinture, fi ce n'eft que fa couleur
jaune tire un peu fur le brun, que fon âcreté aromatique eft bien plus forte, & qu'elle affecte en
conféquence plus vivement la langue & le gofier
lorfqu'on la goûte.

§. VI.

Elle augmente le nombre des excellens remédes ;
& elle eft fur tout recommandable par fa vertu
anti-fcorbutique, carminative, pectorale & utérine. Elle produit fes effets, partie en irritant &
en difcutant, partie en détergeant & en adouciffant. Sa vertu adouciffante lui vient de fon principe
gommeux doucinâtre, & fes autres vertus dérivent
de fes parties réfineufes-huileufes-gommeufes. On

peut la fubftituer toujours & par tout à l'impératoire ; elle lui eft même préférable en certains cas ,
fur tout dans le fcorbut , les affections venteufes
& les pituiteufes de la poitrine , dans la paffion
hiftérique & les fiévres malignes. On la donne en
infufion dans le vin & dans l'eau, depuis un demi-
gros jufqu'à deux ; elle entre auffi par fois dans les
décoctions & les infufions en forme de thé. On
l'employe extérieurement comme un machicatoire
anti-putride , anti-fcorbutique , anti-catharreux
& prophylactique : on l'employe auffi fréquemment dans les gargarifmes contre l'odontalgie , les
tumeurs des glandes falivaires , les décoctions , les
onguens , les épithémes & les cataplafmes difcuffifs , fortifians , carminatifs , traumatiques & alexi-
pharmaques , dont on fe fert contre les ulcéres
fcorbutiques , les playes empoifonnées faites par
piqûre & par morfure.

§. VII.

La racine de lévefche ou de ache de montagne ,
eft groffe , oblongue , divifée en plufieurs fibres
droites & affez groffes , extérieurement brunâtre ,
blanchâtre , ou d'un jaune pâle en dedans , d'une
odeur très-pénétrante , d'une faveur doucinâtre ,
un peu âcre & légérement aromatique. Elle eft fort
fujette , & en peu de tems , à la carie , comme
toutes les racines dont nous avons parlé ci-deffus.
On cultive ordinairement cette plante dans les

jardins, fous le nom de grande angélique.

§. VIII.

Outre la grande quantité du principe fpiritueux qui fe manifefte par l'odeur extrêmement pénétrante de la racine, il entre auffi un peu d'huile & beaucoup de fubftance fixe réfineufe-gommeufe dans fa compofition. L'huile effentielle étherée d'une livre ne va pas ordinairement à plus d'un gros ; la fubftance fixe, fur tout la gommeufe, eft en bien plus grande quantité. L'extrait d'une once de racine qui pefe trois gros, fe diftingue à peine, fi ce n'eft par fa plus grande douceur balfamique, fa couleur plus foncée ou brunâtre, ou d'un jaune-brun. La teinture fpiritueufe, dont la couleur eft dorée, a la même odeur que la racine, & laiffe fur la langue une faveur âcre & balfamique. L'extrait qui eft auffi celui d'une once de racine, pefe deux gros & un demi-fcrupule ; il a la même odeur que l'infufion, dont il differe un peu par rapport à fa faveur & à fa couleur, en ce qu'il tire fur le brun-jaune ; il eft d'un goût doucinâtre & aromatique. Ce que nous devons obferver, c'eft qu'il s'eft formé fur la furface de cet extrait, lorfque la teinture fut évaporée jufqu'à la confiftance de miel, une matiere un peu plus liquide, graffe, réfineufe-huileufe, très-aromatique, qui paroiffoit fur tout donner de l'activité au refte de la maffe. Il eft auffi à propos de remarquer que l'extrait aqueux de la racine de lévefche étoit bien plus doux que l'extrait fpiritueux au contraire avoit bien plus d'âcreté que les extraits femblables de la grande angélique.

§. I X.

Elle furpaffe par fa vertu carminative, pectorale, diurétique & utérine, plufieurs fimples de cette efpéce ; elle eft fpécifiquement bonne, fur tout dans les affections de colique, les cardialgiques, les venteufes, la cachéxie ictérique, la toux, l'afthme, le calcul, l'ardeur & la fuppreffion d'urine, le mal hiftérique, la fuppreffion des régles & des vuidanges, & les autres maladies dans lefquelles la racine d'angélique produit de bons effets. On la fait prendre infufée dans le vin, rarement en décoction ou en infufion aqueufe en forme de thé, depuis un gros jufqu'à deux & même jufqu'à une demi-once. L'ufage qu'on en fait extérieurement, eft le même que celui de la racine d'angélique.

§. X.

La racine de meum cadre affez avec celle de lévefche, quant à fa forme extérieure, fon odeur & fa faveur, & par rapport à fes principes actifs & fes vertus, fi ce n'eft qu'elle a moins de douceur & plus d'âcreté. Sa plante qu'on appelle *Anethum fylveftre*, &c., croît naturellement dans les montagnes & les prés les plus fecs. Elle guérit des

E iij

mêmes maladies que celle de lévefche ; elle agît néanmoins plus puiffamment , & on la prefcrit en plus petite dofe , fur tout aux perfonnes fujettes aux vertiges & qui ne peuvent fupporter les médi-camens dont l'odeur eft pénétrante. On l'applique extérieurement, concaffée groffiérement & boüillie dans du vin , fur les mammelles , pour en diffiper les duretés.

CHAPITRE IX.

De la racine de Carline.

§. I.

LA racine de carline ou de chameleon eft oblongue , ordinairement groffe comme le petit doigt , extérieurement d'une couleur pâle ferrugineufe , blanche , ou brune-blanchâtre en dedans , d'une odeur pénétrante ingrate , d'une faveur un peu âcre & foible balfamique. La plante vient d'elle-même fur les montagnes & les lieux efcarpés de la Suiffe , de la Bohême , de la Moravie, de Thuringe & de Hercinie , d'où on nous l'apporte en grande quantité. Elle fe gâte & fe carie très-facilement , à moins qu'on n'ait le foin de la bien creufer pour la deffécher , & de la conferver dans un lieu fec.

§. II.

Elle a peu de parties fpiritueufes-huileufes , &

beaucoup de réfineufes & de gommeufes. La portion eſſentielle huileufe eſt ſi intimement mêlée
avec la réfineufe, qu'on ne les peut féparer l'une
de l'autre, ni par la diſtillation, ni par extrait. On
en tire environ deux ſcrupules, très-rarement deux
gros d'une livre de racine. Cette huile qui ne peut
ſe féparer fans un feu un peu violent, va au fond
de l'eau à cauſe de quelques parties réfineufes qui
y ſont mêlées. Elle eſt d'une conſiſtance plus épaiſſe, & perd par conféquent ſa fluidité à la longue,
ſe condenſe en une efpéce de baume un peu épais,
à moins qu'on ne la ſépare de bonheur par la
diſtillation humide des particules réfineufes avec
lefquelles elle eſt mêlée, & qui demeurent au fond
de la cucurbite en faifant deſſus un feu moderé.
Cette rectification la rend parfaitement fluide ; elle
nage après cela fur l'eau, a beaucoup de vertus, &
communique ſa principale activité aux autres principes par ſon union intime avec eux.

§. III.

La premiere infuſion aqueufe a un peu l'odeur
de la racine & ſe trouve d'un goût balfamique
très-foible & peu gracieux, d'une couleur d'un
jaune-rougeâtre-brunâtre. L'extrait, qui eſt d'un
jaune-brun, n'eſt guere meilleur, quoique d'une
once on en tire prefqu'une demi-once, ou au moins
trois gros. La partie réfineufe eſt bien plus efficace ;
car la premiere infuſion fpiritueufe, qui eſt de

couleur d'or , eft un peu âcre , & comme la racine,
d'un goût balfamique difgracieux. L'extrait de cette
teinture eft à peu près de même , tant par fa couleur d'or foncée tirant un peu fur le roux , que par
fon odeur foible balfamique & fa faveur un peu
âcre & amere. Une once de racine en a donné
environ deux gros d'extrait.

§. I V.

Ce n'eft pas un des moindres fudorifiques , alexi-
pharmaques & anti-hyftériques. Elle produit des
effets finguliers , fur tout dans la pefte , les fiévres
malignes exanthématiques , les affections galeufes , la paffion hiftérique & l'affoupiffement extraordinaire. Quelques - uns la recommandent
comme un fpécifique dans les tremblemens des
membres occafionnés par les mercuriaux. Cette
vertu , lorfque l'événement répond à l'attente ,
paroît uniquement provenir de la fueur qu'elle
caufe. On la fait prendre en décoction ou en infufion dans de l'eau ou du vin , depuis un gros jufqu'à
deux & au-delà. On l'employe extérieurement dans
les décoctions traumatiques dont on fe fert principalement contre la gale.

CHAPITRE X.

De la Mélisse & du Basilic.

§. I.

LA mélisse, la citronelle, se cultive par tout dans les jardins, & les Botanistes lui donnent differens noms. Les feüilles qui sont principalement d'usage en médecine, sont oblongues, pointues, un peu découpées sur leur bord, un peu inégales, d'un verd obscur & brillant, d'une saveur un peu âcre, légérement balsamique, d'une odeur de citron très-gracieuse.

§. II.

La nature a pris plaisir sur tout à remplir les feüilles de cette plante, de principes merveilleux, c'est-à-dire, tempérés & néanmoins très-efficaces, de parties volatiles huileuses-spiritueuses. Elles ne renferment pas beaucoup d'huile substantielle étherée ; leur excellent caractere les en dédommage assez, & *Hermann* & d'autres estiment si fort les principes volatils de la mélisse, qu'ils les ont crû analogues à ceux du corps humain. La partie résineuse est, par rapport aux vertus, la plus estimée après les principes volatils, & enfin la gommeuse ; car la premiere teinture spiritueuse est d'un verd foncé ou d'un verd noirâtre, de l'odeur de la mélisse, & d'un goût âcre & balsami-

que. L'extrait en eſt noirâtre, d'une odeur balſamique, qui n'eſt pas des plus gracieuſe, d'un
goût un peu âcre & amer, & légérement aſtringent. Une once de feüille en a fourni un gros &
demi. L'infuſion dans l'eau eſt d'un rouge ou d'un
brun-noirâtre, de l'odeur de la plante, ſans avoir
de goût particulier ; elle excite des nauſées & elle eſt
très-inerte. L'extrait étoit bien different ; il étoit
noirâtre, un peu auſtere & amer. Il ne paroît donc
pas abſolument ſans activité, puiſqu'il en eſt ſorti
d'une égale quantité de feüilles deux gros & deux
ſcrupules.

§. I I I.

Elle agit en ſecoüant doucement, en diſcutant ;
en irritant & en reſſerrant très-modérément ; peut-
être même, comme quelques Médecins le penſent
avec *Hermann*, ne contribue-t'elle pas peu à ré-
parer les parties ſpiritueuſes du ſang & des nerfs.
C'eſt donc avec raiſon qu'on la met au nombre
des médicamens nervins, céphaliques, cardiaques,
pectoraux, ſtomachiques, carminatifs & utérins ;
& ſi ce n'eſt pas un des principaux, il eſt conſtant
que c'eſt un des meilleurs. Elle fait merveille dans
la foibleſſe de mémoire, le vertige idiopathique,
la mélancholie, l'épilepſie, l'apopléxie pituiteuſe,
la ſyncope, la foibleſſe de la vûe, le relâchement
de l'eſtomac & des inteſtins, la cardialgie, la
colique, la paſſion hypocondriaque & hiſtérique,

la suppreffion des régles, les fleurs blanches, la gonorrhée fimple, le tremblement & les palpitations de cœur, la toux, l'afthme, & les autres maladies qui proviennent de la foibleffe du genre nerveux, de la difette des parties fpiritueufes & d'accablement. On la fait très-bien prendre infufée dans du vin ou dans de l'eau en forme de thé, depuis une pincée jufqu'à deux, trois & quatre. On l'employe extérieurement dans les bains du ventre, dans la paffion hiftérique, les fleurs blanches, la ftérilité, la fuppreffion des régles ; dans les bains pour les nerfs, les fachets fortifians & difcuffifs. On l'applique quelquefois fraiche pilée, fur les playes vénimeufes, faites par la morfure ou la piqûre d'animaux enragés, de ferpens, de viperes, de fcorpions, d'abeilles, &c. Elle réfoud très-bien les tumeurs fcrophuleufes, purifie & guérit les playes.

§. I V.

La mélifle romaine & les autres efpéces font bien inférieures à celle dont nous venons de parler, par rapport aux principes qui font plus groffiers & plus chauds; c'eft auffi là ce qui fait qu'on peut les fubftituer quelquefois, lorfqu'il faut émouvoir plus vivement. La mélifle romaine eft cependant meilleure que celle de Turquie, parce que fes parties volatiles huileufes-fpiritueufes & les fixes réfineufes font plus pures & plus gracieufes, & elle eft par conféquent plus nervine, céphalique, cardiaque, stomachique, carminative & utérine. On les fait rarement prendre en infufion en forme de thé, mais ordinairement infufées dans du vin, depuis un demi-gros jufqu'à un gros. La méliffe de Turquie, ce qu'il eft à propos d'obferver, rend plus d'huile étherée dans la diftillation humide, que les autres efpéces ; c'eft de là principalement qu'elle tient fon caractere plus chaud.

§. V.

Nous parlerons ici du bafilic, parce qu'il eft d'un caractere & qu'il a des vertus fort analogues à celle de la méliffe Romaine & de celle de Turquie. Le grand & le petit fe cultivent dans nos jardins. Les feüilles, dont il eft principalement queftion, ont une odeur très-pénétrante, & font d'un goût un peu âcre & balfamique ; elles font néanmoins inférieures à la femence, qui eft auffi d'ufage en médecine & qui entre dans plufieurs compofitions. La plûpart des Phyficiens & des Médecins ont cru autrefois que le bafilic, dont nous avons parlé, pris fouvent intérieurement ou approché fréquemment des narines, pouvoit engendrer des fcorpions dans le corps & fur tout dans le cerveau ; c'eft là ce qui a fait que plufieurs n'ont ofé en faire ufage. Les expériences des modernes, fur lefquelles on doit plus compter que fur ces vieilles traditions, nous ont diffuadé de ces préventions. Il eft à la vérité conſtant que les ſcorpions aiment le baſilic , & que dans les pays chauds , comme, par exemple , en Italie , &c. , ces animaux ſe nichent dans les feüilles de baſilic & y dépoſent leurs œufs , mais il ne s'enſuit pas de là que le baſilic puiſſe produire des ſcorpions dans le corps ni ailleurs. Quant à moi, je puis aſſûrer que j'ai employé cette plante très-ſouvent & que je n'en ai jamais vû que de bons effets ; c'eſt pourquoi je ne fais aucune difficulté de la recommander par rapport à ſes vertus nervines , cardiaques, carminatives, pectorales & utérines. On la preſcrit ordinairement en infuſion dans du vin depuis une pincée juſqu'à deux, & on l'ajoûte auſſi, quoique rarement, à cauſe de ſon odeur trop pénétrante , aux eſpéces qui ſe prennent en forme de thé. On s'en ſert extérieurement pour les bains nervins , les bains du ventre , les ſachets diſcuſſifs & fortifians , comme des eſpéces de méliſſe.

CHAPITRE XI.

Des feüilles & des fleurs de Romarin & de Sauge.

§. I.

LE romarin eſt une plante que l'on cultive dans nos jardins , & qui croît à la campagne dans des climats plus chauds , comme la Hongrie, l'Italie , l'Eſpagne , la Gaule Narbonoiſe, &c. Les feüilles ont une odeur aromatique pénétrante, un peu camphrée , & font d'un goût àcre & un peu amer. Les fleurs font un peu plus temperées , elles cadrent néanmoins avec les feuilles par rapport à l'odeur & à la faveur.

§. I I.

Les principes actifs tant fixes que volatils , font les mêmes dans les feüilles que dans les fleurs, finon qu'ils font en plus grande quantité dans les feüilles. Les principes volatils font en partie fpiritueux-camphrés & en partie huileux ; les fixes font d'une nature réfineufe - gommeufe. la fubftance très-tendre camphrée fe manifefte très-bien par la diftillation avec l'eau, fur tout fi la plante eft vieille, & par fon odeur ; l'huile fubftantielle étherée dont on tire environ un gros & quelquefois un gros & demi d'une livre entiere de feüilles, nage fur l'eau, & verdit un peu après la féparation. Les feüilles rendent une moins grande quantité d'huile , c'eft ce qui fait fans doute qu'elles font moins actives ; d'ailleurs ce peu d'huile fe trouve plus dans le calice que dans les pétales. Les feüilles aigerées avec l'efprit de vin donnent une infufion d'un jaune verd, empreint de l'odeur gracieufe & fpécifique du romarin , d'un goût balfamique un peu amer & affez âcre, dont l'extrait eft d'une couleur ferrugineufe - verdâtre , d'un goût du romarin même , un peu âcre, légérement amer , camphré

& balſamique, d'une odeur néanmoins plus foible & qui n'eſt plus gracieuſe. On en tire un gros & demi d'une demi-once de feüilles. La premiere infuſion faite dans l'eau eſt bien inférieure à la teinture ſpiritueuſe, eſt ſimplement d'un goût un peu amer, foible & inerte, quoiqu'elle ſoit d'une couleur brune foncée, tirant un peu ſur le noir & le verd, & qu'elle ait l'odeur de la plante. L'extrait de cette infuſion en diffère peu, ſi ce n'eſt que la couleur en eſt noirâtre, & que le goût eſt un peu âcre & foiblement amer. On en tire un gros & 24 grains d'une pareille quantité de feüilles. Ces analyſes font voir que le romarin tient ſes vertus principales du principe volatil huileux-ſpiritueux camphré & du fixe réſineux, & que le gommeux n'a, pour ainſi dire, pas de vertus.

§. III.

Les feüilles & les fleurs de romarin ſont en général fortifiantes, nervines, céphaliques, cardiaques, pectorales, ſtomachiques & utérines ; c'eſt ce qui les rend très-efficaces dans l'épilepſie, le vertige, la mélancholie, la foibleſſe de mémoire, l'aſſoupiſſement extraordinaire, la céphalalgie chronique, l'apopléxie pituiteuſe, la ſyncope, la paralyſie, la foibleſſe de la vûe, le tremblement & la palpitation de cœur, les affections muqueuſes de la poitrine, le relâchement de l'eſtomac, la ſuppreſſion des régles, les fleurs blanches, la ſtérilité, la cachexie , &c. On les prescrit ordinairement en infusion dans du vin depuis une pincée jusqu'à deux ou trois , & on la mêle quelquefois de même aux espéces en infusion dans l'eau en forme de thé & même en décoction. On l'employe avec beaucoup de succès extérieurement dans l'hémi-crânie opiniâtre & les autres affections de la tête , qui proviennent principalement de la foiblesse des meninges & des nerfs, dans la paralysie des extrêmités, les douleurs froides rhumatiques & arthritiques, l'aphonie , l'enrhouement , le raláchement de la luette , la fausse squinancie, la tumeur des glandes salivaires, les ulcéres impurs cancereux & fistuleux, la suppression des régles , les fleurs blanches , la stérilité , &c. , lorsqu'on suivant la diversité de la maladie & de la partie affectée , on les fait entrer tantôt dans les cucuphes & les sachets, tantôt dans les poudres céphaliques ou errhines , tantôt dans les gargarismes , les décoctions , les épithemes , les bains , les bains de ventre & les fumigations.

§. I V.

On pourroit exactement comparer au romarin les feüilles & les fleurs tant de la grande sauge que de la petite, par rapport à leurs vertus, si leur odeur pénétrante n'incommodoit quelques personnes ; les fleurs néanmoins sont blanches ou d'un bleu pâle, sont plus foibles & plus temperées que les feüilles , à cause de la plus grande finesse de leurs

leurs principes ; c'eſt ce qui les fait préferer pour les perſonnes trop ſenſibles.

§. V.

La ſauge a plus de principes ſpiritueux camphrés que le romarin ; elle a une bien moins grande quantité d'huile étherée, au point qu'une livre de feüilles en a à peine rendu un demi-gros & deux ſcrupules. Cette huile nage ſur l'eau, & on la voit ordinairement après la diſtillation, teinte d'une couleur verte, qui peu de tems après dégénere en une couleur un peu brune. Je me ſouviens d'avoir tiré quelquefois une huile jaunâtre de feüilles un peu vieilles, vers l'automne. L'infuſion dans l'eau, dont la couleur eſt brune, eſt de l'odeur de la plante, & d'un goût moderé un peu amer & en même tems camphré. L'extrait d'une once qui peſe environ deux gros & deux ſcrupules, eſt d'une couleur d'un brun foncé tirant un peu ſur le noir, d'une odeur foible preſque de pruneaux cuits, d'un goût un peu amer, ſalé & légérement aſtringent ſur la fin. Il a peu de vertus. La premiere teinture ſpiritueuſe eſt de couleur d'un verd tirant ſur le noir, n'a que l'odeur de l'eſprit de vin, eſt d'un goût âcre & bien plus active que l'infuſion aqueu-ſe. Il en eſt de même de l'extrait de cette teinture, lequel eſt noirâtre, & ne peſe tout au plus que quatre ſcrupules d'une once de feüilles. Il a en effet une odeur balſamique, qui n'eſt cependant plus la fpécifique de la fauge, mais plutôt d'une odeur de miel & de cire ; il eft d'un goût un peu amer, âcre & camphré. Tous ces réfultats font affez voir que la vertu médicinale de la fauge eft principalement dans fa partie fpiritueufe-huileufe-réfineufe, & que la gommeufe confiderée en elle-même ne peut produire aucun effet fingulier.

§. V I.

Les feüilles & les fleurs agiffent en remuant, en difcutant, en atténuant & en fortifiant; c'eft pourquoi on les peut ranger parmi les meilleurs nervins, aléxi-pharmaques, anti-putrides, purifians, anti-catharreux, pectoraux, utérins & traumatiques. Elles conviennent prefque dans toutes les maladies à la cure defquelles on employe le romarin, & font fur tout très-efficaces contre les catharres, les coups & les morfures virulentes, quoique les araignées, les crapauds & les ferpens aiment fort cette plante, & qu'on croye vulgairement qu'ils l'empoifonnent. On la prefcrit intérieurement en infufion dans du vin depuis une pincée jufqu'à plufieurs, & les fleurs entrent par fois dans les infufions en forme de thé. Il convient néanmoins, à caufe de ce que nous venons de rapporter, de laver les feüilles & les fleurs avant que de les faire infufer, pour ôter tout foupçon. On s'en fert beaucoup plus extérieurement, car on les fait entrer avec les efpéces dont on fait des fachets, des

gargarifmes, des décoctions & des bains qu'on
employe avec fuccès, foit pour les douleurs de la
goutte & les rhumatifmes, les tumeurs édemateufes, &c. ; foit pour le relâchement de la luette,
l'enrhoüement, la fauffe efquinancie, le gonflement des glandes falivaires, les apthes bénignes &
malignes, l'aphonie, le fcorbut de la bouche,
l'odontalgie, les ulcéres impurs, les playes vene-
neufes, &c. ; foit enfin contre la ftérilité, les fleurs
blanches, & les autres affections pituiteufes &
froides de la matrice. Lorfqu'on les fait infufer avec
du vinaigre, leur vertu anti-putride & aléxi-phar-
maque fe développe avec plus d'intenfité, fur tout
dans l'ufage interne ; c'eft auffi là pourquoi dans le
tems de la pefte, le vinaigre qu'on en prépare eft
regardé comme un des meilleurs prophilactiques
& il fait même plus d'effets dans le commencement de la maladie, que plufieurs teintures & d'autres remédes compofés.

§. VII.

La fclarée ou l'orvale a affez de rapport avec la
fauge, fi ce n'eft que fes principes font plus groffiers, ce qui fait qu'on ne peut s'en fervir avec
fûreté intérieurement, à caufe de fon odeur trop
pénétrante & fon opération impétueufe ; on ne la
regarderoit plus comme un reméde, fi on ne la
faifoit entrer avec d'autres efpéces d'herbes dans
les bains & les demi-bains, qui produifent des

effets merveilleux dans la ftérilité , les fleurs blanches & les autres maladies des femmes. Les feüilles
renferment quantité d'un principe camphré. En
effet, il fe forme dans le tems chaud & fec de l'été
fur la furface de cette plante des corpufcules très-
tendres , fecs , blanchâtres , tranfparens , qui reffemblent à des petites feüilles ou plutôt à de petites
molécules camphrées , & cette fubftance camphrée
peut fe féparer quelquefois fi bien au moyen de la
diftillation humide, qu'elle paroît en quelque façon
fous la forme de vrai camphre , quoique très-
tendre.

C H A P I T R E XII.

Des feüilles & des fleurs de Marjolaine , de Thyn ,
de Serpolet & d'Origan.

§. I.

L A marjolaine eft une plante fort connue , qui
fe cultive dans les jardins , & dont les feüilles
qui font principalement d'ufage en médecine font
d'une faveur âcre , un peu amere , aromatique , d'u-
ne odeur pénétrante très-gracieufe , & fe trouvent
remplies de principes volatils huileux-fpiritueux-
camphrés , & de fixes réfineux-gommeux. L'huile
étherée qui s'en fépare par la diftillation humide
pefe environ deux gros par chaque livre de feüilles,
& fe trouve ordinairement jaunâtre. Lorfqu'on la

conserve long-tems dans une bouteille de verre bien bouchée, on voit fe former deffus des fleurs blanchâtres ; la couleur & la confiftance même fe changent quelquefois tellement, qu'elle paroît avoir dégéneré en une concrétion faline, comme *Daniel Kruger* l'a quelquefois obfervé en dernier lieu. Il trouva chez un Apoticaire une bouteille de verre dont le col étoit fort étroit, bien bouchée avec de la veffie & de la cire, & remplie de fix onces d'huile diftillée de marjolaine, qui avoit été gardée à la cave pendant 27 ans & qui paroiffoit toute changée en fel. Il l'envoya à Nuremberg pour que *Schroeckius* examinât mieux la nature de cette huile transformée. Ce concret, comme on s'en affûra par l'analyfe, avoit la faveur & l'odeur de l'huile de marjolaine fraiche. Lorfqu'on en mettoit fur un fer chaud, il reprenoit la forme & la fluidité de l'huile ; éloigné du feu & refroidi, il rentroit fous la forme faline ; expofé de nouveau au feu, il couloit & s'exhaloit enfin en laiffant une petite portion d'huile plus groffiere ou plutôt une petite maffe réfineufe, & rempliffoit la chambre d'une odeur d'huile de marjolaine fort vieille & rance. On verfa fur une autre portion de l'efprit de vin, elle fe diffolvoit promptement, & la folu-tion blanchiffoit fi-tôt qu'on verfoit de l'eau froide deffus. Lorfqu'on en eut tiré l'efprit au bain de fable, le réfidu refta clair ; & après l'avoir débar-

raſſé par une plus grande évaporation de ſes parties
aqueuſes, il ſe réunit en une maſſe blanchâtre, en
fleurs brillantes comme l'argent & d'un goût qui
excitoit des nauſées. Ces fleurs diſſoutes à differentes repriſes dans l'eau, dans l'huile de tartre par
défaillance, dans l'huile de vitriol, ne dépoſerent
jamais rien au fond ; mais placées ſur un fer chaud,
elles redevenoient huile d'une odeur foible de
marjolaine, qui s'évaporoit peu à peu en laiſſant
ſimplement un peu d'une pouſſiere blanchâtre.

§. I I.

Les principes fixes, qui de même que dans les
plantes de ce genre ſont gommeux & réſineux,
s'y trouvent en aſſez grande quantité. On tire environ deux gros & demi de ſubſtance gommeuſe,
qui cependant eſt peu active, & environ un gros
& un demi-ſcrupule de ſubſtance réſineuſe qui a
bien plus d'activité, d'une once de feüilles. La
premiere infuſion dans l'eau eſt brune, & malgré
ſon goût un peu amer, foible & peu gracieux, a
cependant l'odeur ſpécifique de la plante. L'extrait
en eſt d'un brun-noirâtre, ne jette plus aucune
odeur ſinguliere, & ſe trouve d'un goût un peu
amer & légérement aſtringent. La premiere teinture ſpiritueuſe eſt d'un verd noirâtre, d'une odeur
plus de l'eſprit de vin que de la plante, & d'un goût
âcre aromatique. L'extrait en eſt noirâtre, d'un
goût amer, un peu âcre & légérement aſtringent.

§. I I I.

Ces feüilles fortifient les nerfs , les membranes & les autres parties folides , augmentent la chaleur du fang , atténuent les humeurs vifqueufes en les remuant doucement , détournent la pourriture , diffipent les vents , & font par conféquent de très-bons céphaliques pectoraux , cordiaux , ftomachiques , carminatifs & utérins. On les employe fpécifiquement dans la foibleffe de mémoire , le vertige idiophatique , les affections foporeufes , épileptiques , mélancholiques , l'apopléxie pituiteufe , l'amaurofe , la cataracte commençante , le tintement des oreilles , la lipothymie , la palpitation de cœur , la mauvaife digeftion , la cardialgie , la colique venteufe , la tympanite , la néphrétique graveleufe-pituiteufe & la plûpart des affections froides de la matrice. On les prefcrit en infufion dans le vin , rarement dans l'eau , jufqu'à quelques pincées ; on en affaifonne auffi très-fréquemment les mets , au lieu d'y mettre d'autre épice. On les employe extérieurement dans les cucuphes , les poudres céphaliques , errhines , ptarmiques , les fachets nervins , les clyfteres carminatifs & antihiftériques , les bains anti-paralytiques & utérins , les décoctions vulnéraires , les gargarifmes , les onguens même , les emplâtres , &c.

§. I V.

Le petit ferpolet ou pillolet vient naturellement

dans quelques cantons de la France & de l'Italie ;
mais on le cultive en Pruſſe , & il n'eſt perſonne
qui ne le connoiſſe à cauſe du fréquent uſage dont
il eſt. Les feüilles & les fleurs ont une odeur aromatique aſſez gracieuſe , & ſont d'un goût âcre &
un peu amer. Les feüilles ont bien plus d'activité
que les fleurs , ainſi il n'eſt pas étonnant qu'on en
faſſe un plus grand uſage en médecine.

§. V.

Les principes actifs & les fixes du ſerpolet, ſont
les mêmes que ceux de la marjolaine ; il renferme
néanmoins beaucoup plus de principe camphré , &
ſon huile étherée eſt bien plus âcre ; elle eſt d'une
couleur d'or , ſi on la tire à un feu doux ; mais ſi
on la diſtille à un feu plus violent , elle paroît d'un
rouge foncé. Son acrimonie eſt ſi grande , qu'elle
cauſe une ardeur violente & qu'elle cuit dans l'endroit de la peau où on l'applique ; en l'approchant
des narines , lorſqu'elle eſt encore fraiche , elle y
excite une démangeaiſon vive , qui fort ſouvent eſt
ſuivie de l'éternument. On en tire environ un gros
& demi d'une livre d'herbe. La ſubſtance très-
tendre camphrée qui s'éleve avec l'eau & l'huile
eſſentielle pendant la diſtillation humide , s'y coagule quelquefois de maniere qu'il y paroît en
quelque façon ſous la forme & la conſiſtance du
camphre ordinaire ; c'eſt ce que confirme l'obſervation que *Neumann* a communiquée dans les

Miſcellanea de l'Académie de Berlin. La premiere teinture ſpiritueuſe tirée des feüilles ſéches , eſt d'un verd noirâtre, d'une odeur balſamique foible , & d'un goût âcre & un peu amer. L'extrait en eſt quelquefois jaune, d'autres fois d'un verd noirâtre, ſent encore un peu le thyn , & ſe trouve d'un goût très-âcre piquant & en même tems camphré. Ce principe doit ſuivre immédiatement le principe ſpiritueux-huileux qui eſt très-puiſſant par rapport à ſes vertus. L'infuſion dans l'eau eſt d'une couleur jaune un peu brune , ſe ſent de l'odeur gracieuſe & ſpécifique de la plante, eſt d'un goût un peu amer, néanmoins foible , ce qui fait qu'il a peu d'action. L'extrait en eſt d'un rouge & jaune-brun preſque ſans odeur , mais cependant un peu plus forte que l'infuſion ; il eſt d'un goût un peu ſalé & légérement auſtere. On tire d'une once d'herbe deux gros & ſeize grains d'extrait de l'infuſion faite avec l'eau , un gros & deux ſcrupules d'extrait de la premiere teinture ſpiritueuſe.

Voici l'obſervation de M. *Neumann.* J'avois tiré, dit-il , par la diſtillation en 1719 une grande quantité d'huile de ſerpolet ; après l'avoir ſéparée avec du coton, je voyois tant à l'orifice du verre que dans le coton imbu d'huile , de petits criſtaux figu-rés qui y étoient attachés & retardoient de plus en plus la diſtillation , qui du reſte ſe faiſoit aſſez vîte , de maniere qu'il étoit néceſſaire de renouveller le coton contre ma coutume. Je fus furpris, & ceci me parut tout-à-fait nouveau & extraordinaire; je m'en formois tantôt une idée, tantôt une autre, incertain d'ailleurs fur la nature de ce produit, je ne pouvois préfentir d'où il venoit & ce que ce pouvoit être, je plaçai donc la bouteille pleine d'huile après l'avoir bien bouchée. Ces criftaux me paffoient toujours par l'idée, je me propofois d'en développer la nature, je recourus pour cet effet quelques jours après à ma bouteille, je la prends, je la confidere, j'examine s'il ne fe feroit pas formé de femblables criftaux à l'orifice, dans le deffein d'éprouver, quelque petite quantité qu'il y eût pû en avoir, quel étoit fon caractere; mais je n'en trouvai en aucune façon, & je vis, ce qui attira d'abord mon attention & m'étonna; car je ne le diffimulerai point, je vis, dis-je, je vis qu'il s'étoit dépofé au fond de la bouteille une affez grande quantité de criftaux femblables au fuc candi, en partie gros comme des avelines, la plûpart de fi-gure cubique. Je ne foupçonnois pas d'abord que ce fût le camphre, mais plutôt un fel volatil qui avoit paffé fucceffivement à caufe de la grande quantité de la plante que j'avois employée dans la diftillation, diffout dans la partie aqueufe, qui ayant gagné le feu tandis que l'huile furnageoit, l'avoit quittée & s'étoit enfin criftallifé. Je vuidai donc la bouteille pour avoir ce prétendu fel &

m'afsûrer du jugement que j'en avois porté ; mais quelle fut ma furprife lorfque je ne trouvai au fond de la bouteille aucune goutte d'eau , que je vuidois dans le deffein de débarraffer la maffe faline & de la voir féparée de l'huile. Pour me tirer hors de doute ou plutôt pour m'afsûrer de ce què ce pouvoit être que cette maffe que j'avois prife pour du fel, je fis deffus les expériences ordinaires qu'on fait fur les fels. Je verfai une grande quantité d'eau diftillée fur cette matiere criftalline , je l'agitai pendant long-tems, je la laiffai repofer pendant quelques jours , comptant que ces criftaux fe diffoudroient, mais ce fut en vain. Il ne fe fit aucune diffolution, & je n'apperçus aucun changement finon qu'il s'éleva de petites particules fur la furface, dont les plus grandes , quoique fort agitées , gagnoient toujours le fond , & l'eau étoit empreinte des particules huileufes , d'abord adhérentes à la maffe criftalline , mais qui s'en étoient féparées dans l'agitation. Je verfai l'eau & j'effayai de nouveau à diffoudre ces criftaux comme ceux du fel , après les avoir débarraffés de l'huile qui leur étoit adhérente & qui peut-être en avoit empêché la diffolution dans l'eau ; mais ils ne purent , & ils n'ont pû jufqu'à préfent fe diffoudre. Après avoir donc tout-à-fait ceffé de regarder cette concrétion comme faline, j'ai commencé à conjecturer que ce pouvoit être un mixte huileux ou comme réfi-

neux volatil , qui devoit être condenfé de l'huile ⸴
une fois que je me fus tourné de ce côté , je paſſaï
en revûe les differens ſujets que je connoiſſois pour
m'afsûrer de celui qui pourroit me ſervir de terme
de comparaiſon , & je ne vis d'abord que le camphre. Je me remis donc alors à faire de nouvelles
expériences pour m'afsûrer de la vérité , & toutes
celles qui réuſſiſſent avec le camphre ordinaire
eurent un tel ſuccès avec cette concrétion , que je
ne pûs m'empêcher de conclure que ce corps en
forme de cryſtal n'étoit rien autre choſe qu'un vrai
camphre, qui ne differe de l'Oriental qu'en ce que
celui-ci ſentoit le thyn , que le camphre ordinaïre
ſent une autre plante , & qu'on n'a donné à cette
ſubſtance le nom de camphre , que parce que la
plante qu'on nomme camphre a paru juſqu'à préſent en rendre plus qu'une autre.

<h3 style="text-align:center">§. V I.</h3>

On peut facilement le ſubſtituer à la marjolaine ;
tant intérieurement qu'extérieurement , à cauſe de
l'analogie de ſes vertus ; il eſt néanmoins plus ſti-
mulant , plus atténuant & plus déterſif , & peut par
conſéquent mieux fondre le ſang grumelé & coagulé , pouſſer par les urines, diſſoudre la pierre,
détacher & chaſſer l'arriere-faix & les enfans morts
dans la matrice. Il produit de très-grands effets
dans les maladies ſereuſes-pituiteuſes-catharrales
de la tête & des autres parties. On le fait prendre

en infusion dans du vin , jusqu'à quelques pincées. On le mêle par fois avec d'autres espéces , soit pour des décoctions ou des infusions en forme de thé. Il produit extérieurement les mêmes effets que la marjolaine , mais on s'en sert plus fréquemment pour faire des sachets dans les bains & les demi-bains.

§. VII.

Le serpolet ou thyn sauvage & l'origan viennent naturellement dans des lieux champêtres , & ils ont tant de rapport eu égard à leur nature , leurs principes & leurs forces , qu'on peut les y substituer , sur tout le serpolet. Cependant il est rare qu'on les prescrive intérieurement , & on les mêle uniquement à d'autres espéces à peu près semblables pour des sachets dont on se sert comme de remédes discussifs & nervins , pour des bains & des demi-bains.

CHAPITRE XIII.

De l'Hyssope , de la Menthe , de la Matricaire & de la Tanaisie.

§. I.

ON cultive par tout l'hyssope dans les jardins ; c'est par conséquent une plante fort connue. Les feuilles que l'on regarde comme supérieures en vertus aux fleurs , exhalent une odeur balsamique camphrée, & font d'un goût âcre & un peu amer. Les autres efpéces par rapport à la nature & aux vertus cadrent affez avec celle-ci ; on peut par conféquent fubftituer une efpéce à une autre.

§. I I.

L'activité de cette plante provient en partie de fes principes volatils, huileux-fpiritueux-camphrés, en partie de fes principes fixes gommeux-réfineux. L'huile effentielle qui eft le principe dominant, s'y trouve en petite quantité , & on n'en tire guere qu'un gros & demi ou deux gros d'une livre de feüilles , par la diftillation humide ; il entre auffi peu de principe réfineux dans fa compofition, & d'une once de feüilles qu'on ne peut prefque tirer qu'un gros d'extrait fpiritueux. La fubftance gommeufe, dont les forces font néanmoins fort foibles , fait , après les autres excrémens inertes de ce compofé, la plus grande partie de fon poids , & va à plus de trois gros par once de feüilles. La premiere infufion faite dans l'eau eft d'un jaune-brunâtre , a une odeur foible de la plante & une faveur difgracieufe camphrée un peu amere. L'extrait qu'on en tire en la faifant évaporer, eft d'une couleur jaune-rouffâtre, d'un goût un peu amer , légérement falé & auftere, d'une odeur foible comme de pruneaux cuits. La premiere teinture fpiritueufe eft d'un verd noirâtre, d'un goût âcre aromatique, & d'une odeur qui tire en partie fur celle de l'efprit de vin , en partie fur

telle de la plante. L'extrait en est quelquefois jaune, d'autres fois d'un verd noirâtre, d'une odeur
balsamique foible, d'un goût amer un peu âcre &
camphré. Toutes ces expériences font assez voir
que les *vertus* de l'hyssope tiennent en partie à son
huile étherée, en partie à la substance résineuse ; &
que quoique la partie gommeuse s'y trouve en
grande quantité, elle contribue peu à en augmenter
les vertus.

§. III.

Ses vertus atténuantes, pectorales, diurétiques
& utérines, sont fort vantées par les Médecins, &
on en fait fort fréquemment usage dans les affections pituiteuses de la poitrine, la toux par exemple, l'asthme, l'enrhouëment, &c., de même que
dans la néphrétique sabloneuse pituiteuse, le calcul, la suppression des régles, l'accouchement
difficile, lorsque l'arriere-faix ne peut se détacher,
dans la cachéxie ictérique, &c. On la donne ordinairement en infusion dans du vin, rarement en
décoction, depuis une pincée jusqu'à deux, trois,
quatre. On l'employe extérieurement avec succès
en la faisant cuire dans de l'eau ou du vin, pour
l'appliquer aux parties, qui après une blessure, &c.
renferment du sang extravasé ; par fois même on
la fait entrer avec d'autres espéces dans les gargarismes, dont on se sert contre la tumeur des glandes
salivaires, le relâchement de la luette, la fausse

efquinancie, l'odontalgie, le fcorbut de la bouche & la paralyfie de la langue.

§. I V.

La menthe crepue a une odeur balfamique forte, & fe trouve d'un goût âcre & un peu amer. On la cultive dans les jardins, & on doit bien la diftinguer des autres efpéces bien inférieures. Elle eft compofée d'une grande quantité de principes actifs huileux-fpiritueux & de réfineux-gommeux. L'huile effentielle que l'on regarde comme le premier mobile de fon activité, eft après la diftillation d'une couleur jaunâtre, qui néanmoins dégénere en peu de tems en rougeâtre & enfin en rouge obfcur ; elle eft d'un caractere très-chaud, & elle eft d'une odeur fort pénétrante. On en tire environ trois gros d'une livre de feüilles feches cueillies à propos. Après la partie fpiritueufe qui fe manifefte principalement dans la diftillation & l'huile étherée, fuit l'extrait réfineux auquel on donne ce rang par rapport à fes effets ; car la fubftance gommeufe entiérement dépoüillée d'huile effentielle, a très-peu d'activité. En effet, la premiere infufion qu'on en fait dans l'eau, quoique d'une couleur jaune-brunâtre, & qu'elle ait une odeur affez forte de la plante, n'a aucune faveur particuliere, mais elle eft très-inerte, & laiffe après l'évaporation un extrait d'un brun noirâtre, qui a une odeur foible à la vérité, mais difgracieufe,

de

de miel, & se trouve d'un goût foible, un peu âcre, mêlé foiblement d'un peu d'amer & légérement astringent. On en tire presque trois gros d'une once de feüilles. La premiere teinture spiritueuse, dont la couleur est d'un verd noirâtre, est d'une odeur foible balsamique, d'un goût aromatique; l'extrait en est noirâtre & bien meilleur que celui de l'infusion aqueuse; il a en effet encore l'odeur de la menthe & une saveur âcre assez forte, mêlée d'un peu d'amer & de légérement astringent. Une once de feüilles en a fourni cinquante grains.

§. V.

Les vertus stomachiques, carminatives & utérines de cette plante sont si grandes, qu'on ne trouve guere de plus excellent reméde simple dans les affections froides venteuses & histériques, les pâles couleurs, les fleurs blanches, la suppression des régles, &c. Elle est aussi excellente pour fortifier l'estomac, arrêter les flux de ventre, chasser les vers, & même dans differentes maladies de la tête & de la poitrine, qui proviennent d'un vice de la matrice ou des premieres voyes. On la fait prendre intérieurement en décoction & en infusion, sur tout dans du vin, depuis une pincée jusqu'à deux. On l'applique extérieurement en forme de sachet sur le ventre, dans les foiblesses d'estomac, le vomissement, la colique, la cardialgie, la diarrhée, sur les mammelles des femmes, pour

en diſſiper les tumeurs dures , diminuer le lait &
le diſſoudre. On la fait auſſi entrer très-fréquemment dans les ſachets diſcuſſifs & fortifians , contre
la paralyſie , l'édeme des extrêmités, &c. , & encore
dans les bains pour la matrice.

§. VI.

L'herbe & les fleurs de matricaire ſont à peu
près du même caractere & ont les mêmes vertus ;
on les employe même ordinairement enſemble.
Elles ont une odeur fort pénétrante , balſamique ,
ingrate , & laiſſent ſur la langue une ſaveur un peu
auſtere & amere. On ſeme cette plante dans les
jardins, & elle croît volontiers d'elle-même dans les
lieux champêtres. Outre le principe huileux-ſpiritueux , les feüilles de même que les fleurs renferment une grande quantité de principes fixes réſineux-gommeux. En effet , une once de fleurs , parmi leſquelles il ſe trouvoit quelque peu de feüilles ,
a fourni trois gros & un ſcrupule d'extrait de
l'infuſion faite dans l'eau , en grande partie gommeux , & quatre ſcrupules du premier extrait ſpiritueux. L'infuſion dans l'eau a l'odeur de la plante , & ſe trouve d'un goût aſſez amer & foible. La
teinture ſpiritueuſe eſt d'une couleur jaune un peu
verte , d'une odeur foible balſamique , d'un goût
âcre , aromatique & un peu amer ; l'extrait en eſt
d'un jaune-brun tirant un peu ſur le noir , d'une
odeur balſamique ſpécifique & aſſez gracieuſe ,

d'un goût un peu âcre, aromatique & très-amer. Il est bien supérieur à l'extrait aqueux par son activité, & on peut en déduire que les vertus de cette plante dépendent plus des parties huileuses-spiritueuses & fixes-résineuses, que des gommeuses. On n'y trouve pas beaucoup d'huile étherée substantielle, il est bien vrai que la partie spiritueuse qui y est en grande quantité & se manifeste par son odeur très-pénétrante, en tient plus que lieu.

§. VII.

Cette plante produit son effet, partie en discutant & en détergant, partie en fortifiant, & c'est à cela qu'on doit aussi attribuer les grandes vertus utérines, diurétiques & carminatives qu'on lui connoît. C'est un puissant spécifique contre la suppression des régles & des vuidanges, la passion histérique, les fleurs blanches & les autres maladies de la matrice, toutes les fois que ces maladies dépendent de l'atonie des parties solides, de l'épaississement & de la muscosité des humeurs. Elle est aussi excellente pour chasser les vers, faire sortir les graviers, pousser les urines, dissiper les vents, faire sortir le fœtus mort & résoudre le sang grumelé. On la prescrit intérieurement en décoction & en infusion tant aqueuse que vineuse, depuis une pincée jusqu'à deux ; on l'employe extérieurement dans les bains & les demi-bains pour la matrice, dans les épithemes humides & secs, contre

l'inflammation des parties , la tumeur & la dureté
des mammelles , les douleurs de colique , &c. , &
cela très-fréquemment.

§. VIII.

La tanaisie par rapport à sa nature & à ses vertus,
est fort analogue à la matricaire. On fait usage des
feüilles & des fleurs , qui sont néanmoins bien supérieures aux feüilles , c'est là pourquoi elles sont
d'un plus grand usage. Leur odeur déplaît assez
ordinairement & leur odeur trop pénétrante donne
mal à la tête à differentes personnes , sur tout aux
pléthoriques & aux cholériques. Elle est d'une
saveur un peu âcre , amere & aromatique. Elle croît
en partie dans des lieux incultes & dans un terrein
sec & sabloneux.

§. IX.

Elle renferme une grande quantité de principes
résineux-gommeux & de spiritueux-camphrés ; &
la distillation humide fait voir qu'elle est aussi
composée d'un peu d'huile étherée substantielle.
L'infusion aqueuse est d'une couleur jaune-rougeâtre , sent beaucoup les fleurs , & se trouve d'une
saveur balsamique & fort amere. L'extrait qui est
jaune & d'un rouge un peu brunâtre , est d'un goût
un peu âcre , amer , un peu mêlé de salé & porte
une odeur foible balsamique , qui n'est plus aussi
spécifique que dans l'infusion ; d'où on peut connoître que l'odeur pénétrante dépend uniquement

de l'huile étherée, qui se dissipe insensiblement pendant l'évaporation. La premiere teinture spiritueuse, est bien supérieure à l'infusion aqueuse ; car outre sa couleur d'or jaunâtre & son peu d'odeur balsamique, elle a une saveur forte, aromatique & amere, fort semblable à celle des fleurs. L'extrait a les mêmes propriétés & même il est plus puissant par rapport à sa saveur. Une once de fleurs a donné deux gros & quelques grains du premier extrait aqueux, un gros & seize grains d'extrait spiritueux.

§. X.

Les vertus principales de cette plante sont carminatives, anthelmintiques & utérines ; c'est ce qui fait que dans toutes les maladies dans lesquelles on recommande la matricaire, sur tout dans les affections venteuses & vermineuses, elle produit de fort bons effets. On la fait très-bien prendre dans une infusion vineuse, depuis une pincée jusqu'à deux, & on peut tirer des fleurs une excellente teinture. On la fait entrer extérieurement dans les bains pour la matrice & les anti-paralytiques, dans les décoctions traumatiques & anthelmintiques.

CHAPITRE XIV.

De la Sarriette & du vrai Marum.

§. I.

LE fréquent ufage que l'on fait de la farriette, la fait cultiver dans prefque tous les jardins ; c'eft par conféquent une plante fort connue. Les feüilles qui font bien fupérieures aux autres parties font d'une odeur aromatique , & d'un goût très-âcre , poignant & brúlant, prefque comme du poivre ; & même fi on les écrafe tandis qu'elles font encore fraiches, qu'on les approche des narines, leur exhalaifon caufe une démangeaifon vive & font éternuer.

§. I I.

Elles ont des principes huileux-réfineux-gommeux très-efficaces. L'huile fubftantielle étherée féparée par la diftillation humide & fort âcre, eft fi remplie de particules fpiritueufes, qu'elle pénetre les bouchons ordinaires des vaiffeaux de verre , & qu'elle excite des démangeaifons dans les narines. La fubftance gommeufe s'y trouve en affez grande quantité, elle a cependant bien moins d'activité à caufe du peu de fon principe huileux-réfineux ; car l'infufion aqueufe rouge-jaunâtre , quoique d'une odeur balfamique & fort inerte, n'a aucune âcreté. L'extrait noirâtre n'a guere plus d'efficace ,

& se trouve d'une odeur foible balsamique, même un peu disgracieuse, d'un goût légérement aromatique un peu âcre & un peu astringent. J'en ai tiré deux gros & demi d'une once ; la premiere teinture spiritueuse étoit d'une couleur d'un verd foncé, tirant un peu sur le noir, de l'odeur même de la plante & bien plus gracieuse que celle de l'infusion, d'un goût âcre un peu brûlant & poignant. On découvre les mêmes propriétés dans l'extrait, si ce n'est que l'odeur qui n'est supportable qu'à cause de ses particules volatiles spiritueuses-hûileuses, est un peu plus foible, & la saveur au contraire plus âcre & plus aromatique.

§. III.

Cette plante aiguillonne vivement les parties solides, dissout & déterge aussi les humeurs visqueuses en les incisant & en les secoüant, étend par conséquent de l'une & l'autre façon les mouvemens dans le corps, augmente & provoque admirablement les excrétions de toute espéce. Ce n'est donc pas un des moindres anti-scorbutiques, diurétiques, lithontriptiques, carminatifs, stomachiques, pectoraux, utérins & aphrodisiaques, qui proviennent, sur tout dans les differentes maladies chroniques, de la langueur des mouvemens, de la lenteur & de l'épaississement des humeurs ; mais elle produit particuliérement de bons effets dans l'assoupissement extraordinaire, les fiévres quartes

rebelles , le fcorbut , la cachéxie , l'édeme des extrêmités , la tympanite , l'afthme pituiteux , le
calcul , la fuppreffion des régles , &c. On la prefcrit intérieurement en infufion dans du vin depuis
une pincée jufqu'à deux. On la fait auffi infufer
dans du petit lait , fur tout dans les affections fcorbutiques , & on la fait très-fréquemment entrer au
lieu d'affaifonnement dans les alimens venteux.
On l'applique extérieurement après l'avoir fait
cuire dans du vin, fur les contufions ou fur les parties
dans lefquelles il fe trouve du fang extravafé, fur les
yeux dans la cataracte commençante, fur les oreilles
pour le tintement & le bourdonnement ; elle eft
auffi d'une grande utilité dans l'aphonie , le gonflement des glandes falivaires , le relâchement de la
luette , en la faifant entrer en petite quantité dans
les gargarifmes.

§. I V.

Nous joignons le vrai marum à la fariette , à
caufe de quelque reffemblance entre les principes.
On cultive cette plante dans nos jardins , & elle eft
d'une nature fi finguliere , qu'on peut la mettre
non-feulement entre les aromatiques , mais auffi
entre les âcres que nous avons décrits dans la
Section VIII. En effet, les feüilles font petites ,
oblongues , pointues , d'un verd pâle ; & lorfqu'on
les écrafe fraiches , elles exhalent une odeur forte
qui frappe les narines , & elles excitent un fenti-

ment violent d'âcreté dans la bouche, de maniere cependant qu'il s'y trouve quelque chose de balsamique & d'aromatique dans l'odeur & dans le goût.

§. V.

Les principes aufquels on attribue avec raifon, de même qu'aux autres plantes de cette efpéce, l'odeur, la faveur & les forces, font en général l'huile étherée & la fubftance fixe réfineufe-gommeufe. L'huile qu'on retire par la diftillation eft très-fpiritueufe, âcre, & n'en cede pas beaucoup à l'huile de cochlearia, fuivant le témoignage d'*Hoffmann*, ni par fon odeur & fon goût pénétrant, ni par fon prix. Après l'huile effentielle vient la fubftance réfineufe qui mérite le plus de confidération, & enfin la fubftance gommeufe que nous plaçons la derniere. L'infufion fpiritueufe de couleur d'un verd jaunâtre, a de grandes vertus, & fe trouve d'un goût vif, âcre & aromatique. La maffe jaune, un peu verte & noirâtre qui refte après l'évaporation, eft bien plus puiffante, & fait fentir dans le gofier & dans tout l'organe du goût, une faveur âcre, aromatique & poignante. L'infufion aqueufe a plus d'odeur de la plante que la teinture fpiritueufe, elle eft cependant bien inférieure par fon goût âcre & aromatique ; ce qui eft auffi vrai de l'extrait qui n'a point d'âcreté & n'a fimplement qu'une faveur un peu amere.

§. VI.

Cette plante eft un des grandes remédes & des plus actifs, tant par rapport à fes principes & à fon caractere, qui la rendent fupérieure par fa vertu ftimulante, atténuante, diurétique & anti-fcorbutique. On n'en fait pas fans doute en Pruffe un fort grand ufage, parce qu'elle n'y croît pas en grande quantité ; il eft néanmoins très-certain que les feüilles infufées dans du vin, ou même réduites en effence avec l'efprit de vin, ne peuvent produire que de très-bons effets dans toutes les maladies qui proviennent du relâchement des folides, de l'épaiffiffement & de la grande quantité de la pituite, dans l'afthme, par exemple, l'affoupiffement préter-naturel, l'hémi-crânie, l'obftruction opiniâtre des vifceres, les fleurs blanches, la nephrétique pituiteufe fabloneufe, le fcorbut, la cachéxie, l'édeme & ainfi des autres.

CHAPITRE XV.

De la Sabine & de l'Aurone.

§. I.

LES feüilles de fabine ont une odeur balfamique affez forte, fur tout lorfqu'on les écrafe, & font d'un goût amer, âcre & aromatique. Les feüilles de fabine, à caufe de leur faveur âcre, font bien plus efficaces que les feüilles de l'arbre qui porte auſſi ce nom ; c'eſt ce qui en rend l'uſage plus fréquent en médecine. On cultive uniquemenᵗ dans nos jardins ces deux eſpéces de ſabine , & elles viennent auſſi d'elles-mêmes dans des contrées plus chaudes, dans des lieux montagneux & champêtres.

§. II.

Elles ont beaucoup d'huile aromatique eſſentielle, & une livre en fournit plus de deux onces & demie. Elles ont auſſi une aſſez grande quantité de principes fixes réſineux & gommeux ; car une once de feüilles a donné deux gros & quelques grains d'extrait de la premiere infuſion aqueuſe, & un gros & demi de la teinture ſpiritueuſe. La principale vertu eſt dans ſon huile & ſa ſubſtance réſineuſe. La partie gommeuſe n'eſt pas ſi active. La premiere infuſion aqueuſe eſt d'une couleur brunâtre tirant ſur le jaune , elle a l'odeur ſpécifique des feüilles & un goût aromatique. L'extrait en eſt aſſez épais & muqueux, d'une odeur balſamique foible, d'un goût un peu âcre , légérement aſtringent & médiocrement aromatique. La premiere teinture ſpiritueuſe eſt d'un verd foncé , de l'odeur de la plante , & d'un goût un peu âcre , aromatique & légérement amer. L'extrait en eſt tout-à-fait ſingulier ; il eſt compoſé d'une ſubſtance jaune & d'une autre noirâtre. La portion jaune qui paroiſſoit huileuſe & un peu fluide , étoit d'un goût âcre un peu amer , aromatique & en même tems

foiblement aftringent. Il eft par conféquent probable qu'il refte une partie plus épaiffe de l'huile
effentielle, qui empêche que cet extrait n'ait autant d'épaiffeur qu'il en auroit fans elle, & le compofent avec les molécules réfineufes tendres.

§. III.

Il n'eft prefque perfonne qui ne connoiffe les
vertus anthelmintiques, emménagogues & diurétiques de cette plante; c'eft ce qui en rend l'ufage
fi fréquent contre la ftérilité, les fleurs blanches,
le calcul, l'urine, les pertes dans les régles, pour
faire fortir les enfans morts dans la matrice & pour
tuer les vers. On ne l'employe cependant pas indifféremment, mais au contraire on en ufe avec
beaucoup de circonfpection dans les maladies fuf-
dites & autres femblables, de crainte qu'elle ne
nuife par fa trop grande activité. On la preferit
en infufion dans de l'eau & du vin depuis une pincée jufqu'à deux. On la fait entrer extérieurement
dans les fumigations, les décoctions, les clyfteres
& les bains, difcuffifs, anthelmintiques, traumatiques, utérins; on en faupoudre même les ulceres
malins pour les purifier & les confolider; on en
fait un emplâtre ou une efpéce de cataplafme avec
le miel, & on l'applique fur l'ombilic pour en tuer
le ver de ce nom.

§. IV.

L'aurone mâle fe cultive dans les jardins, elle

eſt d'un goût amer & a l'odeur gracieuſe du citron. Ses vertus médicinales dont nous parlerons dans la ſuite, ſont plus dans le principe réſineux que dans le gommeux, quoique l'huile eſſentielle étherée & la ſubſtance réſineuſe fixe, ſoit en bien plus petite quantité que la partie fixe gommeuſe. En effet, on tire d'une once de feüilles infuſées dans l'eau, deux gros & preſque deux ſcrupules d'extrait, & infuſées dans l'eſprit de vin preſqu'un gros & demi. L'infuſion aqueuſe d'une couleur d'un jaune rougeâtre a aſſez l'odeur de la plante ; elle eſt néanmoins d'un goût inert & amer, & laiſſe après l'évaporation un extrait d'un brun obſcur, d'une odeur gracieuſe comme de miel, un peu âcre, légérement ſalé & d'un goût amer. La teinture ſpiritueuſe d'un verd noirâtre n'a pas une odeur auſſi caractériſée, mais elle l'emporte par ſon goût aromatique & légérement amer ; elle laiſſe après l'évaporation un extrait fort actif, âcre, amer & aromatique, tantôt d'une couleur d'or, tantôt noirâtre.

§. V.

Elle agit dans le corps en détergeant, en diſcutant & en fortifiant. Elle eſt ſur tout recommandable par ſa vertu carminative, anthelmintique, utérine, même par la vertu cordiale, pectorale, diurétique & alexi-pharmaque. On la preſcrit mieux en décoction & en infuſion dans du vin que dans de l'eau, à la dofe d'une pincée ou deux, fur tout fi on en a befoin dans les maladies pituiteufes opiniâtres, par exemple, dans l'afthme, les fleurs blanches, la paffion hiftérique, la fuppreffion des régles, l'obftruction du foye, de la ratte, &c. On l'employe extérieurement avec d'autres efpéces dans les bains utérins, les décoctions anthelminti-ques & vulnéraires, & cela fort fréquemment ; & même on la fait entrer affez ordinairement dans les fachets difcuffifs & nervins, de même que dans les clyfteres carminatifs & anti-hiftériques.

CHAPITRE XVI.

De la Chamomille & de la Mille-feüille.

§. I.

ON trouve dans les boutiques deux efpéces de chamomille, la romaine & la maroute. Celle-ci vient par tout dans les bleds, les vignes, & les autres lieux champêtres & incultes. On cul-tive ici la romaine, & elle ne croît fans culture que dans les pays chauds. Les fleurs de l'une & l'autre efpéce font préférables aux feüilles ; c'eft ce qui en rend l'ufage plus ordinaire en médecine. Elles ont une odeur balfamique, néanmoins un peu plus foible & même un peu nauféante ; la romaine eft à la vérité d'une odeur un peu plus forte & plus gracieufe. On trouve la même difference dans le

goût, qui est plus amer & en même tems aromatique dans les fleurs de chamomille romaine, bien
plus foible & en même tems mucilagineux dans les
fleurs de chamomille ordinaire. L'odeur varie beaucoup par rapport au sol ; elle est plus ou moins
gracieuse ou disgracieuse. *Schulze* dans sa disserta-
tion sur la chamomille regarde comme bien singulier que la chamomille ne vienne que dans des
champs cultivés, & qu'elle se plaise mieux dans les
terres noires & grasses, que dans celles qui sont
maigres & sabloneuses ; & cela au point que non-
seulement elle pousse en grande quantité, mais
même qu'elle sent une odeur mauvaise comme de
coin, lorsqu'elle croît dans des endroits remplis de
fange & de fumier ; mais quand elle croît dans des
terres noires, épaisses & tout nouvellement fu-
mées, elle n'a pas une odeur aussi gracieuse & on
peut lui donner à juste titre le nom de maroute, &c.

§. I I.

Elles sont remplies de principes actifs, tant fixes
salés résineux-gommeux, que volatils spiritueux ;
mais elles jettent fort peu d'huile étherée substantielle dans la distillation humide, car à peine en tire-
t'on un scrupule d'une livre de fleurs de chamomille
ordinaire & un demi-gros d'autant de fleurs de
chamomille romaine. L'huile de chamomille ordinaire est, après la distillation, d'une couleur bleuâtre
très-agréable, mais cette couleur n'est pas constante,

devient brune après quelques femaines ou quelques mois, fur tout fi l'air pénétre dans la bouteille de verre dans laquelle elle eft. *Fred. Hoffmann* obferve auffi que les huiles des fleurs de chamomille ordinaire & des fommités de mille-feüilles, fraiches & pures, paroiffent d'un beau bleu flateur aux yeux, mais que cette couleur dégénere par la fuite & devient brune ; car fi l'huile de fleurs de chamomille conferve cette belle couleur bleue plus d'une année, c'eft une preuve qu'elle eft falfifiée ; & en effet, on mèle ordinairement à ces huiles l'effence de térébenthine teinte en bleu au moyen du cuivre, &c. L'huile de la chamomille romaine n'a point cette couleur de faphire, elle a néanmoins les mêmes vertus que la précédente, & elle eft même un peu plus chaude & plus puiffante, fur tout fi la plante provient d'Italie & des autres Pays chauds.

§. III.

Il y a plus de principes réfineux & gommeux dans l'une & l'autre efpéce de chamomille ; l'huile dont nous avons parlé ci-deffus & à laquelle on doit attribuer principalement les vertus médicinales, entre pour quelque chofe dans leur compofition, donne même la vertu émolliente aux fleurs de maroute. Une once de fleurs de chamomille romaine produit prefqu'une demi-once d'extrait gommeux & deux gros deux fcrupules d'extrait réfineux.

réfineux. L'infusion aqueufe d'une couleur d'or
foncée, exhale l'odeur fpécifique de la plante, & fe
trouve d'un goût balfamique, foible & un peu
amer. L'extrait épaiffit, la couleur jaune devient
brunâtre, l'odeur diminue beaucoup, l'amertume
en eft plus confidérable & paroît d'un goût tant
foit peu auftere. La teinture fpiritueufe eft de couleur d'or, tient plus de l'odeur de l'efprit de vin
que des fleurs, eft d'un goût affez fort, amer &
balfamique. L'extrait eft du goût de la teinture,
mais d'une odeur de pruneaux cuits.

§. I V.

Les principes fixes de la chamomille ordinaire
different peu quant à leur caractere & à leur vertu,
des principes de la chamomille romaine ; car une
once de fleurs de chamomille a fourni une demi-
once d'extrait gommeux, deux gros & cinquante
grains d'extrait réfineux. La teinture fpiritueufe
eft d'un verd obfcur, d'une odeur balfamique
foible, d'un goût âcre un peu balfamique & légérement amer. L'extrait eft d'un verd noirâtre,
d'une odeur balfamique, d'une faveur un peu
amere & aromatique. L'infufion aqueufe eft bien
inférieure, & quoiqu'elle ait affez l'odeur des
fleurs, elle a fimplement un goût difgracieux,
inerte & un peu amer. L'extrait brun-noirâtre, eft
d'une faveur mucilagineufe, un peu âcre, falée &

extrêmement amere. L'odeur spécifique en est bien
plus foible.

§. V.

Un sel salé, analogue au sel culinaire, se trouve
mêlé avec ces principes fixes, sur tout avec le
gommeux & le mucilagineux. Il se fait connoître
par la saveur de l'extrait aqueux & celle de l'extrait
spiritueux. En effet, si on verse sur des fleurs fraiches du vin à plusieurs reprises, qu'on le fasse doucement migoter avec ces fleurs, ou au moins digérer, il devient aussi salé, à ce que dit *Simon Pauli,*
que si on y avoit jetté quelques pincées de sel culinaire. Du reste, il n'entre pas dans la composition
intime de ces fleurs, & il se forme bien moins encore dans la plante, mais il se sépare du fumier
avec lequel on fertilise les champs, passe peu à
peu avec le suc nourricier dans les tuyaux de la
plante & se mêle en passant aux autres principes.

§. V I.

Les fleurs de l'une & l'autre chamomille sont
d'un très-grand usage, tant intérieurement qu'extérieurement, parce qu'elles ont d'admirables vertus carminatives, utérines, discussives, anodynes &
anti-spasmodiques ; celles de la romaine sont même
nervines, & celles de la maroute détersives &
émollientes. On a donc raison de les préférer à
beaucoup d'autres remédes dans les affections venteuses & spasmodiques-douloureuses, la colique ,

la cardialgie, la paſſion hypocondriaque & hiſtérique, la douleur nephrétique, &c. On les regarde
outre cela comme un reméde ſingulier & abſolument ſpécifique dans les fiévres intermittentes, ſur
tout les tierces, au moins eſt-ce le ſentiment des
Anciens & de quelques Modernes. Je penſerois
néanmoins qu'on doit plutôt attribuer cette vertu
aux fleurs de la chamomille romaine, qu'à celles
de la maroute ; celle de la romaine produiſant ordinairement un meilleur effet dans les maladies
dans leſquelles on a beſoin d'une plus grande ré-
ſolution & diſcuſſion, que celles de la maroute qui
agiſſent plutôt comme émollient & en relâchant.
Je ne parle point de la vertu anthelmintique que
quelques-uns leur attribuent, parce qu'elle n'eſt
pas encore aſſez confirmée & qu'elle n'eſt appuyée
ſur aucun fondement ſolide. On fait prendre ces
fleurs intérieurement, boüillies ou infuſées dans de
l'eau ou du vin, à la doſe de quelques pincées. On
prépare auſſi avec la chamomille romaine une
eſſence très-efficace, qui n'eſt pas un des moindres
remédes carminatifs & anti-hiſtériques.

§. VII.

Elles ſont d'un plus fréquent uſage extérieurement, & ſont d'un excellent ſecours dans pluſieurs
affections qui ne ſe guériſſent qu'avec des remédes
émolliens, parégoriques & de doux repercuſſifs,
lorſqu'eu égard aux differentes maladies & à la di-

versité de la partie affectée, on les fait entrer tantôt
dans les clysteres, tantôt dans les sachets & les
épithémes secs, tantôt dans les cataplasmes, les
emplâtres, les fomentations, les demi-bains, les
bains de vapeur, &c. Les maladies dans lesquelles
elles produisent un bon effet sous l'une ou l'autre
de ces formes sont en grand nombre ; telles sont
par exemple, en obfervant néanmoins la maniere
& le tems d'en faire une jufte application, la cardialgie, la colique, les bourdonnemens du ventre,
la paffion iliaque, hypocondriaque & hiftérique,
la fuppreffion & le défaut des régles & des vuidanges, la douleur nephrétique, l'embarras d'urine
produite ou par une pierre ou par un mouvement
fpafmodique, l'hernie enchiftée, les douleurs rhu-
matifmales & arthritiques, les tumeurs inflammatoires & les lymphatiques froides, la douleur, la
dureté & le gonflement des mammelles, l'édème
des membres, l'obftruction du ventre, les hémorrhoïdes aveugles & douloureufes, la roideur des
articulations, la fécherefle des ligamens & le refferrement des membranes. Je crois cependant ne
pouvoir encore trop faire obferver que les fleurs de
maroute font principalement émollientes & que
celles de la romaine font repercuffives ; qu'il eft
plus ordinaire par conféquent de faire entrer la
maroute dans les lavemens, les cataplafmes, les
omentations & les bains, & celles de la romaine

dans les fachets & les épithemes fecs.

§. VIII.

Les mille-feüilles dont les feüilles & les fleurs font
d'un ufage très-fréquent en médecine , à caufe de
leur grande activité , font de trois genres, fçavoir,
la vulgaire à fleurs blanchâtres ou d'un blanc tirant
fur pourpre , la belle à fleur pourprée & la jaune.
La vulgaire croît dans les prés & dans la plûpart
des lieux champêtres, fur tout le long des chemins
& dans les pâturages où les animaux fe vuident. La
belle à fleur pourprée fe cultive dans les jardins, &
la jaune enfin qui eft rare , fe trouve dans les
champs & dans les jardins. Il arrive quelquefois,
comme l'obferve *Fred. Hoffmann*, que la nature fe
joüe, & que la même plante pouffe une année des
fleurs pourprées ou d'un blanc tirant fur le pourpre , comme cela s'obferve dans d'autres plantes &
fur tout dans ce beau bluet des bleds , qui eft tantôt
blanc ou pourpré, ou de quelqu'autre couleur, &c.
Quelques Payfans même croyent que la mille-
feüille dégénere peu à peu en chamomille. *Schulze*
dans fa Differtation fur la chamomille , a parlé
affez au long de cette opinion, que je crois fauffe ;
cependant le même M. *Hoffmann* ajoûte qu'il a
appris la même chofe d'une perfonne qui a obfervé
fort fréquemment, que dans les lieux qui avoient
d'abord été prés & qu'on avoit enfuite cultivés , il
fe trouvoit parmi les bleds beaucoup de mille-

feüille & très-peu de chamomille ; que les années
fuivantes la mille-feüille y étoit plus rare & qu'il
y avoit plus de chamomille ; fi bien que certains
Laboureurs font perfuadés que la mille-feüille qui
fe plaît plus dans les prés que dans les endroits
cultivés, dégénere peu à peu en chamomille, &
que réciproquement la chamomille redevient mille-
feüille, fi on remet en prés un champ qui en étoit
rempli. Je laiffe cette hiftoire fur le compte des
Auteurs qui la rapportent, & j'engage ceux qui
font à portée d'obferver, de la vérifier, &c.

La mille-feüille vulgaire eft d'un ufage plus
fréquent & d'une faveur âcre un peu amere, d'une
odeur forte balfamique, un peu camphrée. Les
fleurs font, à ce que l'on croît, préférables aux
feüilles, parce qu'elles font d'un goût plus amer.
Les autres efpéces different peu ou point du tout
de la mille-feüille ordinaire, fur tout de la belle à
fleur purpurine ; c'eft là pourquoi on peut les fubftituer l'une à l'autre.

§. I X.

La mille-feüille a bien du rapport avec la chamomille par rapport à fes principes. L'une & l'autre jette dans la diftillation humide peu ou point
du tout d'huile, d'un bleu célefte ou de faphyre,
fi elles viennent d'un terrain gras & bien fumé ; le
contraire arrive & on en tire une huile d'une couleur jaunâtre, lorfqu'elles proviennent d'une terre

maigre & fabloneufe. Elle a outre cela beaucoup
de principes fixes réfineux-gommeux, qui lui communiquent des vertus médicinales, de même que fa
fubftance fpiritueufe-huileufe qu'on doit regarder
comme la principale par rapport à fon activité ; la
partie réfineufe eft cependant préférable à la gommeufe. La premiere infufion aqueufe préparée des
fleurs feules, eft d'une couleur rouge & jaune-roufsâtre, d'une odeur à faire vomir, d'un goût un peu
amer ; l'extrait en eft d'un roux foncé, ou plutôt
noirâtre, d'une odeur ingrate balfamique, d'un
goût légérement âcre, un peu falé & légérement
auftere. J'en ai tiré deux gros & vingt-quatre grains
d'une once. La premiere teinture fpiritueufe eft
d'un jaune verd fort obfcur, laiffe fur la langue
une faveur âcre un peu aromatique & amere. L'extrait eft d'un jaune foncé, ou d'une odeur balfamique gracieufe un peu amere, d'une faveur aromatique, légérement camphrée. La plante elle-même
en infufion & extraite, fournit les mêmes principes, mais en plus grande quantité. En effet, *Neumann* dit avoir tiré d'une once trois gros & un
fcrupule d'extrait à l'eau, & deux gros & demi du
premier extrait fpiritueux.

§. X.

Plufieurs Médecins attribuent à ce fimple des
vertus fingulieres anti-fpafmodiques, fédatives,
toniques, anti-épileptiques, anti-hiftériques, trau-
H iiij

matiques & anthelmintiques ; c'eſt là ce qui fait
que pluſieurs en recommandent beaucoup les feüilles & les fleurs dans la cardialgie, la colique, la
nephrétique, la paſſion hypocondriaque & hiſtérique, les douleurs que cauſent les hémorrhoïdes,
les douleurs après l'accouchement produites par la
ſuppreſſion des vuidanges, l'épilepſie idiopathique,
la ſymphatique utérine, l'hémorroïdale & la vermineuſe ; dans l'aſthme, les fiévres intermittentes,
la gonorrhée bénigne, les fleurs blanches, l'exulcération des reins & des autres viſcéres, les hémor-
rhagies exhorbitantes, contre la peſte & l'avortement imminent. On ſe ſert intérieurement des décoctions & des infuſions qu'on en fait avec l'eau,
le vin, le petit lait, de même que de la teinture
ſpiritueuſe. On en fait uſage extérieurement, ſuivant la difference des maladies & des parties affec-
tées, tantôt comme d'épithemes ſecs, tantôt en
cataplaſmes, en décoctions, en clyſteres, en gar-
gariſmes, &c., & on y joint fort ſouvent les fleurs
de chamomille à cauſe d'une certaine analogie de
nature & de vertu. L'uſage extérieur qu'on en fait
eſt auſſi étendu que l'intérieur ; car quelques-unes
des préparations dont je viens de parler, ſont bonnes dans l'éréſypele & les tumeurs inflammatoires
des mammelles ; d'autres dans les tumeurs édémateuſes, odontalgiques ; d'autres dans les playes & les
ulceres ; d'autres dans les douleurs hémorrhoïda-

les, de coliques, cardialgiques, hiſtériques & hypocondriaques ; d'autres enfin dans l'odontalgie, &c.

Hoffmann dit dans la Diſſertation rapportée cideſſus, que les mille-feüilles ont des vertus admirables pour cicatriſer les coupures, les corruptions & les exulcérations des parties internes ; c'eſt là pourquoi on peut en uſer avec circonſpection dans l'exulcération des poûmons & des reins. *Roderic à Fonſeca* & *Jean Prévoſt* font beaucoup de cas de la poudre de mille-feüille dans la pthiſie & les ulceres des poûmons, en prenant tous les jours un gros dans du boüillon chaud. Il n'eſt pas douteux qu'il ne ſoit d'une très-grande utilité dans les maladies dont nous avons parlé, ſur tout ſi les malades ne ſont pas avancés en âge, s'ils ont les vaiſſeaux remplis de bons ſucs, qu'ils ne ſoient point maigres, languiſſans & qu'ils ne ſe ſentent point trop foibles ; qu'en outre ils ſoient plus exacts ſur le régime, & que l'on continue avec ſoin cette méthode pendant ſix mois & plus. Nous pouvons attendre un même effet, mais bien plus remarquable dans la pthiſie, de l'uſage ſuivi de la décoction de mille-feüille préparée & bien clarifiée, avec la conſerve de roſes rouges. La décoction des fleurs & des feüilles de chamomille, ſoit en lavement, ſoit qu'on en uſe intérieurement, produit un effet admirable pour cicatriſer dans les bleſſures & les exulcérations des inteſtins, après une dyſſenterie violente. L'eau de mille-feüille, ou ſa décoction, ou ſa poudre avec du vinaigre produiſent un effet merveilleux dans les chutes de haüt, &c.

CHAPITRE XVII.

Des fleurs de Lavande & de Soucy.

§. I.

IL ſe vend de deux eſpéces de lavande dans nos Boutiques, & on les regarde comme d'excellens médicamens, ſçavoir, la grande lavande ou le ſpicanard, & la petite ou le ſpic, aſpic, nard. On cultive ces plantes dans nos jardins, & elles croiſſent d'elles-mêmes dans les champs & les montagnes d'Eſpagne, en Italie, dans la Gaule Narbonoiſe, &c. Elles ont beaucoup de rapport par leur forme, leurs propriétés extérieures & leur nature, ſi ce n'eſt que la lavande à feüilles étroites eſt d'une odeur balſamique plus gracieuſe & paroît conſéquemment plus amie de la nature. On ne fait uſage que des fleurs en médecine, parce qu'elles ont beaucoup plus de principes actifs que les feüilles, & qu'outre leur odeur plus pénétrante, elles ſont auſſi d'un goût plus fort, un peu âcre & légérement amer.

§. II.

L'huile étherée eſſentielle donne à ces fleurs

leurs principales vertus médicinales ; & quoique la
fubftance fixe gommeufe - réfineufe ne foit pas
tout-à-fait fans vertu , elle eft cependant bien inférieure à l'huile. Les fleurs de la lavande à grandes
feüilles renferment une bien plus grande quantité
d'huile que celle de la lavande à feüilles étroites ,
puifqu'en effet une livre des premieres en fournit
cinq à fix gros, tandis qu'on n'en tire que deux des
dernieres. Outre cela l'huile de la grande lavande
furpaffe en pefanteur fpécifique celle de la petite ;
c'eft ce qui fait qu'elle eft d'une nature un peu
plus chaude. La difference qui fe trouve entre
l'huile effentielle de chaque efpéce de lavande , fait
affez voir pourquoi les fleurs de la petite font
d'une odeur plus gracieufe, & qu'elles agiffent plus
doucement fur le corps que celles de la grande.
L'infufion aqueufe des fleurs de grande lavande eft
d'une couleur jaune-brune , d'une odeur gracieufe
balfamique & d'une faveur un peu amere. L'extrait
d'une once de fleurs qui pefe environ un gros &
autant de fcrupules, a à peu près les mêmes vertus
extérieures ; la couleur brune devient noirâtre,
l'odeur eft plus foible & moins gracieufe , & fon
goût légérement amer eft auffi un peu falé. La
premiere teinture fpiritueufe eft d'une couleur
verdâtre , porte aux narines l'odeur fpécifique de
la plante , & laiffe fur la langue une faveur âcre ,
un peu amere & balfamique. L'extrait a les mêmes

qualités, si ce n'est que l'odeur en est plus foible.
On en tire environ deux gros d'une once de fleurs,
& par conséquent une plus grande quantité que
de l'extrait aqueux. Les infusions & les extraits de
la lavande à feüilles étroites, different peu ou point
du tout de semblables préparations de la grande
lavande, & la raison de cette très-petite difference
paroît se trouver dans l'huile étherée, comme j'en
ai déja averti ci devant.

§. III.

Les fleurs de ces deux espéces de lavande doivent
être mises au nombre des remédes nervins & céphaliques, & sont ordinairement d'une très-grande
utilité pour la foiblesse de mémoire, le vertige,
l'hémi-crânie, le mal de tête, l'épilepsie, la mélancholie, l'apopléxie pituiteuse, l'assoupissement
des sens extérieurs, la paralysie des membres, &c.
On les fait ordinairement prendre intérieurement
sous la forme d'infusion vineuse, & elles entrent
dans plusieurs differentes préparations & composi-
tions de pharmacie. On les employe extérieurement pour discuter & pour fortifier, & on les unit
fort souvent à d'autres plantes pour en faire des
cucuphes, des sachets & des poudres céphaliques.
On s'en sert même pour les bains & les fumigations. Elles produisent de merveilleux effets, appli-
quées de ces differentes manieres aux diverses parties du corps, dans plusieurs maladies de la tête,

l'édeme & la paralyſie des membres , les douleurs rheumatiſantes & arthritiques , la ſuppreſſion des régles , la ſtérilité , les fleurs blanches , &c.

§. IV.

Les fleurs de ſoucy croiſſent en très-grande quantité dans la plûpart des jardins. Elles ſont d'un goût foible d'herbe & fort , lorſqu'elles ſont fraiches ; elles ont une odeur balſamique , qui excite cependant un peu à vomir , & qui ſe diſſipe en grande partie lorſqu'elles ſont deſſéchées ; c'eſt là ce qui fait voir qu'il entre dans leur compoſition une grande quantité d'un principe ſpiritueux très-tendre & très-peu d'huile étherée ſubſtantielle. Les principes fixes réſineux-gommeux y ſont en plus grande quantité & n'ont cependant pas une auſſi plus grande vertu. En effet , quoique la premiere infuſion aqueuſe & jaunâtre répande une odeur balſamique nauſeuſe, elle eſt néanmoins d'un goût inert , un peu amer & mucilagineux. L'extrait en eſt très-tenace, a l'odeur du pain d'épice , & en quelque maniere le goût de rob de ſureau. La teinture ſpiritueuſe eſt un peu plus active , parce qu'outre ſa couleur orangée & ſon odeur foible nauſeuſe , elle eſt d'un goût un peu âcre & légérement balſamique , laiſſe après l'évaporation une maſſe rouge-brunâtre , d'un goût un peu amer & légérement aſtringent. On en tire preſque trois gros d'une once de fleurs infuſées dans de l'eau , &

un gros cinquante grains de la teinture à l'efprit de vin.

§. V.

On met ordinairement ces fleurs, fur tout lorfqu'elles font fraiches, & encore remplies d'un principe fpiritueux facile à s'évaporer, au nombre des médicamens aléxi-pharmaques, expulfifs, cardiaques & utérins ; elles font particuliérement fpécifiques dans les fiévres malignes, la petite vérole, la rougeole & les autres maladies exanthématiques, dans l'ictere, les palpitations de cœur, la fuppreffion des régles, l'accouchement difficile, la rétention de l'arriere-faix, les fleurs blanches, parce qu'elles agiffent en difcutant & en refferrant légérement ; elles font par conféquent très-propres à une douce réfolution des humeurs & à chaffer les impuretés mobiles par les pores de la peau ; elles font merveille intérieurement, lorfqu'on en fait infufer quelques pincées dans le vin, le vinaigre ou l'eau boüillante. L'infufion aqueufe eft fur tout propre dans les fiévres, & la vineufe dans les maladies plus froides; enfin le vinaigre qu'on en prépare eft excellent dans la pefte & les autres fiévres putrides malignes. On fe fert extérieurement de leur décoction comme vulnéraire, & on en fait des cataplafmes avec le vin pour faire aboutir les bubons peftilentiels.

CHAPITRE XVIII.

Du Saffafras & du Guayac.

§. I.

LE bois de faffafras eft d'une couleur rougeâtre, ou d'un blanchâtre ou jaune-gris, d'une
odeur gracieufe pénétrante, d'une faveur foible
aromatique. Il eft donc environné d'écorce, intérieurement d'une couleur ferrugineufe-roufsâtre,
cendrée extérieurement, d'une odeur très-pénétrante (fi on la ratiffe), d'un goût un peu âcre,
légérement aftringent & aromatique, bien plus
efficace que le bois qu'elle couvre, & dont on doit
conféquemment faire par préférence ufage en médecine. L'arbre qui fournit ce bois s'appelle *Pava-
me*; il eft haut, & il pouffe en fi grande abondance
dans differens endroits de l'Amérique, fur tout dans
le Bréfil, la Floride & la Virginie, qu'on en trouve
des forêts entieres dans certains cantons. Ses feüilles approchent de celles du figuier; fes fleurs font
de couleur de rofe, fe changent en fruit noirâtre,
femblables aux bayes de laurier par leur grandeur
& leur forme. La racine eft ligneufe, & les plus
petites branches font préférables aux bois du tronc;
c'eft là ce qui fait qu'on les apporte plus volontiers à nos Apoticaires.

§. I I.

Ce bois eſt fort rempli d'un principe mobile
ſpiritueux, ſur tout lorſqu'il eſt encore couvert de
ſon écorce, & il entre dans ſa compoſition une
aſſez grande quantité d'huile eſſentielle & de ſubſtance fixe réſineuſe-gommeuſe. Une livre fournit environ deux gros & deux ſcrupules d'huile ;
cette huile tombe au fond de l'eau, & ſurpaſſe par
ſa peſanteur ſpécifique les autres huiles étherées ;
elle eſt limpide après la diſtillation, puis elle rougit un peu dans la ſuite. La premiere teinture ſpiritueuſe eſt d'un rouge obſcur tirant un peu ſur le
noir, a l'odeur ſpécifique du bois, & ſe trouve d'un
goût balſamique & un peu âcre. L'extrait eſt de
couleur brune-noirâtre, d'un goût un peu âcre
balſamique & légérement aſtringent, d'une odeur
foible de fenoüil. Une once de bois en a fourni
un gros & cinquante grains. La premiere infuſion
aqueuſe eſt d'une couleur rougeâtre, & quoiqu'elle
exhale une odeur forte du bois, elle a néanmoins
un goût balſamique très-foible. L'extrait qui en
réſulte eſt d'un rouge ou d'un brun-noirâtre, en
grande partie ſans odeur, cependant d'un goût
aſſez auſtere & un peu amer ; c'eſt là ce qui fait
connoître que la ſaveur aromatique dépend principalement des parties ſpiritueuſes-huileuſes & des
fixes réſineuſes, & que la vertu légérement aſtrin-
gente eſt dûe à la ſubſtance gommeuſe. Une once
de

de bois donne deux gros & quelques grains d'extrait, lorfque l'on fait boüillir fortement & pendant long-tems ce bois au point que les parties
fixes gommeufes & réfineufes en foient diffoutes.
L'extrait a dans ce cas les mêmes vertus que le
quinquina, comme nous l'apprend *Hoffmann.*

§. III.

L'écorce n'eft pas d'une nature differente du
bois, fi ce n'eft qu'elle a une plus grande quantité
des mêmes principes actifs, & qu'elle produit
conféquemment de bien plus puiffans effets. Ils
remuent, ces principes, en fecouant vivement les
humeurs, augmentent la contraction des parties
folides en referrant & en irritant doucement,
pouffent par conféquent la fueur & l'urine, atténuent les impuretés muqueufes, purifient admirablement le fang & la lymphe. Le bois & l'écorce
ont fur tout des vertus fpécifiques & admirables
dans les affections froides catharrales, la vérole &
toutes fes dépendances, contre la gale bénigne &
maligne, les ulceres impurs, le fcorbut, la cachéxie, les fleurs blanches, & les autres maladies
qui proviennent principalement de l'épaiffiffement
de la mucofité & des differentes impuretés des
humeurs. On les fait prendre en infufion dans du vin
& dans de l'eau, en décoction & en effence; en
infufion, ordinairement depuis un gros jufqu'à deux.
Ils entrent auffi quelquefois dans les gargarifmes

dont on fe fert dans les tumeurs des glandes falivaires, la douleur des dents, l'enrhoüement, dans
une efpéce de puanteur de la bouche, &c.

§. IV.

Le gayac, dont une certaine efpéce blanchâtre
prend le nom de *Lignum fanctum*, eft fort épais,
folide, réfineux & pefant, d'un gris-brun ou brun-
noirâtre & quelquefois un peu verdâtre, d'un goût
légérement âcre & réfineux, d'une odeur foible
balfamique dans l'endroit où on l'a raclé. L'écorce
qui l'environne eft épaiffe, d'un gris de cendre ferrugineux, émaillé quelquefois de taches d'un verd
obfcur, d'une odeur & d'une faveur femblables
à celles du bois. Cet arbre qui croît de la grandeur
du noyer, pouffe dans l'Inde Occidentale, fur
tout dans le Méxique, les Efpagnes, la Jamaïque,
Saint Domingue, &c. Les fruits en font durs, en
forme de cœur, femblables aux chataignes, &
renferment deux noix. Lorfque le tronc & les
grands rameaux fe fendent d'eux-mêmes, ou qu'on
les taillade, il en fort un fuc âcre, réfineux, qui fe
condenfe infenfiblement en un corps friable, âcre,
d'un brun-rouge ou verdâtre, gommeux-réfineux,
qu'on nomme *Gomme de gayac*.

§. V.

La partie fpiritueufe de ce bois eft en fi petite
quantité, qu'on ne doit prefque pas attribuer d'effet
à fes principes volatils ; & d'ailleurs, il ne renferme

point d'huile étherée subftantielle ; quant aux fubftances fixes gommeufes & réfineufes , elles s'y
trouvent en affez grande quantité, de maniere cé-
pendant qu'il en a plus de réfineufe que de gommeufe. La premiere infufion aqueufe eft d'une
couleur jaune-brune, d'une odeur foible & un peu
aromatique, d'une faveur réfineufe & un peu âcre ;
laiffe, après qu'on l'a fait évaporer, un extrait d'un
brun tirant quelquefois fur le noir, d'une odeur
foible, d'une faveur d'abord légérement aftringente, & qui peu à peu devient réfineufe, puis fi âcre
& brûlante, qu'il pique & brûle le gofier comme
du poivre, quoique plus foiblement. Lorfqu'il eft
parfaitement fec, il fe pulvérife très-facilement en
une poudre très-tendre, dont les molécules qui
s'élevent pendant qu'on le broye, caufe des démangeaifons dans les narines & font même éternuer.
Une once de bois rapé & affez compact, en a
fourni un gros & deux fcrupules. La premiere teinture fpiritueufe eft d'une couleur de rouge brun-
noirâtre , d'une odeur réfineufe & foible balfamique, d'une faveur un peu âcre & balfamique. L'extrait épaiffi, qui eft d'un brun-noirâtre & fort tenace, a ordinairement l'odeur du rob de fureau, &
laiffe fur la langue une faveur pure , prefque réfineufe, qui n'eft mêlée d'aucune âcreté remarquable. Une once de bois en a fourni environ deux
gros & deux fcrupules.

I ij

§. VI.

On doit attribuer ses vertus médicales, sur tout
les stimulantes, atténuantes, détersives & diurétiques, plus à son principe résineux qu'au gommeux, comme il le paroît manifestement par toutes les expériences qu'on a faites pour cet effet. Il
est néanmoins très-certain que la substance gommeuse, mêlée de particules résineuses plus tendres,
opere très - efficacement. *Fred. Hoffmann* avoit
depuis peu embrassé ce sentiment. Voici comme il
s'en explique dans ses observations chymiques
choisies : outre la résine que l'on tire par le moyen
de l'esprit de vin, on peut encore tirer de ce bois
une substance qui a la forme de résine, qui ne differe
pas peu de la premiere, tant par rapport à la saveur
qu'à la vertu, sans le faire macérer avec les menstrues spiritueux, mais simplement en le faisant
boüillir un peu plus long-tems dans l'eau com-
mune ; en effet, lorsque l'on fait évaporer & épaissir
à un feu doux la décoction de gayac, il reste alors
dans le fond du vase une substance épaisse en forme
de résine, d'une odeur balsamique & gracieuse,
d'un goût un peu âcre, qui réduit en poudre fine &
prise par les narines, irrite les membranes glanduleuses qui revêtissent les os, épaissit & chasse
avec force la pituite qui y est inhérente, si bien
que je regarde cette résine comme le meilleur des
sternutatoires qu'on ait connu jusqu'à présent, à

cauſe de ſa grande efficacité ; car outre la force
ſternutatoire & ſtimulante , elle a une certaine
faculté fortifiante très-amie des parties nerveuſes
de la tête. Cette expérience nous fait aſſez voir la
maniere dont la décoction produit ſon effet dans
la cure de la vérole ; car chacun conçoit facilement qu'il ne paſſe dans la décoction qu'une réſine
âcre , doüée d'une vertu ſternutatoire , tandis qu'il
reſte dans le bois une bien plus grande quantité de
ſubſtance huileuſe en forme de réſine. Ainſi comme
cette réſine fond & liquifie la pituite tenace en
piquotant de ſes pointes & de ſes aiguillons ſalés-
âcres les membranes glanduleuſes des narines , il
n'y a de même aucun doute que la décoction de
bois de gayac étant remplie de ces pointes ſalines-
réſineuſes, lorſqu'elle approche des tuyaux glanduleux des parties ſolides , ne les excite de la même
maniere , & ne les entraîne dans un mouvement
de contraction plus violent , ne fonde en conſéquence les humeurs corrompues & tenaces qui s'y
trouvent ; qu'après les avoir fait ſortir de leurs
recoins , elle ne les rende propres à être chaſſées
du corps , & ce doit être là la premiere intention
du Médecin dans la cure de cette maladie, &c.

§. VII.

Les principes que l'on ſépare de l'écorce conviennent parfaitement par leur nature & leurs
vertus avec les principes du bois ; ils s'y trouvent

néanmoins en plus petite quantité ; c'est ce qui fait qu'on peut prescrire l'écorce en plus grande dose que le bois. La gomme naturelle du gayac ne differe point du bois, étant comme lui composée de parties résineuses-gommeuses & terreuses inertes, de façon cependant que la portion résineuse l'emporte de beaucoup sur la gommeuse & en constitue la plus grande partie. Lorsqu'on distille dans une retorte ce concret gommeux-résineux, l'écorce & le bois, on en tire beaucoup d'huile empyreumatique & une assez grande quantité d'esprit aigrelet ; mais comme ces résultats sont simplement des produits d'une violente destruction de la substance gommeuse-résineuse, ils ne méritent point d'entrer en considération par rapport aux principes naturels.

§. VIII.

On fait très-fréquemment usage du bois de gayac, & quoique l'écorce & la résine ayent des vertus fort analogues, on s'en sert très-rarement. On les regarde comme d'excellens atténuans, détersifs & purifians ; ils produisent des effets admirables sur tout dans les maladies vénériennes, les affections galeuses, scorbutiques & cachectiques, les ulceres impurs & rebelles, les catharres de la tête, du gosier, de la poitrine, &c. , les rhumatismes opiniâtres, les fleurs blanches, & les autres maladies singulieres dont les premieres causes reviennent à l'épaisseur & à l'impureté faline-mucide des humeurs. On prescrit ordinairement le bois & l'écorce en décoction, rarement en infusion dans du vin, depuis un gros jusqu'à une demi-once ; la gomme résine entre dans les pilulles, les bols & les électuaires, ou on la donne dissoute dans l'esprit de vin ou dans la liqueur vineuse de la terre foliée de tartre, en forme de teinture, depuis vingt gouttes jusqu'à trente & quarante. On se sert extérieurement du bois & de l'écorce dans des décoctions vulnéraires, des gargarismes contre la fausse esquinancie, le relâchement de la luette, les tumeurs des glandes salivaires, l'odontalgie & le scorbut de la bouche, & on met l'extrait aqueux sec & en poudre, dont nous avons parlé ci-dessus §. VI. entre les poudres sternutatoires & les ptarmiques, les détersives & stimulantes utiles dans la paralysie de la langue.

CHAPITRE XIX.

Du bois d'Aloës, de celui de Roses & du Santal-citrin.

§. I.

LE bois d'aloës est épais, pesant, d'une couleur brune ou ferrugineuse, noirâtre, distinct dans differens endroits, d'une odeur gracieuse balsamique, d'une saveur un peu àcre, légérement

amere & aromatique. Ce bois eſt quelquefois d'une
couleur pourprée, diſtingué par de petites veines
cendrées, parfaitement noir, ayant aſſez de rapport à l'ébene. Le meilleur eſt compact, fort réſineux, fondant au feu comme de la cire, & rendant
une odeur pénétrante & très-gracieuſe. La plûpart
des Auteurs diſtinguent deux eſpéces de ce bois,
une vraye & l'autre fauſſe; ils diſent que le faux
eſt le bois ordinaire d'un arbre de la Chine & de la
Tartarie Calambac, & que le vrai eſt la moëlle intérieure ligneuſe-réſineuſe: pour moi, il me paroît
que cette diſtinction eſt fort déplacée & qu'on
devroit ſimplement les diſtinguer par rapport au
choix qui rend l'un préférable à l'autre. Quelques-
uns prétendent que le vrai bois d'aloës vient ſeulement de la Chine & de la Tartarie orientale; que
le vulgaire & le faux eſt auſſi apporté de differens
endroits & de diverſes Iſles de la Chine; que le vrai
bois eſt d'un brun pourpré & preſqu'entiérement
réſineux; que l'autre approche plus par ſa tiſſure
du bois ordinaire, & qu'il eſt d'un brun & jaune-
noirâtre. Ils ajoûtent de plus que quoique le vrai
calambac devienne grand comme un chêne, il fournit à peine une livre du meilleur bois; c'eſt là ſans
doute ce qui en fait la rareté & la cherté.

Le vrai bois d'aloës, comme le rapporte *Georg.*
Ebenhard. Rumphius dans les Miſcellanea des
curieux de la nature, croît dans le Royaume de

Coina, se transporte rarement en Europe, & on l'y achete deux ou trois fois son poids d'argent. Le faux se tire de l'arbre qui aveugle, pousse autour d'Amboine, çà & là dans les Isles, & on l'employe en fumigation. Lorsqu'on le jette sur les charbons ardens, il exhale d'abord une odeur de benjoin, puis il jette une odeur de nitre. L'arbre qui aveugle n'a rien de commun avec celui qui porte le vrai bois d'aloës ; mais l'arbre est difforme, ne croît que sur les bords de la mer & isolé, est suspect aux Matelots & aux habitans du Pays, à cause qu'il abonde d'une humeur laiteuse, qui étant introduite dans les yeux cause de grands tourmens, les enflâme & aveugle, si on n'y apporte promptement du secours. Il semble que ce soit une espéce de *Latyrus* en arbre, dont les fruits ont néanmoins trois pans, & sont fort semblables aux bayes de *Latyrus*, qu'on appelle vulgairement catapucia. Les feüilles ressemblent à celles du poirier, & sont néanmoins légérement dentelées sur leur bord. Un petit morceau de l'écorce ou cinq gouttes du lait purgent vivement, mais elles brûlent dans le gosier. Cet arbre porte dans les cavernes de sa queue & des racines qui sont en terre, un bois odorant qui se forme de ses parties les plus grasses bien cuites à la chaleur du soleil & fréquemment arrosées de l'eau de la mer, &c.

§. II.

Le bois d'aloës ordinaire, qui se trouve dans nos
boutiques, a une assez grande quantité de substance
fixe gommeuse-résineuse, & bien moins d'esprit &
d'huile essentielle étherée. En effet, *Fred. Hoffmann*
a pû à peine tirer par la distillation humide une
once d'un certain liquide résineux-huileux un peu
épais. Ce mixte résineux-huileux étoit blanchâtre
comme du camphre, se dissolvoit promptement
dans l'esprit de vin bien rectifié & lui communi-
quoit des vertus nervines admirables. La premiere
teinture spiritueuse est de couleur d'un brun-noirâtre, d'un goût un peu amer, mêlé de je ne sçai
quoi de fort peu amer & de balsamique. L'extrait
en est noirâtre, d'un goût très-foible & d'une
odeur balsamique. La premiere infusion aqueuse
est trouble & d'un brun salé ; elle est néanmoins
d'une odeur bien plus balsamique, beaucoup plus
amere & âcre aromatique que la teinture spiritueuse. L'extrait qui reste après l'évaporation n'a
presque pas d'odeur, & outre sa couleur d'un brun
sale, se trouve un peu amere & fort légérement
astringente sur la fin. Une once de bois rapé a
fourni trois gros d'extrait spiritueux & deux gros
du premier extrait aqueux ; d'où il paroît clairement que la partie résineuse est en plus grande
quantité que la gommeuse, que la gommeuse
néanmoins paroît avoir un peu plus d'activité, si

on s'en rapporte à l'odeur de l'infusion & de l'extrait.

<h2 style="text-align:center">§. III.</h2>

Les vertus médicinales de ce bois, sur tout du meilleur, sont principalement fortifiantes, nervines, céphaliques & cardiaques ; on doit par conséquent en attendre de bien bons effets dans des maladies singulieres dans lesquelles les solides nerveux membraneux ont perdus leur ton, & les humeurs sont dans une espéce d'inertie & dépoüillées de parties spiritueuses ; de ce nombre sont le vertige, la foiblesse de mémoire, l'apopléxie, les affections soporeuses, l'épilepsie, la mélancholie, la lipothymie, la palpitation de cœur, la goutte serene, la foiblesse des poûmons & de l'estomac, la passion hypocondriaque, les sanglots, le vomissement, l'incontinence d'urine, l'avortement imminent, la cachéxie, les fleurs blanches, la gonorrhée bénigne & plusieurs autres. Il entre dans les poudres, les décoctions & les infusions vineuses depuis un scrupule jusqu'à un gros. On l'employe en poudre dans des remédes extérieurs, pour les cucuphes, les sachets fortifians & dans les fumigatoires, à cause de son odeur pénétrante gracieuse. Les Chinois, à ce que dit *Hermann*, aiment beaucoup à le fleurer, & plus un ami leur est agréable, plus ils lui en offrent une grande quantité ; & même dans l'Inde, lorsque les femmes

des Benjans veulent se brûler avec leur mari mort ;
on le mêle avec le bois dont se doit construire le
bûcher , parce que ces peuples croyent que cette
odeur est agréable à leurs Dieux.

§. IV.

Le *Bois de Rhode* ou de *Roses* est solide, compact ,
d'une couleur brunâtre jaune ou orangée , d'une
saveur huileuse un peu amere balsamique , d'une
odeur pénétrante, rosacée, très-gracieuse. La plante
dont la racine , le tronc & les plus gros rameaux
fournissent ce bois , doit être mis au nombre des
arbrisseaux , & *Hoffmann* l'appelle *Cytisus incanus
siliquis falcatis*, & d'autres *Oleaster Rhodius*. Il croît
principalement dans la Syrie , & les Isles de Rhode
& de Cypre ; le tronc en est quelquefois gros
comme le bras d'un homme. Il faut choisir le bois
droit, pesant, dense, gras, bien résineux, & d'un
jaune foncé tirant un peu sur le roux ou sur le
brunâtre ; il répand une odeur de roses d'abord forte
& gracieuse , lorsqu'on le ratisse légérement avec
un coûteau.

§. V.

Il est rempli de principes huileux-spiritueux-
gommeux & résineux. On ne peut exactement déterminer le poids de l'huile étherée substantielle ,
parce que la quantité qu'on en tire par la distillation humide varie considérablement par rapport à
la plus ou moins bonne qualité du bois. En effet ,

une livre de bois en jette tantôt une demi-once, tantôt deux ou trois gros, quelquefois quelques scrupules seulement. L'huile fraiche est de couleur d'or, mais elle rougit un peu avec le tems. Le principe fixe résineux est en plus grande quantité que le gommeux, & on peut séparer d'une once du meilleur bois environ trois gros d'extrait spiritueux & deux gros d'extrait aqueux. La premiere teinture spiritueuse est de couleur d'orange tirant sur le rouge, ou plutôt d'un jaune-rougeâtre, d'une odeur gracieuse de roses, un peu âcre, balsamique & légérement austere-amere. L'extrait qu'on en tire est d'un jaune rougeâtre-brun ; il a le même goût & la même odeur que l'infusion, & il est si tenace qu'il s'attache très-fort comme la térébenthine, au palais, à la langue & aux dents. La premiere infusion aqueuse est d'une belle couleur d'or, a l'odeur du bois & se trouve d'un goût un peu amer & balsamique. L'extrait a les mêmes caracteres que l'infusion, si ce n'est qu'il est d'une couleur jaune-brune & qu'il a une odeur balsamique plus foible.

§. VI.

Ses vertus médicinales dépendent principalement de l'huile essentielle étherée ; les principes fixes, sur tout le résineux, ne sont cependant pas sans activité ; l'huile essentielle agit principalement en secoüant & en discutant ; les autres principes agissent plus en fortifiant & en resserrant un peu. Ce bois peut donc être employé dans differentes maladies dans lesquelles on se sert du bois d'aloës ; on peut de même en faire usage intérieurement , néanmoins plus fréquemment en infusion dans du vin que dans de l'eau. La dose en doit être plus moderée , parce que la plûpart des malades , sur tout les femmes hystériques , ne peuvent supporter son odeur pénétrante rosacée. On l'employe extérieurement parmi les autres remédes pour des fumigations , des sachets fortifians , des cucuphes , des poudres odorantes , &c.

§. VII.

Le *Santal citrin* est, à ce que rapporte *Hermann*, la moëlle solide , dense & jaune, d'un arbre qu'on nomme *Sercanda*. Il jette une odeur balsamique très-gracieuse , lorsqu'on le ratisse un peu ; on le trouve d'un goût un peu amer & aromatique , lorsqu'on l'a mâché & qu'on le tient un peu de tems dans la bouche. Il croît en abondance dans l'Isle Timor , le pays de Tanassarin , & dans d'autres endroits des Indes Orientales , au point qu'il s'en voit des forêts entieres.

§. VIII.

Le principal principe actif , c'est l'huile essentielle étherée , dont on tire environ deux gros d'une livre , & qui sent l'ambre & le musc. Après cette huile suit la substance fixe résineuse, puis la gommeufe, par rapport à l'activité. La couleur de la premiere infufion aqueufe eft jaunâtre ; l'odeur en eft à la vérité balfamique, mais cependant n'eft pas fi agréable, & la faveur foible balfamique eft un peu naufeufe. L'extrait en eft de la même couleur, & fe trouve d'une faveur un peu amere & aromatique foible. J'en ai tiré deux fcrupules d'une once de bois. La premiere teinture fpiritueufe eft de couleur d'orange ou d'un jaune-rougeâtre, d'une odeur médiocrement balfamique & d'un goût foible aromatique. L'extrait qu'on en tire par l'évaporation reffemble par fon odeur & fa faveur à la teinture ; il eft néanmoins d'une couleur plus obfcure, c'eft-à-dire brun. Il eft en plus grande quantité que le gommeux, & on en tire quatre fcrupules d'une once du meilleur bois.

§. I X.

Ses vertus médicinales le font au moins aller de pair avec l'aloës, fi même il ne lui eft préférable, & il eft tout-à-fait furprenant qu'on n'en ait pas fait plus d'ufage jufqu'à préfent. C'eft un des meilleurs nervins céphaliques & cardiaques ; de forte que dans chaque maladie dans lefquelles il eft à propos de fe fervir de balfamiques de cette efpéce, on peut le faire prendre avec beaucoup de fuccès depuis un fcrupule jufqu'à un ou deux gros. Quelques-uns lui attribuent auffi une vertu aftringente & fort diurétique ; ils le recommandent en

conféquence dans les fueurs colliquatives & l'hydropifie par préférence. Quoiqu'il en foit, je n'ai
jamais pû découvrir cette vertu aftringente, ni dans
le bois, ni dans les produits qu'on en tire; c'eft
pourquoi je ne puis en porter mon jugement. On
peut le fubftituer dans l'ufage qu'on en fait extérieurement, dans quelque circonftance que ce
puiffe être, au bois de Rhode & à l'aloës. Il y a
auffi un bois de fantal blanc, mais il n'a aucunes
vertus médicinales ; c'eft pourquoi nous ne nous
arrêterons pas ici à le décrire.

CHAPITRE XX.

Du bois de Genevrier & du Lentifque.

§. I.

LE bois de genevrier eft en partie blanchâtre ,
en partie jaunâtre, n'a qu'une odeur foible
& qu'un goût balfamique. Il n'a que très-peu de
principe huileux-fpiritueux, ne rend par conféquent aucune huile fubftantielle, à moins qu'on
n'en faffe diftiller une grande quantité, au point
qu'on peut plutôt foupçonner cette huile effentielle qu'on ne la peut démontrer. Quant aux
principes fixes réfineux-gommeux, ils y font en
plus grande quantité ; une once de bois infufé
dans l'eau a fourni deux fcrupules d'extrait, & la
teinture fpiritueufe un gros. L'infufion dans l'eau
eft

&Oelig;R rougeâtre , d'un goût balsamique disgracieux , résineuse comme le sandarach, d'une odeur nauséeuse huileuse. L'extrait est d'un rouge-brun obscur, d'une odeur foible balsamique & d'une saveur un peu amere, mêlée de légérement astringent & de balsamique. La premiere teinture spiritueuse est d'une couleur d'orange foncée , d'une odeur & d'une saveur résineuse-balsamique comme du mastich ; elle laisse après l'évaporation un extrait jaune-brun , d'une odeur & d'un goût résineux & balsamique, mêlé d'une âcreté fort légere. L'extrait aqueux qui précéde , est d'ailleurs plus actif que le résineux dont nous venons de parler.

§. I I.

Plusieurs croyent que le genevrier a des vertus analogues au bois de sassafras, & qu'on peut conséquemment les substituer l'un à l'autre. Pour moi, je pense que le genevrier est plus foible & plus temperé, parce qu'il n'a pas ou très-peu d'huile étherée. Ses vertus qui dépendent de ses principes fixes résineux-gommeux , sont doucement fortifiantes, légérement astringentes, nervines, diurétiques & par conséquent un peu purifiantes. On peut donc en faire usage dans la vérole, les affections galeuses, les scorbutiques , les catharrales , les rhumatiques & arthritiques, la cachéxie, l'hydropisie, la suppression d'urine, le calcul, les fleurs blanches , & d'autres maladies dont on doit prin-

cipalement attribuer l'origine à l'atonie des parties
solides, à l'épaississement & à l'impureté des humeurs. On le fait prendre ordinairement en décoction dans de l'eau & en infusion dans du vin, depuis un gros jusqu'à une demi-once. Quelques-
uns l'ajoûtent aux décoctions traumatiques, pour
s'en servir extérieurement.

§. I I I.

Le *bois de Lentisque*, qui a bien du rapport au
genevrier, est intérieurement jaune & légérement
brun-pâle, environné extérieurement d'une écorce
de couleur ferrugineuse. Son odeur & sa saveur fort
foibles sont balsamiques ; on observe cependant je
ne sçai quoi de légérement astringent dans la saveur.
L'écorce est un peu plus active & particuliérement
plus astringente que le bois. Les lentisques croiffent en Syrie, en Espagne, en Lusitanie, en Italie,
en France, mais sur tout dans les Isles de Chio, de
Cypre, de Candie & d'autres de la mer Ægée ; c'est
de là qu'on nous apporte non-seulement ce bois,
mais encore tout le concret gommeux-résineux qui
s'en écoule & qu'on nomme *Mastich*. Nous en
parlerons plus amplement dans la suite.

§. I V.

Les principes volatils, huileux-spiritueux de ce
bois, méritent à peine qu'on y fasse attention ;
on ne doit donc attribuer ses vertus médicinales
qu'à la substance fixe gommeuse-résineuse. La

portion la plus gommeuse, soluble dans l'eau, est en bien plus grande quantité que la résineuse, & on en tire presqu'un gros d'une once, tandis qu'on n'en extrait, pour ainsi dire, que vingt grains ou tout au plus un demi-gros de la résineuse. La premiere teinture spiritueuse est de couleur d'or, d'une saveur un peu balsamique & légérement âcre, sans avoir une odeur singuliere. L'extrait est d'un jaune-brun, d'une odeur foible balsamique, d'une saveur aussi balsamique, mêlée cependant de je ne sçais quoi de légérement astringent & d'un peu salé. La premiere infusion aqueuse est d'une couleur rougeâtre fort élégante, tournant un peu sur le brun, d'une odeur balsamique gracieuse comme la gomme animée & le sandarach, & n'a qu'une saveur foible balsamique-résineuse. L'extrait qui reste après l'évaporation est noirâtre, d'une odeur gracieuse, d'une saveur balsamique, un peu âcre & légérement astringente.

§. V.

Il produit son effet en discutant doucement, en resserrant légérement & en fortifiant ; on peut donc le placer avec raison entre les nervins & les astringens moderés. On le regarde comme spécifique dans la diabete, la gonorrhée bénigne, l'imbécillité de l'estomach & des autres visceres, dans le vomissement, le calcul, l'arthritis, l'asthme pituiteux & cachectique, le vertige, les affections

édémateufes , la mélancholie , l'apopléxie , l'épilepfie , &c. ; & on le fait prendre en infufion dans
de l'eau ou du vin , & en décoction dépuis un gros
jufqu'à deux. On en fait ufage extérieurement dans
les décoctions traumatiques & les gargarifmes ,
contre l'odontalgie fur tout , le relâchement de la
luette , les tumeurs des glandes falivaires , le gonflement fanguinolant fcorbutique des gencives ,
l'enrhoüement opiniâtre , &c.

CHAPITRE XXI.
Du bois Nephrétique & Coleuvré.

§. I.

LE bois nephrétique confideré en grands morceaux , paroît compofé de deux fubftances ,
dont l'une extérieure eft d'une couleur pâle jaunâtre , l'autre intérieure & médullaire eft brunâtre , tirant un peu tantôt fur le rougeâtre obfcur ,
tantôt fur le noirâtre ou le gris. Les deux fubftances , lorfqu'on les ratiffe , font d'une odeur foible
balfamique , d'une faveur un peu amere , légérement âcre & aromatique. L'infufion dans l'eau
fimple eft d'une couleur bleuâtre , qui domine
plus à la furface ; c'eft là ce qui la fait nommer
par plufieurs , *Bois de Sental bleu* , quoique fort
mal-à-propos. On fe fert quelquefois de cette
expérience pour diftinguer ce bois du faux du Bréfil;

cependant il est bon d'observer que la couleur dont nous venons de parler, quoique le bois soit bien bon & bien choisi, & qu'on le laisse assez long-tems dans l'eau, ne lui communique qu'une couleur si foible & si pâle qu'on ne peut presque l'appercevoir, à moins que les rayons du soleil ne dardent dessus à travers les vîtres.

§. I I.

Les arbres qui nous fournissent le vrai bois ne-phrétique croissent dans la nouvelle Espagne, sur tout dans le Méxique, à la hauteur des poiriers & des pruniers ; la plûpart des Botanistes les mettent au nombre des *Cytises.* Les feüilles en sont disposées en barbe de plume, & sont semblables, à ce qu'on dit, à celles des pois ou de la rue ; les fleurs en sont jaunes & papilionacées ; produisent, comme le rapporte *Hermann,* des siliques en forme de réseau, qui renferment des semences. Les habitans du pays nomment *Calti* ou *Caarthi,* ce cytise d'Amérique.

§. I I I.

Il entre dans la composition du bois nephréti-que une bien plus grande quantité de substance résineuse que de gommeuse ; il renferme peu ou point du tout d'huile étherée essentielle. Il tient sa vertu médicinale de l'un & l'autre principe fixe, mais cependant plus du gommeux que du résineux. La premiere infusion aqueuse est comme de couleur de pelure de maron, d'un brun obscur, d'une saveur amere & un peu aromatique, d'une odeur mêlée de poivre & d'une autre qui tire sur celle du saffran. L'extrait qui reste après une douce évaporation & qui va à environ deux scrupules par livre, est pareillement d'une couleur brune tirant un peu sur le noir, d'une odeur un peu balsamique, d'une saveur amere & légérement astringente. La premiere teinture spiritueuse est d'un rouge noir, de l'odeur de la racine de lévesche, balsamique à la vérité, mais bien plus foible, & outre cela un peu nauséeux, d'un goût modérement amer, un peu âcre & légérement balsamique. L'extrait qu'on en prépare est d'une couleur noire, d'une odeur balsamique fort foible, d'un goût foible amer, mêlé de balsamique & de légérement astringent. Il est outre cela aussi tenace que la poix ou la cire jaune, & l'on n'en tire qu'un gros & demi d'une once de bois. Si on fait sécher le reste & qu'on le fasse digérer une seconde fois avec l'eau simple, la teinture en est brune-jaunâtre, cependant insipide, sans odeur & sans vertu. L'extrait a les mêmes qualités, quoiqu'il pese encore plus d'un gros & demi.

La plûpart des Auteurs n'ont rien dit des principes constitutifs du bois nephrétique, sur tout des actifs, ou bien il n'en ont dit que des choses fausses & un peu outrées. *Lemery*, par exemple, dit qu'il renferme beaucoup d'huile & de sel essentiel,

& *Hermann* parle du sel alkali doux de ce bois ; mais je n'ai pas encore pû découvrir où sont cachés ces principes. *Hermann* a tâché d'appuyer son opinion sur la couleur bleue de l'infusion aqueuse foible, que les acides éteignent & que les alkalis rétabliffent ; mais avec tout cela, je penfe qu'il n'a rien prouvé de ce dont il étoit queftion. En effet, les acides & les alkalis changent facilement les couleurs des corps, foit qu'ils renferment dans leur compofition un fel acide ou alkali, ou neutre ; les alkalis font de même facilement revivre les couleurs détruites par les acides, & au contraire ; c'eft là pourquoi, fuivant mon avis, on ne peut guere conclure que l'un ou l'autre fel y foit inhérent. Ce que dit *Hermann* ne me paroît pas mieux appuyé que fi je difois : les fels acides coagulent le fang & le lait des animaux, & les alkalis fixes leur redonnent leur fluidité ; donc il y a dans la compofition naturelle du lait & du fang un fel alkali fixe. D'ailleurs, je ne dis pas que le mélange des acides & des alkalis ne foit pas propre à découvrir les principes ; mais je dis fimplement que l'expérience dont on a parlé, auffi mal appliquée qu'elle l'eft dans ce cas-ci, ne peut concourir en aucune façon & établir l'hypothéfe d'*Hermann*.

§. I V.

Ce bois agit dans le corps à caufe de fes principes amers, un peu âcres & légérement aufteres,

partie en détergeant & en irritant doucement,
partie en refferrant légérement. On peut en conféquence le mettre au nombre des apéritifs, des
laxatifs, des diurétiques ſtrictement pris & des
ſpécifiques lithontriptiques. Sa vertu ſtimulante &
cathartique douce lui vient plus de ſa partie réſineuſe, & la gommeuſe le rend par préférence légérement aſtringent & diurétique ; néanmoins ces
deux principes ſont ſi mêlés enſemble, qu'on ne
peut preſque les ſéparer l'un de l'autre & les avoir
en nature.

On diviſe fort bien les médicamens qui procu-
rent une plus grande quantité d'urine & en facili-
tent le paſſage, en diurétiques proprement dits &
diurétiques accidentels. Les émolliens, les adou-
ciſſans, &c., par exemple, qui ôtent ſimplement
l'obſtacle de la ſecrétion & de l'excrétion, les délayans qui augmentent la quantité des ſéroſités qui
doivent ſe ſéparer ; tous ces remédes ne ſont diurétiques que par accident : mais les diurétiques
proprement dits pouſſent ſimplement par les urines, en irritant doucement & en refferrant un peu
les fibres, les tuyaux des reins & de la veſſie. On
voit en conféquence pourquoi j'ai mis le bois
néphrétique au nombre des diurétiques ſtrictement
pris.

Il eſt peu probable qu'il y ait de vrais lithontriptiques, des remédes qui ayent la vertu de

diffoudre le calcul déja formé , ou plus ou moins
endurci ; mais , fuivant mon avis , on ne doit mettre au nombre des lithontriptiques que ceux qui
empêchent la concrétion du calcul , réfolvent, dé-
layent, détergent & chaffent la matiere pituiteufe-
fabloneufe , qui fert de bafe aux calculs. Je
n'ignore pas que quelques Auteurs afsûrent férieu-
fement que quelques-uns ont une certaine vertû
lithontriptique proprement dite ; mais comme
faute de bonnes raifons , ils font obligés d'avoir
recours à l'expérience , qui eft très-trompeufe en
ce cas , ils ne me feront jamais départir de mon
fentiment.

§. V.

Cette maniere d'opérer & ces vertus générales
du bois nephrétique le rendent encore propre à
d'autres ufages , comme on l'a confirmé par expérience ; & en effet , on peut s'en fervir avec beaucoup de fuccès contre l'hydropifie afcite , la fuppreffion d'urine , la nephrétique pituiteufe-fabloneufe & le calcul, & même on peut en étendre
l'ufage intérieur jufqu'à le faire prendre pour réfoudre les obftructions des autres vifceres, guérir
le fcorbut & chaffer les vers des inteftins. On le
prefcrit vulgairement en infufion dans de l'eau ou
du vin. L'infufion dans l'eau pouffe fimplement
par les urines, & l'autre qui eft chargée de la fubftance réfineufe la plus tendre , non feulement

pouffe par les urines , mais encore par les fueurs;
La dofe varie fuivant le but qu'on fe propofe & la
diverfité des fujets ; elle eft ordinairement d'un
gros jufqu'à une demi-once pour les adultes.

§. V I.

Le *Bois coleuvré* vient des Indes Orientales.
Les arbres des racines ou du tronc defquels on
tire celui qu'on nous apporte , croiffent fur tout
dans le Malhabar , les Ifles Timor , de Ceylan ,
&c. Ils portent , au rapport d'*Hermann* , les noix
vomiques. Lorfqu'on a enlevé l'écorce ferrugineufe de ce bois folide & pefant , il paroît jaunâtre , marqueté de ftries blanches ; & quoique des
morceaux entiers approchés du nez ne femblent
pas avoir d'odeur , il en exhale cependant une foible
odeur balfamique , fi on le ratiffe , & on le trouve
outre cela fort amer , fi on le mâche un peu. On
peut auffi mettre ce bois au nombre des amers que
nous avons décrits Section IX , à caufe de fa grande
amertume , de fon odeur foible & de fa faveur
balfamique.

§. V I I.

La raclure de ce bois , mife en digeftion douce
pendant quelque tems avec de l'eau fimple , donne
une infufion de couleur d'or foncé , d'une odeur
balfamique gracieufe femblable à celle du bois de
Rhode , d'une faveur fort amere , & en même
tems douce & balfamique. L'extrait qui refte après

une évaporation suffisante , est d'une couleur brunâtre , d'une odeur foible balsamique , d'une saveur
fort amere , & on n'en tire qu'environ quatre scrupules d'une livre de bois. Lorsqu'on fait infuser
une égale portion de raclure fraiche avec de l'esprit
de vin le plus rectifié , on voit après qu'il a été pendant quelque tems en digestion , une teinture de
couleur d'or , d'une odeur qui n'est point singuliere , d'une saveur fort amere & un peu âcre. L'extrait pese environ deux gros ; il est d'une couleur
brune sale , d'une odeur balsamique & d'une saveur
fort amere.

§. VIII.

Outre le principe halitueux balsamique très-
tendre & la substance fixe gommeuse-résineuse , il
ne paroît pas y avoir que peu ou point du tout
d'húile étherée essentielle , de même que dans le
bois nephrétique ; car dans la distillation humide
deux onces de bois rapé & maceré n'ont pas fourni
une goutte d'huile , & il n'en est sorti que de l'eau
pure , empreinte d'une odeur balsamique foible.
Du reste , il est très-vraisemblable que le principe
halitueux est en plus grande quantité dans ce bois ,
mais même qu'il y est fort âcre. En effet la premiere
année , comme l'assûrent la plûpart des Ecrivains ,
il est d'un caractere comme veneneux, & son âcreté
dominante fait qu'il excite facilement le vomissement, les douleurs de ventre, les convulsions , la

manie, au point que plusieurs pensent qu'on ne peut le mettre au nombre des médicamens, à cause de ces mauvais effets.

§. I X.

Pour moi, je ne puis désaprouver l'usage de ce bois un peu vieux & assez desséché, pourvû qu'on s'en serve avec précaution & en petite dose (d'un demi-gros par exemple), ou seul ou en le joignant avec d'autres remédes appropriés, en infusion dans de l'eau ou du vin, ce qui revient au même. Je ne peux au contraire en blâmer assez la trop grande quantité & le trop fréquent usage qu'on en pourroit faire ; car je sçais par expérience que le bois, quoique vieux, dont on use trop fréquemment, occasionne le tremblement des membres, l'engourdissement & même la folie. Les vertus médicinales qui sont sur tout cachées dans son principe fixe, peuvent être regardées comme fortifiantes, stimulantes, détersives, diurétiques, diaphorétiques, anthelmintiques, anti-fiévreuses, purgatives & légérement émétiques ; c'est de là aussi qu'on peut déduire & expliquer ses effets spécifiques dans les fiévres intermittentes opiniâtres, sur tout les quartes, l'abondante propagation des vers, la cachéxie ordinaire & ictérique, & l'hydropisie humide commençante. Quelques-uns vont jusqu'à attribuer à ce bois une vertu singuliere bézoardique, & on s'en sert dans l'Inde contre les morsures vénimeuses des serpens & des couleuvres ; c'est de là qu'il paroît tirer son nom. On dit que c'est pour ces peuples un grand reméde, & que son odeur qui est bien plus forte dans le bois frais, comme nous l'avons observé ci-devant, met les serpens en déroute. Je croirois volontiers qu'il peut remédier à la morsure ; mais, faute d'expérience, je n'oserois garantir l'effet qu'on attribue ici à l'odeur.

CHAPITRE XXII.

De l'écorce de Citron & d'Orange.

§. I.

IL n'est personne qui ne connoisse l'écorce de citron, son goût balsamique amer & son odeur fort pénétrante. La partie extérieure jaune dans laquelle seule se trouve l'odeur, la saveur & les autres qualités éminentes, est si remplie d'huile étherée essentielle, qu'on en peut tirer une assez grande quantité, tant par la distillation humide, qu'en la scarifiant & l'exprimant (méthode très-usitée en Italie, en Lusitanie & en Espagne). L'huile qu'on tire par expression est jaunâtre ou limpide comme de l'eau, fort recommandable par sa légéreté, sa fluidité, son caractere temperé & très-gracieux. L'huile distillée, qui a perdu par conséquent un peu des particules spiritueuses & se

trouve quoiqu'imperceptiblement métamorpho-
fée à caufe de la violence du feu à laquelle elle a
été expofée, eft un peu plus épaiffe, plus âcre,
plus chaude, & en fort outre cela en moins grande
quantité.

§. I I.

On trouve quelques particules gommeufes &
réfineufes qui augmentent la vertu de l'écorce,
affociées à ce premier & cet admirable principe
fpiritueux-huileux renfermé dans des cellules très-
petites ou des véficules. Une once dépoüillée du
mieux qu'il eft poffible de la fubftance intérieure
blanchâtre, fongeufe & inerte, fournit environ
deux gros & demi du premier extrait aqueux, &
deux gros du premier extrait fpiritueux ou plus
réfineux. L'infufion aqueufe eft après la filtration
d'une couleur d'or foncé très-élégante, d'une
odeur femblable à celle de l'écorce, d'une faveur
baifamique & un peu amere. L'extrait eft d'un
brun-rougeâtre, néanmoins fans odeur, d'une faveur fimplement balfamique & amere, mêlé dans
fon principe de je ne fçai quoi de doux. La premiere teinture fpiritueufe eft d'une couleur d'or
pâle, de l'odeur fpécifique de l'écorce, d'un goût
balfamique un peu âcre & légérement amer. L'extrait eft femblable à la teinture, fi ce n'eft que la
couleur jaune eft plus foncée & l'amertume plus
forte. Les analyfes, dont nous avons parlé, nous

apprennent qu'il y a auffi dans les principes fixes quelque vertu, comme nous l'avons dit ci-devant, mais qu'il y en a plus dans le réfineux que dans le gommeux.

§. III.

On trouve auffi dans l'écorce d'orange des principes actifs fort analogues par leur nature & leurs propriétés, à ceux dont nous venons de parler; il y font néanmoins en plus petite quantité; il y a, par exemple, bien moins d'huile étherée effentielle; au contraire la fubftance fixe réfineufe-gommeufe s'y rencontre en bien plus grande quantité; une once de la portion jaune fournit environ trois gros & un fcrupule du premier extrait aqueux, & prefque huit fcrupules du premier extrait fpiritueux. L'infufion & l'extrait aqueux cadrent avec l'infufion & l'extrait d'écorces de citron, par rapport à l'odeur, la couleur & la faveur, & fe diftinguent des précédens par leur plus grande amertume. La premiere teinture fpiritueufe eft recommandable par fa couleur d'or foncée, eft affez fimple par fon odeur fpécifique balfamique, par fa faveur âcre, un peu aromatique & de même balfamique. L'extrait brun-rougeâtre a moins d'odeur & plus d'amertume. Ses principales forces dépendent donc principalement de l'huile étherée; les principes fixes ne font cependant pas fans vertus, fur tout fi le principe réfineux , qui eft le meilleur , eft intimement mêlé avec le gommeux.

§. I V.

Comme l'écorce de citron renferme une plus grande quantité d'huile , auffi opere-t'elle plus puiffamment que l'écorce d'orange : du refte , ces écorces ont tant de rapport par leur maniere d'agir , leurs vertus tant générales que fpéciales , qu'on peut très-bien les fubftituer l'une à l'autre. Elles font toutes deux admirables & diverfifiées dans leurs effets ; elles font fur tout nervines , analeptiques , cardiaques , ftomachiques , carminatives & utérines. Ce n'eft pas fans raifon qu'on leur attribue ces vertus , car je ne connois guere de médicament fimple qu'on puiffe préferer à ces écorces eu égard à leurs effets. Il n'eft donc pas étonnant qu'elles foient d'un ufage fi étendu , fur tout dans le vertige , la mélancholie , la lipothymie , la palpitation de cœur , l'afthme , la colique , la cardialgie , la paffion hypochondriaque , le mal de mere & les douleurs après l'accouchement , lorfqu'on faupoudre l'écorce fraiche peu à peu avec du fucre de Canarie ; on forme ainfi l'effence féche d'écorce de citron & d'orange ou l'*Elæo faccharum*, qui eft très-gracieux & a de grandes vertus. Du refte , ils entrent très-fréquemment dans les décoctions & les infufions de vin & d'eau.

§. V.

§. V.

On peut joindre ici aux écorces de citron &
d'orange, dont nous venons de parler, celles des
pommes de Chine & de limon ; elles sont cependant moins efficaces, sur tout celles de limon dont
l'odeur & la saveur sont foibles, & n'ont que fort
peu d'huile essentielle ; c'est là pourquoi on en fait
peu d'usage. On ne laisse pas, pour tromper, que
de les mêler avec les écorces de citron & d'orange.

CHAPITRE XXIII.

De l'écorce de Cascarille & du Thymiamat.

§. I.

LA *Cascarille*, que quelques-uns appellent
aussi mal-à-propos, *Chaccarilla, Chaquaril-
la, Schacharilla, China china spuria*, &c., est
une écorce plus ou moins tournée sur elle-même,
compacte, cendrée-blanchâtre extérieurement,
roussâtre - ferrugineuse intérieurement, d'une
odeur balsamique, d'une saveur amere & aromatique. On la tire d'un arbrisseau qui s'appelle *Rici-
noïdes elæagni folio*, s'éleve de dix pieds & grossit
environ d'un. Il pousse des feüilles oblongues,
pointues, étroites, d'un verd pâle ; jette des petites
fleurs, a six pétales blanchâtres, qui ont des pointes jaunes, & dont les bayes d'un blanc verdâtre
sont séparées en trois loges, qui renferment des

femences noires, groffes comme des pois. Ces arbriffeaux croiffent en grande quantité dans la plûpart des Ifles de Baham , & on dit qu'ils font beaux çà & là dans le Pérou , la nouvelle Efpagne , & autres endroits de l'Amérique.

Suivant *Bohemer*, dans fa Differtation fur la *Caf-carille* , ce mot vient de l'efpagnol *cafcara* , qui fignifie écorce ; & *corticula* en efpagnol fignifie cafcarille , qui eft un diminutif du mot *Cafcara*. D'ailleurs, la fignification de ce mot s'étend fi loin en efpagnol , que non-feulement il indique toutes les écorces en général , mais encore qu'il fe dit de quelques efpéces d'écorces. Je ne fuis pas furpris au refte , qu'on ait donné le nom de cafcarille à l'écorce dont il eft queftion , parce que les Bota-niftes ignorans n'ont pû la rapporter à aucune ef-péce , ou , ce qui me paroît plus vraifemblable , parce qu'il n'ont pû la nommer autrement à caufe de la fineffe des petites écorces dont elle eft com-pofée.

§. II.

Elle a des principes volatils huileux-fpiritueux & fixes réfineux - gommeux très-fubtils. L'huile effentielle étherée , dont on tire environ un gros d'une livre d'écorce , eft jaunâtre , très-mobile , fort remplie d'efprit & par conféquent fort péné-trante ; communique en s'uniffant à la fubftance fixe réfineufe-gommeufe fa principale activité. La premiere infusion à l'eau est d'un jaune-rougeâtre, d'une odeur balsamique, d'une saveur amere & aussi un peu balsamique. Elle perd en s'évaporant son odeur pénétrante, que l'on doit uniquement attribuer aux particules huileuses-spiritueuses qui s'en échappent, & on en tire un extrait d'un brun foncé, d'une saveur un peu amere & qui n'a presque plus d'odeur sensible. Une once en a fourni environ deux gros & deux scrupules. La premiere infusion spiritueuse est d'une couleur d'or foncée, de l'odeur de l'écorce, & d'un goût un peu âcre & légérement amer. L'extrait est d'un jaune-brun, fort tenace, d'une odeur balsamique & sans saveur. D'où il paroît que les principes fixes considerés en eux-mêmes, ont peu de vertus, & que la seule portion volatile huileuse-spiritueuse est la seule ou la principale qui soit efficace, comme j'en ai déja averti ci-devant. Une once d'écorce en a fourni deux gros & un scrupule.

§. III.

De nos jours cette écorce est fort en usage & très-vantée, à cause de ses vertus fortifiantes, repercussives, diaphorétiques & sédatives. On s'en sert avec bien du succès dans les fiévres exanthématiques catarrhales, intermittentes, inflammatoires; dans les affections spasmodiques, convulsives, galeuses, cachectiques, froides, rhumatiques, arthritiques; dans les diarrhées, la dyssenterie, la

céliaque , la lienterie , le vomiſſement pituiteux ,
l'imbécillité de l'eſtomac, les maladies de poitrine
ſalines-muqueuſes , la ſuppreſſion trop longue des
régles , les fleurs blanches ; on en uſe en poudre
depuis quelques grains juſqu'à un demi-ſcrupule ,
ou bien en infuſion dans du vin depuis un ſcrupule
juſqu'à deux. On s'en ſert outre cela pour les fumigations, & même en Angleterre ſur tout, on en
racle aſſez fréquemment ſur les feüilles de tabac
pour en rendre l'odeur plus gracieuſe.

§. I V.

L'*Ecorce de Thymiamat*, appellée autrefois l'encens des Juifs, ne ſe trouve point dans nos Boutiques en écorce comme la canelle, mais ſimplement
en petits morceaux mêlés de quelques portions de
feüilles ſéches ; ſi bien qu'au jugement d'*Hoffmann*.
c'eſt plutôt le reliqua des feüilles comprimées &
des écorces de quelque grand arbre. Ces petits
morceaux ſont brunâtres-cendrés , d'un goût un
peu âcre , légérement amer & un peu aſtringent
ſur la fin , d'une odeur balſamique gracieuſe. Ce
nom vient du grec *Thumiama*, qui ſignifie en général un parfum. On l'apporte de Syrie, de Cilicie,
de Pamphilie , &c., & il ne paroît être que l'écorce
de l'arbre du ſtyrax qui jette le ſtorax liquide.
Hoffmann paroît auſſi être de ce ſentiment. Il
nous ſemble , dit-il, que c'eſt l'écorce d'un arbre
duquel ſort le ſtorax, & cet arbre vient dans la

petite Cilicie. C'eft ce que penfe auffi *Serapion*, qui la regarde de même comme l'écorce de ftyrax qui refte, quand on en a tiré le ftorax liquide ; fon odeur fur tout ayant beaucoup de rapport avec celle du ftorax, &c.

§. V.

Elle renferme une fubftance fixe gommeufe-réfineufe, affez fournie de parties huileufes-fpiri-tueufes très-pénétrantes ; cependant la partie réfi-neufe a plus de vertus que la gommeufe. La pre-miere infufion aqueufe filtrée eft d'une couleur dorée, d'un goût & d'une odeur balfamique dif-gracieux. L'extrait en eft d'un rouge-brun, tirant un peu fur le noir, d'une odeur balfamique fem-blable à celle de l'écorce, d'une faveur un peu auftere aftringente, légérement amere & mêlée d'une âcreté aromatique douce. Une once d'écorce n'en a fourni qu'un gros & douze grains. La pre-miere teinture fpiritueufe, fuivant *Hoffmann*, eft auffi noire que l'effence du baume du Pérou & blanchit fur le champ. L'efprit qu'on en retire eft très-pénétrant, & il répand fi bien fon odeur qu'un gros fuffit pour donner à quelques mefures d'eau une odeur pénétrante. Il refte une affez grande quantité de réfine, de forte que d'une livre d'écorce on tire au moins deux onces de réfine. Elle répand, comme le rapporte le même Auteur, une odeur fuave & pénétrante, & on la peut mêler avec

l'extrait de ſtorax , la gomme de benzoin & le
baume du Pérou , pour faire un fumigatoire propre
à frotter les fourneaux chauds.

§. V I.

On s'en ſert rarement intérieurement , quoiqu'elle ait une vertu nervine , ſédative & anodyne ;
c'eſt donc un aſſez bon reméde pour calmer les
douleurs & la toux convulſive, ſi on le prend en
teinture ou en infuſion dans du vin. On en uſe
plus fréquemment comme d'un reméde extérieur
& comme d'un excellent parfum dans l'édeme des
parties , les douleurs froides rhumatiques , le
coryza opiniâtre , &c.

C H A P I T R E XXIV.

De la Canelle.

§. I.

L A canelle eſt une écorce mince tournée ſur
elle - même , d'un brun - rougeâtre , d'une
odeur balſamique très-gracieuſe & d'une ſaveur
âcre aromatique , doucinâtre , cependant mêlée de
je ne ſçai quoi d'un peu auſtere.

§. I I.

L'arbre dont cette écorce embraſſe le tronc, eſt
regardé par la plûpart des Botaniſtes comme une
eſpéce de laurier , à cauſe de la reſſemblance de ſes
feüilles ; c'eſt auſſi là pourquoi *Hermann* l'appélle

Laurus ceylanica baccis calyculatis, & Linæus, *Laurus foliis oblongo-ovatis, trinerveis, nitidis, planis*, & par d'autres simplement *Laurus canelli-fera ceylanica*. Il vient ordinairement de la hauteur d'un olivier ou d'un prunier, & il a une racine fort remplie d'une substance huileuse-camphrée, qui le fait assez connoître par son odeur forte, & qu'on sépare par la distillation & la sublimation. Le bois n'est pas sans odeur, comme quelques-uns le disent, mais il sent la rose. Les feüilles qui, comme nous l'avons dit, ont assez de rapport à celles du laurier, sont, lorsqu'elles commencent à paroître, d'une très-belle couleur purpurine qui se change ensuite en verte, & les bourgeons écrasés sont aromatiques ou sentent le genievre. Les fleurs sont blanches, monopétales, en forme d'entonnoir, paroissent en Juin, & sont, à ce qu'on dit, sans odeur. Les fruits suivent ces fleurs & sont gros comme des glands de chêne, ou comme des olives auxquelles ils ressemblent en quelque façon. Ils sont d'abord verds, puis rougeâtres, & deviennent enfin d'un noir luisant ; ils sont d'une odeur aromatique semblable à celle du girofle, & sont empreints d'une certaine huile plus épaisse que l'on tire après l'avoir fait boüillir dans l'eau ; elle ressemble par sa nature à l'huile de noix muscade, & par sa blancheur & sa consistance au suif des animaux.

L iiij

§. III.

Le tronc & les branches font environnés d'une écorce double, ou triple felon d'autres, dont l'extérieure eft grife, fans odeur, infipide & entierement inutile; les deux intérieures font très-fermement inhérentes & forment la canelle. Il fe trouve néanmoins & feulement dans l'écorce mince ou la pellicule membraneufe la plus intime, une huile qui fent bon, renfermée dans plufieurs véficules qui en font remplies. L'autre à laquelle la pellicule dont nous venons de parler, eft fi étroitement attachée lorfqu'elle eft encore fraiche, qu'on la peut à peine diftinguer, & encore moins fans déchirer les véficules qui renferment l'huile, eft entierement dépourvûe d'huile aromatique, & n'a prefque qu'un feul principe terreux-gommeux-ftiptique.

§. IV.

Les arbres d'où fe tire la canelle croiffent dans l'Inde orientale, uniquement dans l'Ifle de Ceylan, que les Anciens appelloient *Trapobana*, dans fa partie méridionale & occidentale, entre les fleuves Chilauw & Walauwe, en fi grand nombre, qu'on en voit des forêts entieres. Quelques Auteurs qui ont écrit fur l'hiftoire des Indes orientales, comptent encore outre cet arbre, huit autres efpéces qui portent la canelle, dont l'écorce eft à la vérité moins précieufe, ordinairement plus ftiptique, d'un goût camphré ou d'un autre goût étranger,

& qui par conséquent ne peuvent pas entrer en comparaison avec le vrai arbre qui porte la canelle, eu égard à la bonté de l'écorce. Du reste, il n'est que trop ordinaire que ceux qui veulent tromper mêlent ces espéces bien moins précieuses, qui viennent aussi de differens endroits des Indes Orientales, & ne poussent pas uniquement dans l'Isle de Ceylan, comme la vraie canelle que les habitans du pays appellent *Raffa coronde.*

§. V.

Ces arbres doivent avoir un certain âge avant que l'écorce parvienne à une juste maturité. Ceux qui croissent dans les vallées où la terre est séche, sabloneuse & plus tendre, sont murs au bout de cinq ans; les autres qui poussent dans un terrein humide & limoneux, en demandent sept à huit avant que l'écorce soit à son dégré de bonté. Il est même des arbres qui ne peuvent donner de bonne canelle qu'au bout de 15 à 16 ans, & d'autres dans lesquels l'odeur de la canelle se détruit plutôt par rapport à la mauvaise qualité du sol qui a produit les arbres d'où on la tire. En effet, au bout de quelques années les troncs deviennent plus gros, & l'écorce en perdant sa douceur & son agréable saveur aromatique, prend un caractere camphré & une épaisseur si considérable, qu'elle ne peut plus se contourner sur elle-même, quoiqu'on l'expose au soleil.

§. VI.

Après avoir ôté l'écorce, ce que l'on fait ordi‑
nairement faire par des Journaliers dans le mois de
Mai, les arbres en meurent; mais comme il s'éleve
de la racine plufieurs branches, quand on a peu de
tems après coupé le tronc par morceaux, qui au bout
de cinq à fix mois deviennent des arbres propres à
fournir la canelle; que d'ailleurs les fruits qui en
tombent ou qui font difperfés par hazard dans dif‑
ferens endroits par les pigeons qui s'en nourriffent
& les tranfportent dans leurs nids pour nourrir leurs
petits, en produifent une affez grande quantité; on
ne doit jamais craindre que ces arbres manquent.

§. VII.

Après avoir dépoüillé l'arbre de l'écorce d'où
on tire la canelle, & avoir purgé cette écorce de
fa partie extérieure cendrée, on l'expofe au foleil
afin de la faire deffécher; alors elle fe roule en
baguettes & l'huile étherée renfermée dans les
véficules de la membrane intérieure très‑mince
& très-étroitement adhérante à celle du milieu, les
véficules venant à fe rompre, pénétre dans toute
l'écorce, & lui communique également une faveur
gracieufe & une odeur aromatique. Cette écorce,
comme nous l'avons dit ci‑devant, n'a qu'un goût
ftiptique, & fe trouve entierement dépoüillée
de faveur aromatique avant que cette huile la pé‑
netre & s'y diftribue. On fent par là pourquoi

les bâtons dont l'écorce est plus mince, sont toujours préférables à ceux dont elle est plus épaisse.
En effet, une certaine quantité d'écorce la plus
épaisse contient plus de substance inerte & stiptique & bien moins d'huile aromatique qu'une
même quantité d'écorce mince ; ainsi comme la
vertu aromatique vient uniquement de cette huile,
il ne paroîtra pas étonnant qu'elle soit plus foible
dans les écorces plus épaisses que dans les minces.

§. VIII.

La canelle a trois principes actifs, un spiritueux-
huileux, un résineux & un terreux-gommeux. En
effet, lorsqu'on en concasse grossierement une
livre, & qu'après l'avoir fait macérer pendant un
tems convenable dans l'eau salée, on la fait distiller
dans une cucurbite basse ou dans un alambic ; en
augmentant le feu par dégré, il en sort une eau
très-pénétrante, laiteuse, fort remplie d'une partie
huileuse - spiritueuse & d'une saveur aromatique
gracieuse de la canelle, qui transporte avec elle
dans le récipient l'huile substantielle même, de
couleur d'or & d'une odeur aromatique très-
gracieuse. Cette huile ou ce liquide est d'une
pesanteur spécifique plus grande que l'eau, tombe
au fond ; & deux ou trois jours après étant séparée
du reste, on en trouve environ un gros deux scrupules & quelques grains, ou même deux gros si la
canelle est des meilleures.

§. IX.

L'extrait fait voir les principes fixes. En effet, fi on expofe à une douce digeftion une once de canelle pulvérifée, dans une fuffifante quantité d'eau, l'infufion qui en réfulte eft d'un brun-rougeâtre, d'une faveur doucinâtre, mêlée d'aromatique & de légérement aftringent, de l'odeur fpécifique de la canelle. On fent pendant l'évaporation l'odeur gracieufe de la canelle, & il s'éleve d'abord à la furface une grande quantité de matiere écumeufe, graffe, de couleur d'un rouge-pâle, qui fans doute provient des particules de l'huile étherée, chaffées par la chaleur & mêlées d'une terre plus tendre. L'extrait prefque réduit à parfaite ficcité, pefe environ un gros, eft brunâtre & d'un goût foible aftringent. La premiere teinture fpiritueufe eft noirâtre, d'un goût aromatique, mêlé néanmoins de doux & de légerement aftringent, de l'odeur fpécifique de la canelle. L'extrait en eft d'un brun-noirâtre, d'un goût aftringent gracieux, en même tems doucinâtre & aromatique. Une once de canelle en fournit un gros & demi. Tout ceci fuffit pour faire voir que la vertu aftringente de la canelle dépend principalement de fa partie gommeufe, l'aromatique de la réfineufe & de l'huile étherée ; par conféquent que la teinture & l'infufion dans du vin font bien fupérieures à l'infufion dans l'eau.

§. X.

La canelle prise en poudre resserre assez vivement les fibres des parties solides, particulierement à cause du caractere stiptique de son principe terreux-gommeux ; mais sa substance résineuse-huileuse peut exciter de plus vives contractions dans les parties solides nerveuses-membraneuses en y produisant une certaine ardeur vive ; secoüer outre cela le sang & les autres humeurs ; atténuer les impuretés tenaces, visqueuses & pituiteuses ; étendre la chaleur ; augmenter l'influx du fluide nerveux ; fortifier par ces differens moyens non-seulement les solides, mais encore rendre la circulation des humeurs plus vive & plus animée : c'est de ces differentes manieres d'agir qu'on peut déduire les vertus générales qu'on attribue vulgairement à la canelle, telles sont la stomachique, la nervine, la céphalique, l'utérine, la cardiaque & les autres vertus particulieres. Elle est ordinairement d'un grand secours dans les differens défauts d'appétit & de digestion, par exemple, dans l'anoréxie, la dysoréxie, l'apepsie, la dyspepsie, le pica, la malacie, lorsque ces maladies sont occasionnées par un amas de crudités froides pituiteuses (qu'elle aide à résoudre), par le relâchement & l'atonie des membranes & par le ralentissement du mouvement péristaltique qui en est une suite & qu'elle rend plus fort en corrigeant le relâchement. C'est aussi là pourquoi on en fait ufage dans les differentes fluxions féreufes & féreufes-fanguines préter-naturelles, le vomiffement, la diarrhée ordinaire, la lienterie, la céliaque, la dyffenterie, la diabete, les fleurs blanches, &c.; fur tout fi avant de la faire prendre on a eu le foin de purger les premieres voyes avec des remédes convenables, ou que ces écoulemens ne foient produits que par le relâchement & l'atonie des fibres.

§. X I.

Nous devons auffi obferver que cette écorce qui arrête les fluxions féreufes, fanguines-féreufes & préter-naturelles, provoque à merveille les fluxions fanguines naturelles & les non-naturelles, par exemple, les régles, les vuidanges, &c., l'accouchement & le détachement de l'arriere-faix; & il produit cet effet d'autant plus vîte & plus sûrement qu'on y joint d'autres efpéces, comme le fuccin, le faffran, le borax de Vénife, les fels de moyenne nature, &c. En effet, tandis qu'il refferre doucement les fibres, & qu'il augmente l'influx du fang & du fluide nerveux dans les fibres motrices des mufcles, il rend auffi les contractions néceffaires pour produire ces effets, plus fortes & plus vives.

§. X I I.

Les vertus nervines & céphaliques s'étendent plus loin que la ftomachique & l'utérine. En effet, cette écorce a produit très-fouvent de fort bons effets dans la mélancholie idiopathique, l'épilepsie cacochymique, le coryza trop long, le vertige, la foiblesse de mémoire, l'apopléxie, les affections soporeuses, la paralysie, la stupidité & la ruine entiere des sens extérieurs ; de plus, à cause de la vertu qu'elle a en général de fortifier, on peut en user dans la cachéxie, les tumeurs édémateuses des parties, les tumeurs froides, la fiévre intermittente quotidienne & quarte, l'engourdissement de l'appétit vénérien, & les autres affections singulieres produites par le trop grand relâchement, l'humidité, l'atonie des parties solides, la viscosité des humeurs, la circulation languissante, ou le défaut de suc nerveux.

§. XIII.

Tout ce que nous avons dit jusqu'à présent ne concerne que la canelle prise en poudre en infusion dans de l'eau ou du vin : en effet, l'huile, l'essence & l'esprit qu'on en retire avec l'esprit de vin, different un peu par leurs vertus ; car l'huile étherée séparée par la distillation, est un médicament très-actif, qui remue vivement, échauffe, discute, desséche & anime sans être astringent ; l'esprit le plus fin contient la portion la plus subtile de l'huile, & il est par conséquent bien plus temperé ; enfin l'essence tirée à l'esprit de vin le mieux rectifié, ne renferme que de l'huile & de la résine, la substance stiptique restant intacte, ou tout au

plus renferme-t'elle une très - petite portion de
fubftance terreufe-gommeufe , que le phlegme
encore adhérent à un menftrue fpiritueux , diffout
& reçoit dans fes pores ; c'eft là pourquoi elle n'a
pas non plus aucune vertu aftringente, & elle peut
remuer, difcuter, échauffer & fortifier. Nous devons ajoûter que la canelle fe prend en poudre
depuis quelques grains jufqu'à un demi-fcrupule ;
en infufion dans de l'eau ou du vin depuis peu de
grains jufqu'à un fcrupule & même à un demi-
gros.

CHAPITRE XXV.

Du Caffia-lignea.

§. I.

LA *Caffia-lignea*, &c., eft de même que la canelle tournée fur elle-même en bâtons , plus
rouge, plus épaiffe & bien inférieure par rapport au
goût , à l'odeur & aux vertus. En effet , elle exhale
une odeur plus foible , & au lieu d'une faveur âcre
mêlée d'une douceur très-gracieufe , elle n'en a
qu'une aromatique foible, affoiblie par une lenteur
qui vient de fes particules terreufes ; outre cela,
après l avoir mâchée pendant quelque tems , elle
ne laiffe pas comme la canelle fimplement du bois,
mais une fubftance glutineufe qui fe diffout infenfiblement avec la falive.

§. II.

§. II.

Quelques-uns la prennent pour l'écorce extérieure de l'arbre qui donne la canelle ; d'autres au contraire qui s'appuyent plus fur l'expérience, & de l'avis defquels je fuis plus volontiers, penfent qu'elle eft l'écorce d'un arbre qui porte la canelle dans le Malhabar, l'Ifle de Java & les autres pays Orientaux,& qu'elle differe peu ou point du tout tant par toute fa forme,que par celle de toutes fes parties, de celle de Ceylan ; fi bien qu'ils penfent que la difference feul du terroir & du climat fuffit pour en varier le dégré de bonté. Du refte, j'accorderois facilement qu'il y a quelque difference entre ces deux écorces, quoiqu'elle foit fi petite que la forme extérieure de l'arbre ne fuffife pas pour la diftinguer. Voici ce qui me porte à le croire ; ce font les arbres qui croiffent dans l'Ifle de Ceylan même entre les vrais & les beaux arbres qui portent la canelle, & qui ne fourniffent que de la *Caffialignea* fans donner de la vraie canelle. Joignons à cela qu'outre les deux efpéces dont nous avons parlé, il s'en trouve dans la même Ifle plufieurs autres en écorce, qui different peu, eu égard à fon odeur, fa faveur & fes vertus.

§. III.

Outre la grande quantité de particules terreufes inutiles fort épaiffes & mucilagineufes, qui entrent dans fa compofition ; elle en renferme auffi de

réfineufes & très-peu de fpiritueufes-huileufes.
Elle a fi peu d'huile étherée , qu'une livre entiere,
comme je le fçais par expérience , n'en jette pas
une goutte en fubftance dans la diftillation humide , mais blanchit fimplement l'eau & lui donne
une faveur gracieufe douce & aromatique. Outre
cela la diftillation eft fort ennuyeufe & fe fait très-
lentement ; fi on diftille à un feu doux , la diftillation s'arrête fur le champ ; fi on pouffe le feu un
peu plus , la maffe terreufe-mucilagineufe s'étend
fi fort , que , quoiqu'on n'ait mis de l'eau & de cette
écorce concaffée qu'à la moitié de l'alambic , les
morceaux même d'écorce paroiffent difpofés à
s'élever avec la fubftance muqueufe qui boüillone,
& la liqueur pénetre de tous côtés par les jointures
de l'alambic.

§. I V.

On éprouve les mêmes difficultés pour extraire
& féparer la partie mucilagineufe. En effet, une
once d'écorce pulvérifée , empreint une grande
quantité d'eau d'une fi grande abondance de mucilage épais & tenace qu'elle paroît changée , après
la digeftion, en une gelée épaiffe , d'un brun-rougeâtre. Quoiqu'on délaye ce mucilage en y verfant
de l'eau , il eft fi épais & fi tenace qu'il ne peut fe
filtrer ; & fi on tâche de le faire paffer avec plus
de force par un morceau de linge , la terre la plus
tendre qui y eft plus profondément embarraffée ,

paſſe auſſi-tôt de maniere qu'on ne peut déterminer au juſte le poids de la ſubſtance mucilagineuſe,
puiſqu'une portion conſidérable la plus tenace qui
s'eſt attachée aux doigts & au morceau de linge,
quand on l'oblige à paſſer de force en l'exprimant,
doit entrer en compte avec celle qui a eu tant de
peine à paſſer. On réuſſit un peu mieux lorſqu'on
fait cuire doucement la *Caſſia-lignea*, coupée ſeulement par grands morceaux, dans un chaudron,
pour en extraire enſuite cette partie; car il eſt par
ce moyen plus facile de ſéparer, en ſe ſervant d'une
écumoire, les morceaux de bois du mucilage, de les
faire ſécher, puis de faire évaporer la liqueur juſqu'à ce qu'elle ſoit réduite en extrait & enſuite
d'examiner les poids dans la balance. C'eſt par
cette derniere méthode que j'ai tiré d'une once de
cette écorce deux gros & deux ſcrupules d'extrait
mucilagineux d'une aſſez bonne conſiſtence. Avant
que ce mucilage ſoit épaiſſi, ce qu'il eſt bon d'obſerver, conſideré en lui-même & ſéparé entierement des autres principes (comme on peut s'en
aſſûrer lorſqu'on exprime l'infuſion à travers un
linge, par la portion la plus pure qui paſſe çà & là),
il eſt blanchâtre, ſans odeur & tout-à-fait inſipide;
mais comme on ne peut en l'extrayant & le cou-
lant empêcher quelque portion de terre la plus
tendre brune-rougeâtre, plus profondément inhérante au mucilage & même un peu à la ſubſtance

réfineufe, de paffer par les pores du filtre ; on ne doit pas s'étonner lorfqu'il eft épaiffi, qu'outre fa couleur brune, il ait auffi une faveur aromatique-faline, & qui fente encore un peu l'écorce même.

§. V.

La partie réfineufe fe fépare plus aifément ; & après avoir expofé cette écorce à une douce digeftion avec l'efprit de vin, il en réfulte une teinture d'un rouge noirâtre, d'une odeur aromatique, d'une faveur âcre, aromatique & légérement aftringente, qui épaiffie comme il convient par l'évaporation, laiffe un extrait d'un rouge-noirâtre, d'une faveur aftringente, mêlée de quelque chofe de doucinâtre & de légérement aromatique. Une once d'écorce a fourni un gros & demi de cet extrait. Le réfidu boüilli dans l'eau, fe diffout de même en une maffe mucilagineufe épaiffe & tenace, & on a dans cette préparation comme dans l'autre, autant de peine à féparer ce mucilage des parties terreufes.

§. V I.

La *Caffia-lignea* a des vertus échauffantes, remuantes, repercuffives, fortifiantes & nervines, bien plus foibles que la canelle ; mais fa grande quantité de mucilage épais la rend confidérablement incraffante & adouciffante, vertus qu'on n'obferve point du tout dans la canelle; c'eft auffi là

la principale raison pour laquelle cette écorce est
spécifique dans les maladies qui proviennent d'une
trop grande finesse & de l'acrimonie des humeurs,
de l'érosion des parties solides, par exemple, dans
l'âpreté du gosier, la toux, l'ardeur de l'estomac,
le cholera, la dysenterie, la strangurie, &c. Il est
bien vrai que toute la masse de mucilage qui s'est
extraite dans l'estomac, ne peut, parce qu'elle est
trop gluante, passer dans le sang par le moyen
des pores absorbans & des veines lactées; néanmoins la portion la plus subtile délayée par les
liqueurs aqueuses tiédes qui se rendent dans l'estomac, passe dans la masse des humeurs circulantes,
& va par ce moyen adoucir & épaissir differentes
parties. Quelques Auteurs lui attribuent aussi des
vertus admirables contre le relâchement de la
luette, les fleurs blanches & les autres affections
froides de la matrice; mais je pense que dans ce
dernier cas, on doit préférer la canelle, parce que
la cassia-lignea a des principes trop grossiers, &
qu'elle est bien moins efficace dans les maladies
qui exigent de doux astringens. On la fait très-
bien prendre en infusion dans du vin & en teinture
spiritueuse; la décoction & l'infusion dans l'eau ne
sont gueres d'usage, à moins qu'on n'ait égard à
l'action du mucilage épais & glutineux, & conséquemment à l'épaississement & à l'adoucissement
que ce mucilage peut procurer. On la fait prendre

en poudre depuis quelques grains jufqu'à un fcrupule & même au-delà.

CHAPITRE XXVI.

De la Caffia-caryophyllata & de la Canelle blanche.

§. I.

LA *Caffia-caryophyllata* eft une écorce aride,
un peu plus mince que la canelle, plus rude
à fa furface, d'un roux-ferrugineux, lorfqu'on en
a bien emporté la pellicule extérieure grife, d'un
goût âcre aromatique, d'une odeur de girofle,
quoique foible.

§. I I.

Les Auteurs ne font pas trop d'accord fur le
nom & la defcription de l'arbre, d'où on tire cette
écorce, & on dit qu'il croît fur tout dans le Bréfil,
dans la Province de Chypre, dans la nouvelle Efpagne, dans les Ifles de la Jamaïque & de Madagaf-
car. D'autres le prennent pour une efpéce de myrte ; d'autres pour l'arbre qui porte le girofle ; de
maniere que les uns l'appellent avec HERMANN,
Myrtum arboream Americanam, ou *Myrtum arboream aromaticam foliis laurinis*, ou bien avec
PLUKENETIUS, *Caryophyllum aromaticum Indiæ
Occidentalis fructu rotundo*. Il eft donc fort difficile dans cette pofition de déterminer quelque
chofe de certain. Néanmoins *Hermann* me paroît

mieux fondé dans son sentiment que les autres, parce que cet arbre ne produit pas d'abord des girofles ; mais dans le commencement des bayes rondes, en ombilic, d'un brun-noirâtre, un peu plus grandes que les grains de poivre ordinaire, d'une odeur & d'une saveur de girofle, que *Fran. Rhedi* appelle *Piper chiapa*, *Piper tavasci*, *Pimiente de chapa*, d'autres *Caryophyllum* ou *Amomum plinii*, *Piper jamaicense*, *Occuli indi aromatici* ; ses feüilles sentent aussi le laurier, sont en forme de myrte, si ce n'est qu'elles sont beaucoup plus longues & plus larges.

§. III.

La nature a bien peu fourni cette écorce de principes gommeux & huileux-spiritueux. En effet, mise en distillation dans un alambic, après l'avoir fait macerer suffisamment dans l'eau salée, elle donne une couleur jaunâtre à l'eau qui passe, une saveur & une odeur aromatique ; elle ne fournit cependant point d'huile substantielle, si on en excepte quelques petites gouttes qui nagent sur la surface de l'eau, & ne peuvent se séparer parce qu'elles sont en trop petites masses. On n'en a pas tiré davantage après l'extrait aqueux & le spiritueux : en effet, une once entiere d'écorce extraite à l'esprit de vin le mieux rectifié, lui donne une teinture d'un brun-noirâtre, d'une odeur aromatique & fort âcre, & peu à peu d'une saveur aromatique; cette teinture à une douce chaleur laisse à peine un gros d'une masse gommeuse-résineuse, d'une couleur d'un brun foncé, d'une saveur aromatique & très-âcre. Il n'en est non plus sorti que très-peu de substance purement gommeuse, après avoir fait boüillir le reste dans l'eau, & elle montoit à peine à un demi-scrupule. La tête morte desséchée est entierement inerte, & pese six gros & demi. Une autre once de cette écorce fraiche, en suivant un ordre different, & après l'avoir fait long-tems digérer à plusieurs reprises dans l'eau, a donné à la liqueur une couleur brune-jaunâtre presque insipide ; après une évaporation suffisante, cette infusion s'est réduite à un demi-gros d'extrait gommeux, d'une saveur un peu austere & légérement amere disgracieuse. La teinture spiritueuse que l'on en fait en second lieu avec l'esprit de vin, après l'avoir tirée de l'eau & l'avoir fait sécher, a donné 38 grains de substance résineuse.

§. I V.

C'est un des bons remédes fortifians, échauffans, nervins, céphaliques & stomachiques, dans les maladies causées par la pituite, l'épaississement des humeurs & le relâchement des parties solides. On peut la substituer au girofle aromatique, toutes les fois qu'il s'agit de médicamens dont l'opération soit moderée. On la fait très-bien prendre en infusion dans du vin, depuis un demi-gros jusqu'à un gros & plus.

§. V.

La canelle blanche eſt bien plus groſſe que la caſſia-caryophyllata & que la canelle ordinaire. Elle eſt d'une couleur blanchâtre ou plutôt d'un blanc jaunâtre, pâle extérieurement & marquetée de rouge, d'un goût aromatique fort âcre ; mais ſur tout d'une odeur très-gracieuſe qui la fait tenir en même tems de celle du girofle, de la muſcade & de la canelle. On l'appelle auſſi *Caſſia-lignea Jamaicenſis*, &c. & *Cortex Winteranus*. Ce dernier nom lui vient de Winter, Chevalier Anglois & Capitaine de Vaiſſeau, qui paſſe pour l'avoir apportée le premier en Europe vers l'an 1661.

§. VI.

On l'apporte en Europe, cependant après lui avoir ôté ſa pellicule extérieure, en partie de l'Inde orientale, en partie de l'Amérique, de l'Iſle de la Jamaïque & des terres près du détroit de Magellan. L'arbre d'où on la tire a des feüilles ſemblables aux feüilles de laurier, porte de petites fleurs purpurines, qui enfin doñnent des fruits en forme de gland, & verds. *Hans Sloane*, *Cluſius*, *Caſp. Bauhin*, *Hermann*, *Samuel Dale*, & d'autres lui donnent differens noms.

§. VII.

Elle eſt remplie de principes fort actifs, tant fixes gommeux-réſineux, que volatils huileux-ſpiritueux. Son huile eſſentielle étherée eſt mêlée d'une grande quantité de particules épaisses, muqueuses, onctueuses, & elle reste en petite quantité une fois qu'on a séparé ces parties étrangeres. En effet, un jour que je faisois distiller dans un alambic une livre de canelle blanche, grossierement concassée & bien macerée auparavant, il en sortit d'abord une eau d'un blanc jaunâtre, trouble, d'une saveur âcre aromatique, d'une odeur pénétrante, & peu à peu il tomba aussi dans le récipient l'huile même teinte d'un jaune foncé. Cette huile nageoit à la surface de l'eau ; elle étoit si adhérente de tous côtés aux parois latérales du récipient & couvroit si bien toute la surface de l'eau, qu'il paroissoit pouvoir bien y en avoir une demi-once; mais l'espérance m'a bien trompé. En effet, après avoir séparé l'huile, à peine s'en est-il trouvé un scrupule & demi de limpide, jaune, aromatique ; & quoiqu'il y en eût une bien plus grande portion, le reste étoit d'un caractere si glutineux & si épais, qu'il ne fut pas possible de l'amasser séparément ; il étoit d'ailleurs adhérent, en partie au récipient, en partie aux parois de l'entonnoir de verre, comme de l'onguent ou une huile grasse tirée par expression, si bien qu'avec toute la précaution possible il n'y eut pas moyen de la faire couler. L'eau même étoit aussi empreinte de particules huileuses, & resta trouble pendant long-tems.

§. VIII.

Les principes fixes gommeux-réfineux qui en cedent peu par leurs vertus à l'huile étherée, & qui particulierement rendent cette canelle amere, entrent en plus grande quantité dans fa compofition. La premiere teinture fpiritueufe eft d'un brun-rougeâtre, d'un goût aromatique, âcre & fort amer, & de l'odeur fpécifique de la canelle. L'extrait perd en grande partie la faveur aromatique, qui dépend uniquement ou principalement du principe huileux-fpiritueux, & il ne conferve, pour ainfi dire, que la feule faveur amere. Une once de cette canelle fournit environ deux gros & fix grains d'extrait. L'infufion aqueufe eft d'abord jaunâtre & fort amere. En la faifant évaporer doucement, elle laiffe un extrait brun, auffi amere que l'écorce, dont on tire environ un gros & un fcrupule d'une once.

§. I X.

Cette écorce eft bien plus active que les autres efpéces de caffe aromatique, & on peut à bon droit la mettre au nombre des médicamens chauds & très-actifs, fecoüans, defficatifs, nervins, cephaliques & ftomachiques. Elle a des vertus fingulieres dans les fiévres opiniâtres intermittentes, fur tout la quarte ; quelques-uns même la regardent comme fpécifique dans le fcorbut. La premiere vertu eft très-certaine. Il y auroit bien des chofes à dire fur la derniere, fi le tems & notre but nous le permettoient. En effet, je ne vois pas pourquoi cette écorce eft préférable aux autres balfamiques & aromatiques dans la cure du fcorbut, & je penfe même que d'autres remédes plus doux & un peu plus temperés font toujours plus fûrs & bien meilleurs. Elle entre dans differentes compofitions pharmaceutiques, & on la fait très bien prendre en infufion dans du vin depuis un fcrupule jufqu'à un gros.

CHAPITRE XXVII.

Du Camphre.

§. I.

ON diftingue avec raifon le *Camphre* en crud & en épuré. Le crud rempli comme il eft de differentes parties recrémentitielles, n'eft pas d'un blanc parfait, mais il eft encore d'une couleur grife ; c'eft là & fes petites pointes criftallines, ce qui lui donne à l'extérieur la forme du fel marin groffier & encore fale. On l'amaffe & on le tire par la fublimation dans le Japon, en Chine, dans les Ifles Borneo & Sumatra ; il en vient cependant une plus grande quantité du Japon. En effet, il eft fi vrai qu'il ne s'en trouve jamais une fi grande abondance en Chine & dans les autres Ifles indiquées, qu'on ne le regarde pas dans ces lieux comme une marchandiſe de commerce que l'on prépare pour en charger les vaiſſeaux.

§. I I.

Les arbres qui jettent le camphre dans les Iſles Borneo & Sumatra, different par leur forme tant en tout que dans leurs parties, des arbres qui produiſent ce concret dans la Chine & au Japon ; car au Japon l'arbre qui porte le camphre & que *Kampfer* appelle *Laurus camphorifera*, pouſſe comme un grand tilleul dans les détroits Occidentaux du Japon, ſur tout dans la Province *Satzuma* & les autres Iſles adjacentes, qui en ſont remplies. *Kampfer* nous apprend que la racine en eſt forte, un peu branchue, garnie d'une bien plus grande quantité que les autres d'une ſubſtance camphrée. Le tronc eſt environné d'une écorce raboteuſe, d'un gris tanné, & les jeunes rameaux ont une écorce d'une couleur brillante, polie, verdâtre, facile à ſéparer à cauſe de ſa ſurface intérieure gliſſante & remplie de mucoſités. La grande moëlle eſt fongeuſe & ligneuſe ; le bois frais eſt blanchâtre, prend en ſe ſéchant une couleur émaillée de roux. Les feüilles ſont ſemblables à celle du laurier ordinaire, & les petites fleurs qui en Mai & en Juin ſe détachent vers le ſommet des rameaux des aiſelles des feüilles, ſont blanches & à ſix pétales ; enfin à ces fleurs ſuccédent des bayes, qui dans leur maturité ſont noires-pourprées & brillantes, groſſes comme de gros pois , d'une figure en quelque façon en pointe , soutenues d'un péricarpe mol & tirant sur le pourpre , de la saveur du camphre & de girofle , laquelle renferme un noyau de la grosseur d'un grain de poivre , couvert d'une écorce noire brillante , partagé en deux , huileux & d'un goût insipide.

§. III.

L'autre arbre qui porte le camphre & croît dans les Isles de Sumatra & de Borneo , a , suivant la description de *Crimmius* , une queue droite montante , & déploye très-élégamment ses rameaux. Le bois en est d'une dureté & d'une tissure si compacte , qu'on l'employe pour les bâtimens. Il répand une odeur forte lorsqu'on le scie , & il fait voir beaucoup de graisse. Les feüilles sont grandes & charnues , pointues en devant , & elles exhalent une couleur de camphre lorsqu'on les broye ; cette odeur ne dure guere à la vérité , & elle se dissipe une fois que les particules volatiles sont exhalées. Du reste , cet arbre & celui qui porte le girofle , se ressemblent très-fort par leur forme. Il porte de beaux fruits , ronds oblongs , de la grosseur d'une petite aveline. Ils sont environnés d'une écorce mince qui en couvre elle même un autre , comme dans les avelines , d'une belle forme , de diverses couleurs , de rouge , de pourpre , de jaune & de verd. Cette derniere couvre le fruit entier, & s'ouvre en haut comme une tulipe dont elle approche aussi par la forme. Les fruits confits sont d'une saveur gracieuse & d'une odeur subtile camphrée, c'est ce qui fait que dans l'Inde on la met au nombre des plus puissans remédes. On peut tirer de ces fruits, de même que des feüilles & des fleurs, une eau distillée assez active, une huile étherée qu'on en exprime, & une grande quantité de matiere huileuse, en coupant le bois jusqu'à la moëlle.

§. I V.

Les habitans des Indes & sur tout ceux d'une Province du Japon nommée *Satzuma* & des Isles *Gotho*, tirent par une distillation & une sublimation singuliere, un camphre crud des feüilles, de l'écorce, des branches & sur tout des racines broyées, rapées ou du moins grossierement concassées, des arbres que nous avons décrit. Les Auteurs parlent diversement de cette méthode ; les descriptions qu'ils en donnent conviennent néanmoins presque toutes en ceci : les habitans du pays prennent les racines qui abondent en camphre plus que toutes les autres parties de l'arbre ; ils les coupent & les employent seules s'ils en peuvent avoir une assez grande quantité, ou ils les joignent avec les feüilles, l'écorce, le bois & les branches ; ils mettent le tout dans un alambic, & ils versent dessus une assez grande quantité d'eau simple pour qu'elle passe

un peu au-deffus : au lieu d'alambic, ils fe fervent
encore d'une chaudiere de fer ou de cuivre, qu'ils
couvrent d'un grand chapiteau de terre à bec, enduit
intéricurement d'ét .in ; ils font cuire à un feu moderé après avoir bouché toutes les fentes & adapté
un récipient ; ils font ainfi élever le camphre dans
l'alambic, où il s'attache au chapiteau d'étain fous
une forme féche, & paffe auffi en partie avec l'eau
qui s'écoule dans le récipient.

§. V.

La plûpart des arbres qui portent le camphre
en plus grande abondance, jettent du camphre
naturel, pur, blanc, fans qu'on foit obligé de le
féparer par aucune fublimation ni diftillation ;
c'eft ce que nous apprend *Grimmius.* Lors donc
que les habitans ont connu par certains fignes extérieurs, defquels néanmoins *Grimmius* ne nous
dit pas un mot, que l'arbre qui porte le camphre
en eft bien chargé, ils le dépouillent de toutes fes
feuilles, de fon écorce & de fon bois extérieur,
jufqu'à la moëlle, ils le fendent & ils en tirent le
camphre qui y paroît fous la forme de fel coagulé,
mince, criftallin & en feuilles. La récolte n'en eft
cependant pas fi abondante, car de grands arbres
en fourniffent à peine une livre & demie, deux
livres ou tout au plus trois livres.

§. VI.

§. VI.

Cette derniere espéce de camphre n'a pas besoin d'être purifiée, ni sublimée ; & le camphre grossier ou crud que l'on sépare suivant la méthode dont nous avons parlé ci-dessus, est encore si rempli de choses étrangeres, qu'il faut le sublimer pour qu'il prenne la forme & qu'il acquiere les propriétés du camphre des boutiques. C'étoit autrefois les Venitiens qui rafinoient ainsi le camphre ; les Indiens ne connoissoient pas ce moyen, & les Européens appelloient cela faire résiner le camphre ; mais à présent cette résination ne se pratique plus qu'à Amsterdam. Ceux qui en ont le secret & qui y réussissent à merveille, le dissimulent si bien, qu'on ne peut bien sçavoir au juste comment ils s'y prennent. Quoiqu'il en soit, une fois que cette sublimation est bien faite, le camphre rafiné ou le camphre des boutiques qu'on en retire, donne un concret singulier, végétal, sec, blanc, resplendissant, cristallin, volatile, inflammable, d'une odeur très-pénétrante, d'un goût âcre, brûlant & un peu amer.

Quelques-uns pensent que la méthode que nous allons décrire est la vraye, ou qu'elle lui est fort analogue. C'est pour cet effet qu'on prend d'abord du camphre crud, grossierement concassé, qu'on fait passer à travers un crible à grands trous pour le débarrasser des ordures les plus grossieres. Puis

Section XII.　　　　　　　　　　　N

on en met environ deux livres ou deux livres & demie dans un matras à cul plat , dont le ventre soit très-ample & bas en même tems , haut d'environ quatre doigts , dont le col soit étroit & long de quelques pouces. On place le matras dans un bain de sable à la profondeur de quelques pouces , sur un feu doux , mais assez fort pour faire fondre le camphre comme de l'eau ; & on le laisse à ce dégré autant qu'il est nécessaire , pour lui faire perdre entierement toute son humidité , le vaisseau étant découvert pour cet effet. Pour que l'eau qui s'éleve insensiblement ne vienne pas à tomber après s'être condensée & qu'elle ne fasse fondre le verre ; que le camphre sublimé ne s'attache point aux parois , mais qu'en se liquéfiant il retourne à la masse , jusqu'à ce qu'il soit entierement dépouillé de son humidité ; on plie en trois un morceau de drap dont on entoure le col du matras jusqu'à la moitié , en le laissant cependant ouvert pour que le col s'échauffe beaucoup , & qu'une chaleur forte empêche la vapeur de s'y attacher ; mais comme il pourroit arriver que la plûpart des parties de camphre dissoutes s'exhalassent par l'ouverture du matras , on met sur cette ouverture un cône creux que l'on fait de carton un peu épais pour empêcher qu'elles ne se perdent ; on a ainsi des fleurs de camphre , qui en se sublimant s'est attaché au carton. Ces premiers travaux une fois achevés ,

l'humidité entierement ôtée, on diminue infenſiblement le feu ; on ôte le cône de carton & le
drap épais qu'on avoit appliqué ; on remet en
place un morceau de drap plus mince, percé, afin
que le camphre qui s'éleve dans la ſublimation
s'applique infenſiblement & peu à peu au parois
du matras qui ſe trouvent alors plus fraiches, &
qu'il puiſſe ſe fondre en une maſſe ſolide & tranſparente au moyen d'un feu convenable. On met
auſſi un cône de carton plus grand & qui deſcend
juſqu'au ſable, de crainte que l'air n'aborde avec
trop de facilité pendant ce nouveau travail & que
la ſublimation du camphre ſe fait, & auſſi pour
empêcher qu'il ne s'exhale une trop grande quantité de parties volatiles ; tout étant ainſi préparé ,
on y entretient le feu auſſi long-tems (en l'augmentant peu à peu) qu'il eſt néceſſaire pour faire
ſublimer toute la maſſe du camphre, & qu'il ſe
fonde en un placenta compact & blanc,&c. C'eſt ainſi qu'on rafine le camphre ; pluſieurs néanmoins
doutent, & j'ai auſſi peine à croire, que cette méthode ſoit aſſez parfaite pour qu'il n'y ait plus rien
à déſirer. Outre cela, il paroît probable que les
Ouvriers ajoutent quelque choſe au camphre qu'il
faut ſublimer, pour empêcher qu'il ne s'en diſſipe
une grande partie plus mobile, & qu'ils obſervent
dans le commencement des méthodes particulieres
qu'ils ont ſoin de cacher.

N ij

§. VII.

Toutes les propriétés du camphre rafiné, dont quelques-unes, par exemple, la siccité, la blancheur, la forme cristalline, l'odeur & la saveur tombent manifestement sous les sens; & quelques autres, comme la volatilité, son caractere de souffre qui se manifeste par son odeur très-pénétrante, de même que sa résolution entiere, quoiqu'invisible & insensible, en vapeurs; sa dissolution prompte dans l'esprit de vin, & son entiere & parfaite déflégration lorsqu'on l'enflamme; toutes ces propriétés, dis je, paroissent si singulieres, lorsqu'on vient à les comparer & à en chercher tous les rapports, que la plûpart des Chymistes ont ignoré jusqu'à présent à quelle espéce de corps il falloit rapporter le camphre; c'est là ce qui fait que les Médecins Chymistes sont si peu d'accord sur sa nature & sur ses principes constitutifs; qu'il y a eu successivement sur ce sujet differentes opinions, dont la plûpart sont néanmoins mal fondées, & d'autres tout-à-fait ridicules. En effet, les uns l'appellent sel volatil huileux, d'autres huile coagulée, & enfin d'autres le nomment un corps gommeux-résineux & même un suc gommeux épaissi, &c., en quoi ils s'éloignent de la vérité plus que tous les autres, quoique la plûpart des propriétés du camphre rafiné soient tout-à-fait distinguées des propriétés des sels volatils huileux,

des huiles coagulées, des résines, des gommes &
des sucs épaissis.

Le camphre, comme l'observe *Neumann* dans
les Miscell. de la Société Royale de Berlin, ne peut
être regardé comme une résine, parce que, & c'est
aussi le sentiment d'*Hoffmann*, toutes les résines
laissent, après avoir été brûlées, des cendres ou
quelqu'autre chose de terreux ; le camphre au
contraire ne laisse presque rien, il se consume en
entier & s'exhale ; aucunes résines ne se subliment
entierement dans un vaisseau fermé, & c'est là
cependant ce qui arrive au camphre ; les résines
donnent du phlegme & de l'huile dans leur distillation, & en partie aussi un esprit ainsi appellé ;
c'est ce que ne fait point le camphre. Aucune résine
ne peut comme lui se dissoudre dans l'esprit de
nitre, & il n'y en a aucune qui puisse se fondre
aussi-tôt & en aussi grande quantité dans l'esprit
de vin ; enfin aucune ne s'exhale dans l'eau chaude,
comme le camphre. On peut encore bien moins
regarder le camphre comme un sel volatil, parce
qu'il ne se dissout pas dans l'eau, qu'il ne se mêle
jamais assez exactement avec elle qu'on ne l'y découvre ; & cependant il est de la nature de tous les
sels de s'y dissoudre si parfaitement, qu'on ne les y
apperçoive point. Quoique le camphre soit un
mixte huileux ou un corps condensé de l'huile, on
peut néanmoins lui donner simplement le nom

d'huile, de même qu'aux autres corps solides qui
font remplis d'huile, parce que le nom d'huile ne
convient principalement & tout au plus qu'à des
compofés fecs, minces, onctueux, & aucune huile
ne peut fe fublimer en une fubftance féche ou en
camphre. Le nom de fuc ne convient pas au camphre, parce que les fucs proprement dits font ou
gommeux & fe diffolvent entierement dans l'eau,
ou gommeux réfineux, & peuvent fe diffoudre en
partie dans l'eau, en partie dans un mixte huileux
inflammable, fpiritueux & tout autre femblable ;
ou bien ils font réfineux, & forment ce qu'on appelle proprement les réfines, dont aucune des propriétés ne cadrent avec celles du camphre. En
effet, fi tout ce qui s'écoule des arbres & des autres
végétaux, en fort en partie librement ou par le
moyen du foleil qui fortifie la nature, ou qu'on ait
recours à l'art, quoique tous ces excrémens fuffent
mêlés & difperfés dans toute la plante, fon fuc
& fes autres parties ; quelle confufion & quelle
ineptie n'en réfulteroit-il pas en décrivant les
effences des chofes, fi on donnoit le nom de fuc à
ces excrémens ? alors il n'y auroit plus de difference entre eau, fuc, gomme, huile, baume,
réfine & autres femblables, & tous ces mots dif-
tincts ne feroient plus d'aucun ufage. Il eft affez
clair par tout ce qui vient d'être dit, que le camphre n'eft point une gomme ni une réfine : en effet,

toute gomme se dissout entierement dans l'eau & les bitumes s'y dissolvent de même en grande partie ; les gommes & les bitumes ne peuvent se sublimer, c'est néanmoins ce que fait le camphre. N'y ayant donc rien de connu sur la terre qui puisse se comparer avec le camphre, il est aussi juste qu'il ait son nom singulier & spécifique, au moyen duquel ce qu'on appelle camphre donne sur le champ à entendre que ce n'est ni une huile, ni une gomme, ni un sel volatil, ni une résine, ni un esprit, ni un bitume ; mais une matiere toute differente de celles dont nous venons de parler, c'est-à-dire, un mixte composé de tous les ingrédiens qui composent le vrai camphre. En conséquence de quoi il est aussi déplacé de demander si le sel n'est pas une gomme ou une résine, ou un suc, que si quelqu'un demandoit si le camphre n'est pas un sel, une huile ou une gomme.

§. VIII.

Suivant mon avis, ceux qui regardent le camphre comme un concret terreux-inflammable, tout-à-fait nouveau, singulier, générique, & par conséquent entierement distinct des autres, suivent avec *Neumann* ce qui paroît plus conforme à la vérité, & ce qui paroît plus fondé sur la raison & l'expérience chymique. Ils prétendent aussi qu'il est composé d'une terre pure plus subtile, & d'une substance inflammable ou d'un phlogistique plus

tendre, d'une huile bien plus simple, tous princi-
cipes étroitement unis les uns avec les autres. En
effet, je ne crois pas que personne puisse douter
qu'il y ait une terre tendre & une substance inflammable, si on fait attention que le camphre fournit
une flamme claire lorsqu'il est enflammé & un peu
de suye noire pendant qu'il se consomme. La pro-
priété qu'on attribue au nitre de se dissoudre dans
l'esprit de nitre bien concentré, démontre bien
plus évidemment la simplicité du principe inflammable & la vraye huile qui en résulte. Il n'arrive
effectivement dans ce cas aucune solution ordinaire, bien moins encore aucune fusion, comme
quelques-uns le pensent, mais bien plutôt une
nouvelle syncrese ; car la terre subtile du camphre
& sa substance phlogistique très-tendre s'unissent
avec certains acides & fort peu de parties aqueuses
de l'eau forte ou de l'esprit de nitre, & produisent
par ce moyen en s'unissant une nouvelle & une
vraye huile, qui cependant est encore un peu
caustique, attaque un peu la limaille d'argent que
l'on jette dessus, & ses parties constituentes ne sont
pas aussi fermement cohérentes ; mais il se dissout
de nouveau dans l'eau froide, si bien que le camphre reprend sa premiere nature & nage sur l'eau.
La cause de tous ces phénomenes doit s'attribuer
en partie à la composition tumultuaire & trop
rude, en partie au mélange trop abondant d'un

acide un peu trop pesant. En effet, la nature en produisant les huiles dans les plantes, en mêle & en unit insensiblement & peu à peu dans la meilleure proportion les particules constitutives les plus tendres ; c'est pourquoi l'union en devient très-étroite. C'est ce que n'observe pas exactement un Chymiste, & ce qu'il ne pourra jamais observer si exactement.

§. IX.

Outre cela, il est de même plus que certain que le camphre mérite bien le nom d'un concret générique, singulier & tout-à-fait nouveau, parce qu'on peut séparer une substance d'une nature semblable, quoique plus impure & ordinairement plus ou moins imbue de l'huile spécifique de la plante, de plusieurs végétaux distingués tant par rapport au genre qu'à l'espéce, en employant néanmoins tous les moyens convenables : car suivant *Jean-Otton Helligius, Grimmius & Cleyer*, qui ont vêcu pendant plusieurs années dans l'Inde orientale, & qui sçavoient assez bien la chymie théorique-pratique, on peut tirer un concret semblable au camphre ordinaire, des racines fraiches de galanga, de zedoaire, de gingembre sauvage, de cassia-lignea & de canelle, & même on le peut tirer & séparer du cassia-lignea par la distillation. Differentes autres plantes tant indigênes qu'exotiques, d'une odeur forte aromatique & balsamique, plus ou moins mélée de cam-

phre, fur tout la fauge des jardins, la marjolaine ;
le thyn, le romarin, la tanaifie, la menthe de
Ceylan, l'aurone, la mille feüille, le fchoénante
de Ceylan, le genevrier, le cardamum, &c., con-
tiennent une femblable fubftance, comme *Neumann* l'a en partie éprouvé, & s'en eft en partie
douté à caufe de l'odeur ; fi bien qu'un Chymifte
entendu & qui fçait en faire toutes les analyfes
convenables, en tire, quoiqu'en très petite quantité. Nous ne devons donc en aucune façon douter
que ces corpufcules en forme de fels que l'on a vû
s'amaffer peu à peu dans certaines huiles aromatiques confervées pendant long-tems dans des vaiffeaux bien fermés, par exemple, l'huile de canelle,
de térébenthine, de menthe, de matricaire, **de**
marjolaire, &c., au rapport de *Slare*, **de** *Geoffroy*,
de *Mentzelius*, de *Cruger* & de *Shrockius* ; que ces
corpufcules, dis-je, n'ayent été par leur caractere
fort analogues au nitre, quoiqu'ils n'ayent pû
s'exhaler auffi facilement dans l'air, les vaiffeaux
ouverts venant à fe refroidir, à caufe des particules
onctueufes qui les y tenoient enchaînés.

§. X.

Voilà ce qui concerne les vrais principes conftitutifs du nitre & fes principales propriétés; voyons
préfentement à développer par ce moyen la maniere dont il agit dans le corps humain. Voici ce
que j'en penfe. Lorfqu'on ufe du camphre pur

comme d'une poudre féche, la liqueur gaftrique qui eft trop aqueufe ne peut le diffoudre, & par conféquent ne s'infinue en aucune façon dans le nitre ; néanmoins la douce chaleur de l'eftomac, la cohéfion plus lâche des plus petites molécules, leur grande tendreffe & la volatilité tout-à-fait admirable, les font réfoudre très-facilement en vapeurs & en bien peu de tems ; ces vapeurs font non feulement une impreffion vive fur les tuniques de l'eftomac, à laquelle on pourroit peut-être donner le nom d'une ardeur très-douce ; & en fe mêlant à la matiere groffiere de la tranfpiration qui fe trouve ordinairement dans la cavité de l'eftomac & des inteftins, ils lui donnent un mouvement plus vif ; c'eft pourquoi il ne peut fe faire que cette action ne rende le mouvement périftaltique, & par conféquent la circulation du fang à travers les vaiffeaux artériels & veineux de l'eftomac, plus prompte & plus animée, ne dégage & ne chaffe au-dehors tous les vents & les flatuofités.

§. XI.

Ces vapeurs très-mobiles & très-tendres du camphre ainfi divifé, ne féjournent pas bien du tems dans l'eftomac & les inteftins, & elles font peu à peu pompées en partie par les veines lactées, & en plus grande partie tranfportées par un très-grand nombre de petits vaiffeaux abforbans veineux dans le sang & les autres humeurs qui circulent ; & ne pouvant s'unir parfaitement à ces humeurs qui sont en très grande partie aqueuses , elles les traversent d'une grande vîtesse sous la forme d'exhalaison très-séche & presque comme un éclair ; elles agitent les solides nerveux-musculeux-membraneux-élastiques , par la douce ardeur qu'elles y excitent ; elles en rendent les contractions plus vives ; elles entraînent doucement avec elles dans un mouvement plus rapide les globules du sang & les molécules des autres liqueurs ; elles dissolvent les parties épaisses & visqueuses sans leur communiquer plus de mouvement , & en resserrant ainsi les obstructions des conduits capillaires & des pores de la peau, elles redonnent aux humeurs la liberté d'aller & de revenir , & provoquent par conséquent une plus grande transpiration qui les emporte elles-mêmes hors du corps. Tout ceci fait assez voir , suivant mon opinion , pourquoi le camphre donné en substance ne laisse appercevoir pendant son action aucune augmentation dans le pouls , aucune chaleur , mais qu'au contraire il paroît rafraichir ceux qui sont en santé comme ceux qui sont malades. Les vaisseaux artériels qui sont principalement exposés à l'action des médicamens subtils & mobiles qui les traversent à cause de leur figure conique , sont composés de differentes membranes dont les intérieures doivent ici fixer notre attention : en effet, les corpuscules ou les molécules des médicamens en traversant ces vaisseaux & particulierement les plus petits, doivent en pressant, ou en piquant, ou en excitant de l'ardeur, ou de quelqu'autre maniere, irriter la membrane nerveuse très-sensible, la tendre & la resserrer davantage, rendre le mouvement oscillatoire plus vif, engager la membrane musculeuse qui y est étroitement unie, à des contractions plus fortes, & pousser ainsi le fluide avec plus de force & de célerité.

§. XII.

De ces vertus générales du nitre, on peut non seulement en déduire les vertus particulieres, mais encore les maladies ausquelles le camphre remédie plus efficacement. De ce nombre sont, les fiévres exanthématiques de quelqu'espéce qu'elles puissent être, les pestilentielles, sçavoir, les pétéchiales, les pourprées, celle de la petite vérole, &c., maladies qui, si elles sont particulierement accompagnées de symptômes violens, proviennent d'une grande quantité de matiere épaisse, visqueuse, âcre, plus ou moins corrompue & pourrie, dispersée dans toute la masse des humeurs, du sang sur tout, & embarrassée dans la plûpart des vaisseaux capillaires, que la nature seule ne peut très-souvent pas transporter & chasser à propos par la peau, à cause de son épaisseur, de sa tenacité & de

l'obſtruction opiniâtre des plus petits vaiſſeaux.
On doit donc attendre beaucoup de ſecours du
camphre dans ces ſortes de maladies, ce concret
pouvant ſe réſoudre en particules très-tendres en
s'exhalant, & réſerrer ainſi les canaux & les pores
obſtrués, réſoudre la matiere peccante, par conſéquent aider & provoquer promptement l'expul-
ſion néceſſaire des exanthémes. Nous devons encore ajoûter que le camphre ne produit pas d'auſſi
bons effets, & que même on ne peut quelquefois
en faire uſage dans ces fiévres, quand, par exemple, on s'eſt mis bien fort en colere, & que la bile
s'eſt mêlée plus abondamment dans le ſang. On ne
peut non plus le faire prendre d'abord aux pléthoriques, ſans les avoir fait auparavant ſaigner &
diminuer un peu la maſſe du ſang, afin que ſes
molécules les plus mobiles puiſſent plus facilement
traverſer les grands & les petits conduits. Il n'eſt
pas non plus d'une auſſi grande utilité dans les
premiers jours de la maladie, mais il convient
mieux de le donner dans le trois ou le quatre, tems
dans lequel la nature tâche de chaſſer & de pouſſer
vers la peau la matiere préparée, & dont on devoit
pendant ce tems là procurer la diſſolution avec
d'autres remédes.

§. XIII.

Le camphre produit au moins d'auſſi bons effets,
s'il n'en produit de meilleurs, dans le pourpre

chronique scorbutique qui arrive sans fiévre, ou
qui n'est accompagné que d'une fiévre fort légere,
très-semblable à la bénigne catharrale, & reconnoît
pour cause principale une corruption singuliere
saline - urineuse - mucide des humeurs, plus ou
moins marquée de pourriture. Les taches qui se
forment sur la poitrine, le dos, le col & sur tout
sur les parties musculeuses des extrêmités, sont
larges & quelquefois aussi grandes qu'une figue ;
elles demangent beaucoup, sur tout lorsqu'il commence à en sortir une sérosité âcre, puis elles dis-
paroissent facilement ; ainsi la matiere rentrée en
dedans & qui dans la suite s'arrête çà & là, cause
beaucoup de mal dans tout le corps, cause des
symptômes qui semblent d'abord annoncer de
grandes maladies; la plûpart cependant, & même
chacun en particulier, ont coutume de se relâcher,
aussi-tôt que les taches, les pustules ou les tuber-
cules reparoissent d'elles-mêmes, ou qu'elles y sont
excitées par des remédes convenables : mais comme
le Médecin a souvent beaucoup de peine à remplir
cette indication, c'est là pourquoi il a besoin de
grands remédes dont il paroît que le principal est
le camphre, pourvû néanmoins qu'on ait purgé
les premieres voyes avec de doux laxatifs, & qu'on
le joigne au nitre, comme dans les fiévres exanthématiques. En effet, la résolution douce qu'il
produit, peut préparer une voye plus facile pour

le paſſage des molécules du camphre, parer &
empêcher les ſecouſſes trop violentes des parties,
auſquelles d'ailleurs ſuccéde facilement une trop
grande chaleur préter-naturelle ou un peu trop
forte.

§. XIV.

Outre les fiévres exanthématiques & le pourpre
chronique ſcorbutique, on peut encore mettre les
affections inflammatoires, convulſives & vénétien-
nes pour leſquelles le camphre, pris modérement
& à propos, eſt un excellent reméde. En effet, les
molécules très-petites & très-mobiles du camphre,
diſſolvent doucement la maſſe inhérente & qui
cauſe l'obſtruction dans les tumeurs inflammatoires, qui ſont ou purement ſanguines ou ſanguines-
ſéreuſes, & ſont en conſéquence tantôt produites
par le ſang ſeul qui s'arrête & ſe fixe fermement
dans les petites artérioles, tantôt par le ſang pouſſé
à force dans les petits vaiſſeaux ſéreux, ou les petits
canaux artériels du ſecond genre, mêlé qu'il eſt
avec une lymphe âcre & viſqueuſe ; cette diſſolution fait relâcher les vaiſſeaux, rend le paſſage
des humeurs plus libre, & par ce moyen diſſipe
l'inflammation ; mais ſi la matiere qui cauſe l'obſtruction eſt ſi profondément embarraſſée qu'elle
ne puiſſe par ce moyen rentrer dans les voyes de
la circulation, alors le camphre produit la ſuppu-
ration néceſſaire, & en cela même il produit l'effet
qu'on

qu'on peut défirer. C'eft fur tout dans les inflammations vénériennes opiniâtres , & les autres qui
paroiffent devoir dégénerer en gangrene & en
fphacele, que le camphre paroît déployer fes vertus
avec plus de force & d'énergie , foit qu'on en faffe
ufage intérieurement , foit extérieurement , parce
qu'il diffout puiffamment les humeurs , qui dans
les premieres affections fe trouvent mêlées avec
une grande quantité de pituite tenace , âcre &
corrompue ; & que dans les dernieres, il produit
cet effet fur le fang engagé à force dans tous ou
au moins dans la plûpart des petits vaiffeaux de la
partie gangrenée , & il s'oppofe par ce moyen au
fphacele menaçant.

§. X V.

Un grand nombre de Médecins n'approuvent
en aucune façon l'ufage interne du camphre dans
les inflammations éréfypélateufes, quoiqu'ils l'or-
donnent dans les inflammations fanguines ; je ne
penfe pas néanmoins qu'on puiffe tout-à-fait le
rejetter dans ces fortes de maladies, pourvû que
les Praticiens veuillent bien faire attention à la
caufe matérielle fpécifique de l'inflammation ,
puifqu'en effet il ne paroît pas qu'on puiffe avec
beaucoup de fûreté faire ufage du camphre , toutes
les fois qu'une matiere billieufe bouillonnante ,
après une violente colere, s'eft infinuée en plus
grande abondance dans le fang, s'y eft mêlée plus

intimement, & caufe par fon irritation l'inflam‑
mation fanguine ; mais fi cette inflammation n'eft
caufée que par l'épaiffiffement du fang, ou un
froncement & un refferrement léger des parties
produit par d'autres caufes, je ne vois pas quel
mal peut produire le camphre, & je penfe qu'il eft
plus propre à réfoudre puiffamment & avec fuccès
la matiere arrêtée. Quel reméde peut en effet pé‑
nétrer plus promptement que le camphre dans les
vaiffeaux artériels du fecond genre, qui font ob‑
ftrués dans ces fortes d'inflammations ? ce mixte
pouvant fe réfoudre en molécules très‑fubtiles,
quel eft le reméde plus puiffant que le camphre
pour détruire la cohéfion préter‑naturelle dans des
fluides qui croupiffent ? provoquer & avancer leur
réfolution & leur diffipation, en quoi confifte en
partie la cure de ces inflammations, fur tout
quand on a fait précéder la faignée, s'il y a plé‑
thore ou congeftion, & qu'on ufe outre cela de
délayans temperés ?

§. X V I.

Enfin la raifon pour laquelle le camphre em‑
ployé intérieurement eft quelquefois auffi un très‑
grand reméde dans les fpafmes, les douleurs fpaf‑
modiques & les affections convulfives, fera facile
à développer, pour peu que ceux qui font au fait de
la médecine veuillent refléchir fur l'origine & le
caractere de ces maladies. En effet, les convulfions

Les mouvemens spasmodiques les plus doux, & les douleurs spasmodiques sont très - fréquemment produites par une certaine matiere hétérogène qui s'arrête dans les tuyaux sanguins ou lymphatiques, plus ou moins embarrassée, tantôt abondante & visqueuse, & qui par conséquent comprime & étend à raison de sa masse; tantôt en plus petite quantité, âcre & qui agace continuellement; il ne peut donc se faire autrement que les solides ner-veux-musculeux-membraneux n'en soient plus ou moins irrités; qu'ils ne soient forcés à des con-tractions plus fortes, mais cependant proportion-nées aux aiguillons qui les y excitoient, & que par ce moyen ils ne tendent à dissiper, à faire avancer, & par conséquent à faire rentrer dans une circula-tion libre la matiere inhérente, arrêtée, fixée ou au moins croupissante : le camphre étant donc nécessairement très - propre à produire cet effet salutaire, en tant qu'il est un des meilleurs dissol-vans, résolutifs & apéritifs, on voit pourquoi en dissipant ce qui cause le trouble, il le calme lui-même & donne à la nature de grands secours dans cette occasion. En effet, une fois que cette grande quantité de matiere épaisse, impure, arrêtée, qui obstrue & comprime, est dissoute & qu'elle rentre dans la circulation; une fois que les particules pointues, roides, irritantes, sont aussi dissipées, que les conduits sont resserrés, que la circulation est

rétablie, que les rec emens sont chassés par les organes excretoires, sur tout par les pores de la peau;
aussi-tôt la violente contraction des solides cesse, les
douleurs & les convulsions ne se font plus sentir.

§. XVII.

Quoique tout ce que nous avons dit jusqu'à
présent soit fondé sur la vérité, on ne doit pas
néanmoins y compter sans réserve. Il se présente
en effet des cas de cette espéce dans lesquels on ne
doit employer le camphre qu'avec bien des pré-
cautions, si même on doit s'en servir. En effet, ne
peut-il pas se faire & n'arrive-t'il pas même assez
fréquemment que ces affections spasmodiques,
douloureuses & convulsives proviennent d'une trop
grande pléthore, de la congestion ou de la com-
motion orgastique du sang trop rempli de scories
bilieuses raréfiées ? c'est dans ces sortes de cas que
le camphre ne peut non seulement produire de si
bons effets, mais même encore en produire de
mauvais, en ce qu'il paroît devoir plus les augmenter que les diminuer en excitant l'ébulition,
la chaleur du sang & même les congestions, & sur
tout en dilatant davantage les molécules bilieuses.
Tout ce que nous avons donc dit ci-devant des
bons effets du camphre dans les affections douloureuses, spasmodiques & convulsives, doit s'entendre de celles qui sont causées par le séjour d'un
sang visqueux ou d'une lymphe muqueuse & âcre,

par son dépôt & ses adhérences. Tous vices d'humeurs que le camphre peut, à cause de sa grande subtilité & sa mobilité, dissiper par une forte résolution & une prompte discussion.

§. XVIII.

Quoique le camphre soit principalement d'usage dans les maladies dont nous avons parlé jusqu'à présent, nous ne devons cependant douter en aucune maniere qu'il ne puisse aussi produire de bons effets dans le commencement des tumeurs cachectiques œdémateuses, & la plûpart des tumeurs froides des parties, sur tout des glanduleuses. En effet, comme il dissout le sang épais & visqueux, qu'il atténue la lymphe muqueuse, qu'il agace très-doucement les solides, qu'il pousse par la sueur & qu'il leve les obstructions des plus petits canaux, chacun voit tout d'un coup la raison pour laquelle il peut ranimer les contractions des solides, purifier les humeurs & les faire circuler vivement, librement, & par conséquent remédier aux maladies dont nous avons parlé, sur tout si on fait précéder les purgatifs & les relâchans, & tous les autres remédes appropriés au camphre, par exemple, les sels moyens, &c., sur tout le nitre purifié, reméde le meilleur, le plus ordinaire & le plus universel qu'on puisse joindre au camphre. En effet, le nitre par sa douce résolution fraye, pour ainsi dire, le chemin aux molécules les plus mobiles

& les plus volatiles du camphre, qui doivent traverser les plus petits vaisseaux, pour qu'elles puissent plus promptement & sans une impétuosité plus sensible, traverser les petits canaux, séparer plus promptement & dissiper les fluides les plus épais qu'ils renferment.

§. XIX.

Outre le nitre, on ajoûte aussi fort souvent le blanc de baleine, l'huile d'amandes douces la plus fraiche & autres semblables remédes, dans les affections spasmodiques & convulsives, sur tout lorsque les fibres sont trop séches & trop resserrées, pour relâcher plus promptement & autant qu'il est nécessaire les parties, & redonner avec plus de sûreté aux fibres leur souplesse. On n'allie cependant aussi universellement que le nitre ces médicamens au camphre, & ils n'ont pas le même dégré de bonté, en ce qu'ils empêchent en quelque maniere par leurs particules visqueuses la prompte résolution vaporeuse du camphre, & qu'ils retardent plus le passage des parties volatiles à travers les petits vaisseaux qu'ils ne l'accélerent. Quant aux autres médicamens qu'on allie au camphre, il sont de different genre, & on les tire tantôt de la classe des absorbans anti-acides, tantôt des salés incisifs, tantôt des repercussifs balsamiques, &c. suivant la cause formelle differente & spécifique, & même suivant la cause matérielle des maladies.

Quelquefois il convient aussi de faire précéder les laxatifs & les purgatifs avant que de faire prendre le camphre dans le pourpre chronique scorbutique & les autres affections chroniques, afin de débarrasser les premieres vbyes des excrémens les plus grossiers, qui en s'insinuant peu à peu dans le sang, font encore un autre moyen pour la cause matérielle de la maladie, & retardent conséquemment l'action du camphre. Il ne suffit pas même quelquefois d'user d'un seul laxatif ou d'un seul purgatif dans les maladies chroniques ; mais il convient de les réïtérer & même de les entremêler pendant l'usage du camphre, pour empêcher qu'il ne s'amasse des excrémens dans les premieres voyes, ce qui n'est que trop ordinaire dans les maladies chroniques à cause de la foiblesse de l'estomac. Il est aussi très-important de donner le camphre en forme convenable & à juste dose, puisqu'il opere un bien meilleur effet, autant comme je l'ai pû éprouver, si on le prend en poudre & en petite dose dans les maladies aigues & exanthématiques, c'est-à-dire, de deux à trois grains ; cependant on peut le faire prendre à plus grande dose, sçavoir, depuis deux, trois, quatre, jusqu'à cinq grains dans les maladies chroniques, sur tout dans celles qui font fort froides & pituiteuses. On pourra l'allier quelquefois à des pillules, des électuaires & des bols, si on le juge à propos, quoique son action devienne par ce moyen plus lente & moins vive. Quelques-uns le mettent concassé dans des potions aqueuses ; mais comme ses molécules ne peuvent s'allier & montent en grande partie à la surface, ce n'est pas là la meilleure façon d'en user. On le fait entrer pour l'usage extérieur dans des sachets discussifs, des onguens, des emplâtres & des épithemes secs.

CHAPITRE XXVIII.

De la Myrrhe.

§. I.

L A *vraye Myrrhe* est une substance résineuse-gommeuse, composée de glébes de differente grandeur, grasses au toucher, un peu transparentes, fragiles, solubles en grande partie dans la salive, lorsqu'on les mâche, extérieurement d'un rouge-brun ou d'un brun-rougeâtre & jaunâtre, émaillée intérieurement de petites parcelles ou de stries blanchâtres, demi-circulaires, ou au moins d'une figure irréguliere, d'une odeur balsamique qui ne plaît cependant pas à tout le monde, d'une saveur un peu àcre, balsamique, amere, un peu dégoutante.

§. II.

Les anciens Auteurs de matiere médicale distinguoient de deux espéces de myrrhe. Ils appelloient *Stacten* la portion la meilleure & la plus grasse de la vraie myrrhe, qui découle d'elle-même de l'arbre sans qu'on soit obligé d'y faire aucune incision, & se trouve condensée en gouttes ou en petites glébes pures & transparentes ; ils donnoient le nom de plastique ou factice à celle que l'on tiroit aussi après avoir fait un incision à l'arbre. On la recevoit dans des nattes de palmier, soit en l'exprimant ou sans l'exprimèr. On y ajoûtoit de l'huile & on en faisoit des masses, des petites glébes ou des pastilles. Du reste, il y a une très-grande différence de la premiere espéce à la seconde, laquelle se tiroit de la factice, étoit par conséquent ce qui s'écouloit de plus gras & de plus pur de la myrrhe, aussi en tiroit-on très-peu ; c'est là pourquoi nous ne la connoissons gueres aujourd'hui. Il est même probable qu'on en transportoit autrefois très-peu du pays, mais qu'elle s'y consommoit toute ou dans les endroits circonvoisins.

§. III.

Outre les deux espéces dont nous venons de parler, *Dioscoride* en distingue encore plusieurs autres, dont il tire les noms en partie de l'endroit d'où elles viennent, de la qualité du terroir, de l'âge & de la culture des arbres, &c. ; en partie de la diversité du caractere & de bonté. On appelle l'une, continue-t'il, sauvage, grasse, & c'est celle là précisément de laquelle on tire la bonne espéce de myrrhe : un autre se nomme gabirée ; c'est la plus grasse de toutes ; la terre qui la produit est grasse & fertile, & cette espéce fournit aussi beaucoup de bonne myrrhe. Celle qui prend le nom de troglotide à cause du pays qui la produit, passe pour la meilleure de toutes. Elle est un peu verdâtre, transparente & semble écorcher lorsqu'on la goûte. On ramasse aussi une espéce de myrrhe blanche, qui après la troglotyde passe pour la meilleure ; elle pâlit un peu comme le bdellium, lorsqu'on la touche ; elle est d'une odeur forte & croît dans des lieux raboteux. Une autre espéce s'appelle *Caucalis* qui devient aride comme les espéces qui sont passées ; elle est noire & comme brûlée par le feu. La moins estimable de toutes ces espéces de myrrhe, c'est celle à laquelle on donne le nom d'*Ergasime* ; elle est si séche, qu'elle se casse facilement, & n'a aucune saveur grasse & âcre qui puisse lui faire attribuer la vertu des gommes & la faire regarder comme telle. On ne fait pas plus de cas de l'espéce nommée *Minea*, &c.

§. IV.

La myrrhe qui se trouve de nos jours dans nos boutiques d'Apoticaires & de Parfumeurs, est rarement seule & parfaitement pure ; mais on la trouve ordinairement mêlée de petits morceaux, & de glébes moins bonnes ou tout-à-fait étrangeres, bien differentes de la vraye myrrhe par leur nature & leurs vertus. En effet, on remarque très-souvent entre les vrayes glébes de la myrrhe de petits morceaux transparens, durs, d'une couleur jaunâtre-pâle ou de succin, qui approchent plus ou moins de la gomme Arabique par leur forme extérieure; elles n'ont ni odeur, ni saveur. On y voit aussi d'autres glébes, & quelquefois en assez grande quantité, réunies fort souvent en grosses & belles gouttes, néanmoins bien plus dures que les morceaux de vraye myrrhe, plus compactes & plus tenaces, & par conséquent plus difficiles à rompre; elles sont en outre moins grasses, de couleur de poix, d'un rouge-brun ou d'un brun-rougeâtre obscur, d'une odeur plus dégoûtante & d'une amertume si disgracieuse, qu'on ne peut les tenir ni les retourner pendant long-tems dans la bouche, quoiqu'elles soient d'un caractere résineux sur lequel la salive a peu de prise. Il est donc essentiel de bien distinguer la vraye myrrhe & de la dégager de toutes les particules étrangeres dans lesquelles elle est embarrassée, parce qu'il y a une très-grande difference entre la vraye & la fausse myrrhe par rapport à la nature & aux vertus. En effet, la premiere est bien plus gracieuse & bien plus temperée que la derniere, & elle produit de bien meilleurs effets dans le corps humain. *Dioscoride* a reconnu depuis long-tems cette vérité ; c'eft pourquoi il conſeille de prendre la myrrhe fraiche , fragile, la moins peſante , d'une couleur uniforme , blanche intérieurement lorſqu'on la caſſe , de la figure des ongles d'homme , traverſée dans ſon milieu de diviſions, faite de petites glébes , d'une acrimonie amere & odorante , & de rejetter celle qui eſt plus peſante , noire comme de la poix , comme ne pouvant être d'aucun uſage en médecine.

§. V.

On ramaſſe ce concret réſineux-gommeux en Egypte , en Arabie & en Ethiopie ; mais ſur tout dans une Province de l'Ethiopie que les Anciens appelloient Troglodyte, où elle coule d'elle-même, ou , ce qui ſe pratique ordinairement, par le moyen d'une inciſion que l'on fait à l'écorce du tronc d'un arbre épineux & bas dont les Botaniſtes ne nous ont pas encore donné une parfaite deſcription. *Dioſcoride* dit que cet arbre eſt fort ſemblable au *Spina Ægyptiaca* , qu'on en reçoit dans des nattes de palmier les larmes qui en découlent peu à peu après qu'on y a fait des inciſions, & qu'il arrive que ces larmes s'attachent & s'endurciſſent auſſi ſur le tronc de l'arbre. *Paul Hermann* aſſûre que cet arbre épineux, qui ſuivant le témoignage de *Pline* ne s'éleve pas à plus de cinq aunes , s'appelle *Bota* dans le pays. *Samuel Dale* le met au nombre des arbres qui portent des bayes, & *Pomet* dit que

les feüilles reſſemblent fort à celles de l'orme ;
mais aucun de ces Auteurs n'en a donné une deſcription aſſez détaillée , pour qu'on puiſſe aſſûrer
rien de certain ſur ſa forme & ſur ſa maniere de
croître , ne l'ayant jamais vû de même que pluſieurs autres Médecins qui en ont parlé.

§. VI.

Ce concret eſt compoſé de parties ſpiritueuſes-
huileuſes eſſentielles, de gommeuſes, de réſineuſes
& de peu de recrementielles. En effet , une livre de
myrrhe pure , choiſie & miſe en poudre , jette ,
comme le rapporte *Fred. Hoffmann* , diſtillée avec
de l'eau dans un alambic , une eau blanchâtre , qui
a une odeur aſſez agréable de myrrhe , & charie
avec elle une huile eſſentielle étherée , qui diviſée
en pluſieurs globules nage en partie ſur l'eau &
tombe en partie au fond. On laiſſe repoſer pendant quelques jours cette liqueur , & on en ſépare
environ deux gros, ou tout au plus trois gros
d'huile , encore faut-il avoir employé la myrrhe
la mieux choiſie & que la diſtillation en ſoit bien
faite. Du reſte , elle a l'odeur de myrrhe & n'eſt
pas d'un goût diſgracieux. Si on met de la meilleure
myrrhe pendant quelque tems en une douce digeſtion dans de l'eau , elle ſe diſſout en grande partie ,
& l'infuſion eſt d'une ſaveur & d'une odeur forte
de myrrhe , d'une couleur jaunâtre obſcure avant
& après la filtration , néanmoins un peu trouble

foit qu'elle foit chaude ou froide ; c'eft là ce qui me fait préfumer que certaines particules huileufes & peut-être des réfineufes plus tendres font tellement mêlées avec les gommeufes , que l'eau peut auffi les diffoudre , quoique groffierement , & qu'elles peuvent paffer à travers le papier dont on fe fert pour la filtration. L'extrait de cette infufion a tout-à-fait l'odeur & la faveur de la myrrhe , & il eft d'une couleur jaune un peu brune ; j'en ai tiré un gros & demi & trois grains d'une once de myrrhe. Le refte defféché & mis de nouveau en digeftion avec l'efprit de vin , a encore fourni deux fcrupules & cinq grains de fubftance, de forte qu'il ne refte qu'onze ou douze grains de matiere recrémentitielle. La portion purement réfineufe étoit d'une couleur obfcure , & outre fon amertume difgracieufe elle étoit fi tenace , qu'en la tenant dans la bouche elle fe coloit opiniâtrement aux dents & au palais , & il s'en diffolvoit peu dans la falive.

§. VII.

Mais en m'y prenant d'une maniere tout oppofée dans l'examen de ce mixte, je verfai autant de très-bon efprit de vin fur une même quantité de myrrhe bonne & bien choifie, il en réfulta une teinture d'une couleur d'un jaune-rouge , d'une faveur fort amere, d'une odeur balfamique & fpécifique de la myrrhe , qui , après l'évaporation,

ne laissa qu'une demi-once d'extrait un peu dur.
La quantité de cet extrait fait voir qu'il n'étoit
pas purement résineux, mais gommeux - résineux, cependant très - tenace & d'une couleur
rouge-brune. Ce qui resta fut dissout en grande
partie dans l'eau simple, de sorte qu'il y en avoit
encore à peine douze grains : d'où il paroît constant qu'une once de bonne myrrhe est composée
d'environ sept gros de substance gommeuse, mêlée
cependant de quelques particules résineuses-hui-
leuses fort tendres, de deux scrupules & quelques
grains de substance résineuse, plus grossiere, pareillement imbue d'huile étherée, & de douze
grains, plus ou moins, d'impuretés indissolubles.
En effet, on ne doit attribuer la quantité du premier extrait résineux qu'à l'action du phlegme,
qui est encore en très-grande quantité dans l'esprit
de vin rectifié par la méthode ordinaire, lequel
dissout une partie du principe gommeux. Du reste,
je ne voudrois pas nier que la quantité relative des
principes dont nous venons de parler, ne puisse
quelquefois varier beaucoup par rapport aux differens dégrés de bonté de la myrrhe; car plus la
myrrhe est bonne & bien choisie, & plus elle contient de substance gommeuse; au contraire plus
elle est mauvaise & plus elle renferme de résine.

§. VIII.

Ces principes de la myrrhe bien choisie n'ont

pas le même caractere, ni la même vertu ; mais l'un paroît l'emporter sur l'autre, par rapport à sa maniere d'opérer & à ses vertus médicinales. En effet, la substance gommeuse, médiocrement imbue d'huile essentielle, aromatique, étherée, qui forme une grande partie de la vraye myrrhe, est bien meilleure que les autres principes considerés séparément, parce qu'elle est d'une nature plus temperée ; que la salive & le suc gastrique la dissolvent parfaitement & assez promptement, si bien qu'elle peut ensuite être très-facilement transportée par filtration des premieres voyes dans le sang & la lymphe. C'est aussi là pourquoi elle agit sur tout le corps, & qu'elle peut en conséquence de son amertume douce & balsamique corriger & détruire les impuretés putrides & corrompues, telles qu'elles puissent être, soit dans les premieres voyes, soit qu'elles infectent la masse des humeurs circulantes, ou qu'elles soient dans quelqu'autre partie ; elle peut aussi redonner à la bile visqueuse, qui par son inertie donne lieu à differentes maladies chroniques, son caractere naturel savoneux, une amertume & une fluidité convenable.

La myrrhe a toujours été beaucoup estimée à cause de son excellente qualité balsamique & de sa vertu puissante anti-putride. Les plus anciens habitans d'Egypte qui se sont piqués plus que toutes les autres Nations de conserver pendant long-tems

les

les corps & de les préserver de la pourriture, se servoient de ce concret balsamique pour leurs embaumemens, & ils réservoient le meilleur pour les riches ; c'est ce dont nous asûre *Hérodote* dans l'endroit où il parle des differens embaumemens des Egyptiens. Voici, dit-il *Hist. liv. 2.*, comment ils s'y prenoient : ils tiroient par les narines le cerveau avec un fer crochu & remplissoient le crâne de médicamens à mesure qu'ils le vuidoient ; puis ils ouvroient le bas-ventre avec une pierre bien tranchante d'Ethiopie, & le découvroient de part & d'autre ; après l'avoir nétoyé & l'avoir rempli de vin de Phénicie, ils le farcissoient d'aromates bien broyés ; puis ils mettoient par-dessus les intestins de la myrrhe pure concassée, de la cassia-lignea & d'autres aromates, excepté l'encens ; ils recousoient ensuite les tégumens par-dessus, &c. Il n'y a de même aucun doute que la vertu médicinale anti-putride & traumatique, que les Médecins (ausquels il a plû d'introduire en pharmacie ce médicament qui fait horreur) attribuent à la vraie momie & à la meilleure des anciens Egyptiens, ne dépende en grande partie de la myrrhe. Je n'oserois cependant nier que le saffran, l'aloës, la cassia-lignea, la canelle, le baume, la résine de cédre & autres semblables aromatiques & balsamiques, dont les Anciens composoient la matiere nécessaire pour embaumer les corps des riches après la mort, ne concourussent

Section XII.   P

beaucoup à en augmenter les vertus dont nous avons parlé.

§. IX.

Toutes ces vertus rendent la myrrhe fort esti-mable ; mais de quel prix devient-elle par rapport à son excellente vertu fortifiante, qui en même tems excite & discute très-doucement, circonstance à laquelle on doit faire attention, puisqu'elle ne produit aucune expansion orgastique singuliere des humeurs, quoique les sujets soient d'un tempéramment chaud, bilieux & cholérique, pourvû qu'on en use modérement & à propos. Si on la fait prendre en substance, c'est-à-dire, sans la faire dissoudre dans quelqu'esprit inflammable, les menstrues salins-aqueux naturels de la bouche & de l'estomac, ne peuvent la dissoudre parfaitement, & elle s'attache plus fortement de part & d'autre par sa portion la plus grossiere, tandis que la plus subtile est en quelque façon dissoute, passe dans le sang, l'agite, le secoüe & l'étend trop fort à cause de son caractere trop chaud. C'est aussi là pourquoi la plûpart des Médecins qui ne sont pas instruits de la difference de la vraie myrrhe & de la fausse, ont regardé & regardent encore ce mixte comme un médicament très-chaud.

§. X.

L'huile essentielle & étherée est d'une nature un peu plus chaude ; cependant comme elle ne se

trouve pas en grande quantité dans la myrrhe, &
qu'elle eſt mêlée çà & là de parties réſineuſes-
gommeuſes, on ne doit jamais appréhender qu'elle
produiſe de violens mouvemens dans le corps.
Joignez à cela que cette huile, conſiderée même
ſéparément après la diſtillation, n'eſt pas ſi propre
à brûler que la plûpart des autres huiles balſamiques & aromatiques; mais qu'elle agit aſſez modérement, ſi on n'en prend que quelques gouttes à
la fois. *Fred. Hoffmann* vante beaucoup cette huile,
& aſſûre qu'elle produit de très-bons effets dans
differentes maladies. Cette huile, nous dit-il, eſt
d'une ſaveur & d'une odeur ſi délicate, qu'elle
paroît fortifier & récréer d'une maniere ſinguliere.
Si on en mêle quelques gouttes avec du ſucre
broyé, on fait l'éléoſacharum balſamique & pectoral, dont on ne peut faire aſſez de cas par les
grands & bons effets qu'il produit dans les maladies chroniques de poitrine & dans la toux invétérée, ſoit qu'on le prenne ſeul, ou avec une infuſion
de véronique & de caffé. On s'en trouvera ſûre-
ment bien, ſi on en prend le matin une goutte ou
deux dans un bouillon, ou du chocolat, ou du
caffé, &c., pour corriger le mauvais air lorſque le
tems eſt couvert & qu'il court des maladies épi-
démiques par la Ville.

§. XI.

Tout ceci & ce qui a précedé, fait aſſez voir que la ſubſtance gommeuſe de la myrrhe eſt d'une nature très-douce, & que la réſine de même que l'huile ſont d'un caractere plus chaud ; qualité que la réſine ſur tout a à un bien plus haut dégré, lorſqu'on prépare la teinture de myrrhe avec le meilleur eſprit de vin ; car alors il diſſout la ſubſtance huileuſe-réſineuſe, ſans toucher à la gommeuſe, & lui en s'uniſſant à elle la rend bien plus active. *Sthal* eſt auſſi de ce ſentiment, en ce qu'il reconnoît ces propriétés dans la myrrhe, de même que dans d'autres réſineux & gommeux-réſineux ſemblables. C'eſt, dit-il, un phénomene ſingulier de médecine, que ces réſines données en eſſence, c'eſt-à-dire, encore étendues très-finement dans l'eſprit de vin, font communément deux fois plus d'effet qu'en ſubſtance ou en extrait ; par exemple, la myrrhe rouge priſe par la bouche à la doſe d'un gros, pouſſe ſimplement les régles ; ſi on verſe ſur ce gros une once d'eſprit de vin, qu'on enleve la teinture dont il y aura environ ſix ou ſept grains ſans expreſſion, un demi-gros ou deux ſcrupules de cette eſſence produiront autant d'effet qu'un gros de myrrhe, &c. Il n'eſt donc pas indifferent de donner la myrrhe plutôt ſous une forme que ſous une autre, mais on doit en ſçavoir faire choix, diſtinguer ſous laquelle elle doit produire un effet plus doux ou plus fort, & par conséquent toujours convenable & adéquat, suivant la diversité des sujets & des maladies.

§. XII.

Outre les vertus générales qu'a la myrrhe de fortifier, de résister à la pourriture & de remuer doucement ; la vraie myrrhe a aussi d'excellentes vertus stomachiques, carminatives, utérines, bézoardiques, traumatiques & pectorales. Les stomachiques & les carminatives sont si excellentes, que j'avoue ingénument que je ne connois aucun reméde préférable à la myrrhe dans ces sortes de cas. En effet, elle rétablit admirablement bien le ton de l'estomac & des intestins, elle rend aux fibres relâchées des membranes leur force naturelle, rend par conséquent la contraction nécessaire de ces parties plus vive pour dissoudre comme il faut les alimens, & les convertir en chyme & en chyle convenable ; pour atténuer les crudités, les faire avancer, & enfin les chasser par le bas-ventre avec les vents qui y sont accumulés & reteaus ; elle déterge & détruit les impuretés visqueuses & demi-pourries qui s'y rencontrent, corrige l'inertie de la bile, & débarrasse ainsi toutes les liqueurs qui servent à la digestion & à la chilification de differens défauts de tempéramment & de mixtion, défauts qui ne sont que trop ordinaires. Il est donc facile de sentir pourquoi la vraie myrrhe, mâchée sur tout, produit ordinairement de très-grands effets dans la difficulté de respirer, l'apepsie, la dysorexie, l'anorexie, & les autres défauts d'appétit & de digestion, sur tout lorsque c'est après des maladies, que l'on est vieux, ou affoibli par des travaux & des études profondes, &c.; dans les vomissemens pituiteux, les affections flatulentes, la diarrhée muqueuse chronique, les fiévres intermittentes, particulierement dans la fiévre quarte opiniâtre, & autres semblables maladies des premieres voyes que l'on doit particulierement attribuer au relâchement des membranes, à la mucosité de la bile & aux crudités pituiteuses & à demi-pourries qui s'y accumulent.

§. XIII.

Sa vertu utérine & emmenagogue n'en céde pas beaucoup à sa vertu stomachique; on doit néanmoins en user avec plus de précaution dans la passion histérique, la stérilité, les fleurs blanches, la suppression des vuidanges, le défaut ou l'obstruction des régles; encore n'est-ce qu'après en avoir bien développé la cause matérielle & la formelle avant que de la faire prendre. En effet, elle ne produit de bons effets dans les maladies dont nous avons parlé, que lorsqu'elles doivent leur origine à la viscosité des humeurs & au relâchement des solides, vices qui ont fort souvent leur source dans la foiblesse d'estomac & la mauvaise digestion : mais

ſi la cauſe formelle dépend des ſpaſmes cauſés par
une trop grande quantité de ſang bilieux, ou trop
rempli de quelque matiére âcre plus chaude, elle
n'eſt pas d'un uſage auſſi avantageux, à moins
qu'on n'ait diminué la pléthore par la ſaignée,
qu'on n'ait corrigé l'acrimonie, ſur tout la chaude
bilieuſe, en ſe ſervant de remédes tempérants
convenables. Il faut avoir la même circonſpection
toutes les fois que l'on doit faire uſage de la myrrhe dans les fiévres, comme d'un bézoardique. En
effet, on ne peut s'en ſervir dans les fiévres arden-
tes, bilieuſes, inflammatoites ; & on ne peut pareillement la preſcrite avec ſûreté dans la ſynoque
ſimple, parce qu'elle reconnoît toujours pour
cauſe principale la trop grande quantité de ſang.
Toutes ces fiévres d'ailleurs ſuppoſent la préſence
de quelque matiere plus chaude, ou au moins une
grande chaleur accompagnée d'une ſécheteſſe &
d'un grand reſſerrement des parties ſolides. Pour
ce qui eſt des fiévres putrides & malignes, peſtilén-
tielles, pétéchiales, pourprées, de la petite vérole,
des catharrales, du coryſa ſur tout, de la toux
humide, ou accompagnée de la tumeur des glandes ſalivaires, le camphre produit de merveilleux
effets dans ces ſortes de fiévres, en ce qu'il détruit
les parties putrides, qu'il atténue les pituiteuſes-
viſqueuſes, & qu'il favoriſe beaucoup la ſortie des
exanthemes. Il ne faudra néanmoins pas faire

prendre la teinture spiritueuse qui agite trop, est trop chaude, mais simplement l'aqueuse ou l'a- queuse-vineuse, qui donnée en petite dose, produit bien doucement son effet, & fait sortir les impure- tés sans augmenter considérablement la chaleur.

§. XIV.

Les vertus dont nous avons parlé jusqu'à présent rendent la vraye myrrhe assez recommandable, quoiqu'elle le soit encore beaucoup plus par ses vertus vulnéraires & pectorales. En effet, qui con- noît un concret médical que l'on puisse comparer à la vraye myrrhe, par sa vertu traumatique puri- fiante, consolidante dans les playes & les ulceres tant internes qu'externes, & même dans le spha- cele & la carie des os? Qui pourroit nommer un re- méde simple que l'on pût préferer à la vraye myr- rhe, dans la toux invéterée & les autres affections chroniques de la poitrine causées par la foiblesse des parties solides, sur tout de l'estomac & des poûmons, par la production continuelle d'une matiere muqueuse qui en est certainement la suite, & vient aussi de s'être trop couché sur la poitrine? Pour moi, je n'en connois aucun, & je pense qu'on doit préferer la vraye myrrhe, sinon à tous, au moins à la plûpart des remédes connus. En effet, elle forti- fie non seulement l'estomac & les poûmons d'une maniere admirable, mais aussi les autres visceres qui servent à la préparation des sucs nourriciers, & à la épuration du sang & de la lymphe qui circulent ; purifie outre cela le sang & les autres humeurs, les atténue doucement, empêche la corruption imminente des fluides & des solides, ou la corrige très-efficacement lorsqu'elle est présente, & qu'elle n'est pas encore accompagnée de fiévre lente ou hectique.

§. X V.

Enfin outre ses vertus vulnéraires & pectorales, elle en a aussi une anthelmintique, assez considérable & appuyée sur differens fondemens. Son caractere balsamique & son amertume la rendent non seulement propre à tuer les differentes espéces de vers qui se rencontrent dans le canal intestinal, mais elle détruit aussi la saburre visqueuse-putride qui sert de nid & de pâture aux vers, corrige l'inertie de la bile, qui étant bien constituée doit être regardée comme le principal antidote des vers ; en lui donnant une amertume convenable & à l'estomac sa force naturelle, elle fait que les alimens sont dissous comme ils le doivent être, & que la préparation du chyle se fait bien ; ainsi elle empêche qu'il ne s'amasse de nouvelles crudités.

§. X V I.

Ce concret opere très-bien, si on l'employe en substance, sur tout lorsqu'après l'avoir retenu un peu de tems dans la bouche & l'avoir laissé entierement dissoudre en l'y retournant fréquemment, au moyen de la salive qui s'y dégorge , il deſcend inſenſiblement dans le ventre. En effet, la ſalive qui eſt un menſtrue aqueux très-temperé , diſſout une ſubſtance huileuſe-gommeuſe, mêlée de quelques parcelles réſineuſes très-tendres, n'altere en aucune façon la portion réſineuſe la plus groſſiere & la terre inerte , que l'on pourra enſuite rejetter à ſon gré, s'il en reſte encore après l'avoir mâchée pendant un peu de tems. C'eſt donc là la forme & la maniere ſous laquelle ceux qui en uſent devroient toujours prendre la vraye myrrhe, à moins que ſon amertume conſidérable ne leur causât un peu trop de dégoût ; c'eſt pourquoi pour déguiſer cette amertume ou la diminuer, il convient de la mêler avec le ſucre ou bien avec d'autres ſtomachiques, pectoraux, &c. appropriés, par exemple, avec le ſaffran, la poudre à vers, la rhubarbe, l'anis étoilé, &c. ; on en fera des trochiſques, ou bien on en fera un électuaire avec les ſyrops, une certaine eau diſtillée, ou du meilleur vin médiocrement empreint de terre foliée de tartre, ou on peut la réduire en pilulles & en bols avec les extraits de ſucs épaiſſis, tandis qu'elle exerce une douce opération en la prenant ſous une forme differente convenable. Pour ce qui eſt de la teinture ſpiritueuſe concentrée , elle eſt bien plus chaude à cauſe de ce qui a été dit ci-deſſus § XI, & ne peut être d'uſage que dans certains cas, où on a befoin de remédes qui fecouent & agitent plus fort. Du refte, à peine peut-on déterminer plus généralement la dofe exacte, foit qu'on la prenne feule ou mêlée avec d'autres; mais on laiffe en entier au Médecin à décider, s'il doit dans ce feul cas faire ufage d'une plus ou moins grande quantité.

CHAPITRE XXIX.

De la Gomme ammoniaque, du Galbanum & du Bdellium.

§. I.

LA gomme ammoniaque eft un concret réfineux-gommeux, jaunâtre en dehors, blanchâtre en dedans, d'une odeur ingrate balfamique, d'une faveur réfineufe un peu âcre & un peu amere nauféeufe. Les Marchands l'apportent d'Egypte & des déferts d'Afrique, fur tout du trajet de la Lybie Cyrenaïque & des environs du Temple de Jupiter Ammon, où on dit qu'elle découle des incifions que l'on fait à une efpéce de ferule, dont les Botaniftes ne nous ont pas encore donné une defcription parfaite; elle fe condenfe infenfiblement en petites glébes plus pures & plus impures, de differentes grandeurs.

§. II.

Elle eft compofée de parties réfineufes & de

gommeufes dans lefquelles on trouve néanmoins
fort fouvent , fur tout dans les glébes les moins
précieufes , des femences qui reffemblent à celles
d'Aneth , des petits grains de fable mêlés d'autres
recrémens; la portion gommeufe eft en plus grande quantité que la réfineufe , elle a cependant un
peu moins de vertus que la derniere. La premiere
diffolution aqueufe eft trouble , d'une couleur
blanchâtre , tirant un peu fur le jaunâtre, d'une
faveur un peu amere , d'une odeur foible qui fent
fort. L'extrait eft d'un jaunâtre-brun fale , fans
odeur, & n'a qu'une faveur foible réfineufe un peu
amere. J'en ai tiré trois gros & vingt-trois grains
d'une demi-once de gomme très-pure. La premiere
infufion fpiritueufe eft tranfparente , d'une couleur
jaune-rougeâtre , d'une faveur ingrate , un peu
âcre & amere , & plus forte que l'aqueufe. L'extrait a du rapport avec l'infufion , fi ce n'eft que la
couleur en eft plus foncée, d'un jaune & rougeâtre-
brunâtre, d'une odeur & d'une faveur un peu plus
foible. Une demi-once en a jetté environ trois
gros. Ni cet extrait ni le précédent ne font parfaitement purs, mais l'une & l'autre fubftance y font
fi étroitement unies enfemble, qu'il fe fépare quelques particules réfineufes dans l'eau , comme il le
paroît parce que l'infufion en eft trouble , & qu'il
fe détache plufieurs molécules gommeufes dans
l'infufion qu'on en fait à l'efprit de vin.

§. III.

Sa vertu laxative très-douce, sa détensive forte, atténuante & apéritive, rendent ce concret spéci-fique dans l'obstruction du foye, de la ratte, du méfentere, de la matrice, des reins & de la veffie ; de même que dans la cachéxie ictérique, les fiévres intermittentes, l'hydropifie, la nephrétique fablo-neufe-pituiteufe, la toux, l'afthme, la goutte fereine, les fleurs blanches, la gonorrhée virulente & les ulceres des parties internes. On la fait pren-dre en infufion & en pilulles depuis quelques grains jufqu'à un fcrupule, & par fois auffi en infufion avec de l'eau fimple ou quelqu'eau diftillée. On la fait entrer très-ordinairement & avec bien du fuccès dans les emplâtres émolliens, réfolutifs & fuppuratifs, & elle produit de merveilleux effets lorfqu'on l'applique fur les clous des pieds, fur d'autres excroiffances & d'autres tumeurs endur-cies pour les amollir.

§. IV.

Le *Galbanum* eft un concret gommeux-réfineux un peu tranfparent, tenace & ductile comme de la cire, tantôt blanchâtre ou d'un roux-jaunâtre, tantôt brun ou ferrugineux-noirâtre, d'une faveur réfineufe un peu amere & un peu âcre, d'une odeur gracieufe balfamique. La plante par les in-cifions de laquelle ce fuc coule, croît dans l'Inde, en Syrie, en Arabie, en Afrique, dans le Cap de

Bonne-Espérance. Les Botanistes lui ont donné differens noms. La meilleure espéce de galbanum est d'une couleur blanchâtre ou d'un roux-jaunâtre, réuni en larmes ou en grumeaux plus purs & un peu transparens. On ne doit faire aucun cas de celui qui est sale, rempli de differentes ordures & d'une couleur brune obscure ou noirâtre.

§. V.

Il entre dans sa composition des parties gommeuses & résineuses, qui sont remplies d'une huile étherée essentielle, de maniere cependant que les résineuses y sont en plus grande abondance que les gommeuses. Il sort par la distillation humide une huile essentielle, dont il y a environ six gros dans une livre de galbanum, & elle forme par son mêlange l'une & l'autre substance fixe, sur tout l'active. Conséquemment plus ce concret est récent & plus il a de vertus, & réciproquement on doit aussi observer que le galbanum distillé dans une retorte à feu ouvert & doux, fournit dans son principe une certaine huile singuliere bleuâtre ou tirant sur le violet, fort analogue par sa nature à l'huile essentielle, à laquelle succéde enfin en poussant le feu un peu plus fort, une grande quantité d'huile empyreumatique, qui résulte de la violente destruction de la substance fixe gommeuse-résineuse. Cette huile bleuâtre a de grandes vertus ; elle ne conserve cependant pas long-tems sa couleur,

mais elle en prend une purpurine en peu de jours,
sur tout si le vaiſſeau a été mal bouché. L'eau dans
laquelle on l'a fait diſſoudre, eſt d'abord trouble,
d'une couleur pâle-jaunâtre, d'une odeur gracieuſe
balſamique & d'une ſaveur ſemblable. L'extrait
épaiſſi d'une demi-once de galbanum peſe environ
deux ſcrupules, ſe trouve d'une couleur jaune un
peu brune, d'une odeur foible & d'une ſaveur
réſineuſe. La premiere teinture ſpiritueuſe eſt
d'une couleur d'or foncée, & d'une ſaveur âcre
balſamique gracieuſe & un peu âcre, d'une odeur
balſamique un peu inférieure à celle de l'infuſion
aqueuſe, parce qu'elle paroît renfermer pluſieurs
parties huileuſes, auſquelles on doit uniquement
attribuer cette plus grande odeur. La maſſe qui
reſte après l'évaporation eſt d'une couleur brunâtre, a un peu plus d'odeur, & laiſſe ſur la langue
une ſaveur foible réſineuſe-balſamique, entierement dépoïillée de ſon âcreté. J'ai tiré d'une once
de galbanum environ trois gros de cet extrait
réſineux.

§. VI.

On met ce concret au nombre des remédes
utérins, anthyſtériques & anti-épileptiques les
mieux choiſis, & on le fait prendre très-fréquemment, à cauſe de toutes les vertus dont nous venons
de parler, dans la ſuppreſſion des régles, les fleurs
blanches, l'accouchement difficile, l'écoulement

lent des lochies, le mal hyſtérique, la colique
convulſive, l'épilepſie & les autres convulſions ;
on s'en ſert auſſi, à cauſe de ſa vertu moderée
atténuante & fortifiante, dans l'obſtruction des
viſceres, la toux, l'aſthme, le coryſa, & les autres
affections catharrales, en forme de pilulles, depuis
quelques grains juſqu'à un ſcrupule. Il entre dans
les baumes & les emplâtres traumatiques, ſuppu-
ratifs, réſolutifs, nervins, anti-ſpaſmodiques &
anodyns, que l'on applique ſur les tumeurs dures,
les parties enflammées, paralyſées, bleſſées, ulce-
rées, roides ; ſur le ventre, dans la colique, la
paſſion hyſtérique, l'obſtruction du foye, de la
ratte, du meſentere, &c. On l'ajoûte auſſi aux
fumigatoires utérins, dans la deſcente du vagin &
de la matrice, les fleurs blanches, la douleur hyſtérique & la ſtérilité ; il produit outre cela un fort
bon effet lorſqu'on l'applique en forme d'emplâtre
pour détruire les corps des pieds.

§. VII.

Le *Bdellium* eſt un concret gommeux-réſineux ,
gras au toucher comme la vraye myrrhe, fragile
en quelque façon, d'une couleur blanchâtre un
peu brune, ou d'un brun-rougeâtre, d'une odeur
gracieuſe balſamique, d'une ſaveur un peu âcre &
un peu amere. L'arbre d'où provient cette gomme
n'eſt pas encore aſſez connu. On dit cependant
qu'il croît en Arabie, dans l'Inde, la Médie, &c.,

Il est laiteux & épineux. Quelques-uns pensent qu'il est du même genre que celui qui porte la myrrhe, & que ces deux arbres ne different que par l'espéce. Mais comme je ne puis, faute d'expérience, avancer quelque chose de plus certain, on peut, si on le juge à propos, en croire ce qu'on en dit.

§. VIII.

Elle est composée d'une égale quantité de parties gommeuses & résineuses ; sa principale vertu est néanmoins hantée sur les autres. La premiere infusion aqueuse, qui est trouble, de couleur de boüe ou d'un blanc brunâtre, est d'une saveur amere dégoûtante, d'une odeur foible balsamique disgracieuse, laisse après une entiere évaporation un extrait de couleur pâle qui tire sur le boueux & le ferrugineux, d'une saveur un peu amere & aromatique, d'une odeur foible balsamique. On en tire d'une once de bdellium environ trois gros & quelques grains. L'esprit de vin dans lequel on le fait dissoudre, est d'une couleur orangée, d'une saveur résineuse balsamique un peu amere, d'une odeur plus forte & plus gracieuse que l'aqueuse. L'extrait épaissi est d'un jaune-rougeâtre, d'un goût fort résineux, balsamique foible, un peu âcre & légérement amer. J'en ai tiré environ deux gros d'une once.

Section XII.   Q

§. IX.

Il eſt fortifiant & atténuant, & on s'en ſert comme d'un ſpécifique dans les maladies pituiteu-ſes de poitrine, de la matrice, des reins & de la veſſie ; par conſéquent dans la toux, l'aſthme, les fleurs blanches, la ſuppreſſion des régles, la ſtéri-lité, l'épilepſie hyſtérique, le calcul, la nephréti-que pituiteuſe, l'ulcere des reins & de la veſſie. On le fait prendre en pilulles depuis quelques grains juſqu'à un ſcrupule. Il eſt d'un uſage plus ordinaire extérieurement, à cauſe de ſa vertu ré-ſolutive, diſcuſſive & traumatique. On le fait en-trer pour cet effet dans les onguens & les emplâ-tres dont on ſe ſert pour réſoudre les tumeurs dures, les glandes endurcies, les ſcrophuleuſes, les apoſthemes, les playes, les tendons foulés ou bleſſés de toute autre maniere. On le mêle quel-quefois avec les fumigatoires utérins pour faire ſortir le fœtus mort & guérir les autres vices de la matrice.

CHAPITRE XXX.

Du Sagapenum & de l'Aſſa - fœtida.

§. I.

LE *Sagapenum* eſt une gomme en forme de larme concrete réſineuſe-gommeuſe, d'une couleur brune ou d'un roux-jaunâtre, d'une ſaveur

âcre & un peu amere, d'une odeur forte & pénétrante comme de porreau ou d'ail, lorsqu'on le
jette au feu. On l'apporte d'Egypte, de Perfe, de
l'Inde orientale, &c. Il découle, à ce que l'on dit,
des incifions que l'on fait à un arbre de l'efpéce des
ferulacées, dont les Botaniftes n'ont pas encore une
parfaite connoiffance. Le meilleur eft tranfparent,
ou d'un jaune pâle, fentant un peu l'affa-fœtida &
le galbanum.

§. II.

Les parties gommeufes font en plus grande
quantité que les réfineufes, elles font néanmoins
bien inférieures en vertu. L'eau dans laquelle on
en fait diffoudre eft trouble, d'une odeur foible
balfamique, d'une faveur femblable, mêlée un peu
de je ne fçais quoi d'amer. L'extrait épaiffi dont
j'ai tiré deux gros & environ autant de fcrupules
d'une demi-once, eft d'une couleur pâle tirant fur
le jaune, d'une odeur foible & d'une faveur légérement balfamique, un peu âcre & légérement
amere. La premiere teinture fpiritueufe, quoique
d'une couleur jaunâtre & qu'elle n'ait prefqu'aucune odeur, eft néanmoins d'une faveur affez âcre,
mordante & amere. L'extrait a encore l'odeur fpécifique du fagapenum, & a bien plus d'amertume
& bien moins d'âcreté que la teinture. Une demi-
once en a fourni un gros & trente-fix grains. L'un
& l'autre principe fixe a un peu d'huile étherée

essentielle, qui donne plus d'efficacité à leur vertu médicinale.

§. III.

Il agit en irritant, en détergeant & en difcutant fortement ; ce n'eft donc pas fans raifon qu'on le met au nombre des atténuans, des réfolutifs & des apéritifs les plus efficaces. Il eft fur tout fpécifique dans les obftructions opiniâtres des vifceres, fça-voir, du foye, de la ratte, du mefentere, des reins & de la matrice, & par conféquent dans l'hydro-pifie, l'obftruction des régles, les fleurs blanches, le calcul, l'épilepfie hyftérique, &c., de même que dans l'hémi-crânie opiniâtre, l'afthme pituiteux & les autres affections pituiteufes. Il emporte outre cela le mucus des premieres voyes; c'eft là pour-quoi on le fait prendre ordinairement avec fuccès dans les tranchées, & les autres maladies de l'efto-mac & des inteftins, caufées par l'amas de crudités vifqueufes. On le fait ordinairement prendre en pilulles avec d'autres remédes appropriés à la ma-ladie, depuis quatre grains jufqu'à douze. Les femmes groffes ne doivent point en ufer intérieu-rement, parce qu'il pouffe fortement le fœtus & le fang, & provoque en conféquence l'avortement. On l'employe extérieurement dans les fumigatoires utérins, & les emplâtres réfolutifs & maturatifs, dont il augmente beaucoup l'activité.

§. I V.

L'*assa-fœtida* est un concret résineux-gommeux
d'une médiocre tenacité, d'une couleur d'un blanc-
jaunâtre ou rousâtre, ou un peu brune, quelquefois même noirâtre, d'une odeur ingrate qui approche de l'ail ou du porreau, d'une saveur âcre,
un peu amere & nauséeuse. La plante que les Botanistes appellent *Sylphium*, &c., est une ombelli-
fere & approche de la lévesche. La racine de laquelle seule on tire ce suc gommeux-résineux après
avoir fait des incisions, approche de la forme du
panais, mais il est bien plus épais, & outre cela
d'une couleur noirâtre extérieurement. Il faut qu'il
ait un certain âge, & *Kæmpfer* dit qu'au-dessous de
4 ans cet arbre ne jette aucun lait & qu'on ne le
coupe jamais ; mais plus il est vieux & grand , &
plus il pousse de ce suc laiteux ou de ces larmes. Le
suc, comme le rapporte l'Auteur dont nous venons
de parler , tout frais sorti des petites loges de la
racine, est très-blanc, liquide & gras , fort semblable à la fleur de lait doux , & par conséquent
exempt de toute lenteur ; exposé à l'air ou au soleil ,
il devient brunâtre , & il devient aussi lent en se
coagulant : plus la puanteur qui en indique la
force est grande , & plus l'assa-fœtida est bon ; mais
lorsque les larmes sont fraiches, il est très-violent,
& nullement comparable à celui qui est concret &
vieux , tel que celui qui vient en Europe. Un gros

répandu lorsqu'il est frais, jette une odeur plus forte que cent livres de plus vieux, que nos Parfumeurs vendent séche, &c.

§. V.

Cette plante ne croît point, comme le rapportent differens Auteurs, dans la Syrie, la Médie, la Lybie & dans la Cyrenaïque ; mais elle ne vient qu'en Perse, & il ne s'en trouve, suivant *Kampfer*, que dans deux endroits, sçavoir, dans les champs & les montagnes autour de *Heraat*, qui est la tête du Chorasaan, sur le déclin des montagnes de la Province de Laar, qui s'étend du fleuve *Caur* jusqu'à la ville de *Congo*, le long du sinus Persique, là à deux, ici à trois, & dans quelqu'autres endroits à trente stades du bord. Elle pousse pêle-mêle dans des lieux hauts & sur des levées, par tout où le vent porte, les semences qui en ont été séparées (semences d'ailleurs fort semblables à celles de panais de notre pays) ; mais elle croît plus abondamment & souvent à l'intervalle d'un pied dans des lieux qui sont en quelque façon applatis, & par conséquent plus propres à retenir la semence & à la fomenter, parce que le fond en est meilleur, &c.

§. VI.

Elle est composée de parties terreuses, & de recrémentitielles huileuses, gommeuses & résineuses. L'huile essentielle, quoiqu'elle s'y trouve en petite quantité, communique aux autres parties son odeur & sa principale activité, par conséquent plus l'assa est vieux & moins bon il est. A l'huile succéde, eu égard à la vertu, la portion résineuse qui a plus d'acrimonie & d'amertume, quoiqu'elle soit en plus petite quantité que la gommeuse. La premiere infusion aqueuse est d'un jaune-pâle & en même tems trouble, exhale une odeur forte d'ail, & se trouve d'un goût balsamique très-nauséeux. Elle exhale constamment pendant l'évaporation une grande quantité de particules huileuses-spiritueuses ; c'est là pourquoi l'extrait qui est d'un jaune sale tirant un peu sur le brun, sent un peu plus & se trouve d'un goût un peu foible, nauséeux, & un peu amer. La premiere dissolution à l'esprit de vin, qui est jaune & un peu trouble après qu'elle est refroidie, sent le porreau, & laisse sur la langue un goût d'oignon disgracieux & en même tems âcre. Cette teinture exhale pendant toute son évaporation l'odeur spécifique de l'assa. L'extrait conserve aussi cette même odeur ; il est d'ailleurs d'un jaune-brun, & outre le goût nauséeux propre de l'assa qu'il a, il est aussi résineux & un peu amer. Une demi-once d'assa-fœtida a produit quatre scrupules & quelques grains d'extrait résineux ; c'est là pourquoi il est assez constant qu'il est en grande partie gommeux.

Q iiij

§. VII.

Il est très-discussif, & sa vertu détersive & anti-
spasmodique est assez considérable pour le rendre
spécifique dans les coliques venteuses, la passion
hystérique causée par une cause froide, la stérilité,
la suppression des régles, l'hydropisie humide & la
tympanite, l'asthme pituiteux, l'obstruction du
foye, de la ratte, du mesentere, l'épilepsie & les
autres convulsions. Il pousse outre cela le fœtus &
l'arriere-faix, tue les vers, excite l'appétit vénérien, fait pousser la petite-vérole & les autres éruptions, pourvû qu'on s'en serve avec précaution &
en petite dose. On en fait, à ce que dit *Kampfer*,
un très-grand usage dans les Indes ; les Benjans sur
tout s'en servent comme d'un assaisonnement dans
leurs mets ; *Renodeau*, ajoûte-t'il, a eu de la peine
à croire *Garcias* sur cet article : en effet, dit-il,
si ce n'est pas une fable, conjecturez l'une ou
l'autre de ces choses, sçavoir, que l'assa-fœtida ne
sent point mauvais dans l'Inde, ou que les Indiens
ont un gosier de cuivre. J'ai goûté de petites
croutes imbues de ce suc, que je ne trouvois pas
aussi bonnes que je l'aurois d'abord pensé. Les
Médecins de Perse, dit-il un peu au-dessus, n'en
font presque pas d'usage, à cause de la délicatesse
& du goût de la Nation. Ce sont les Benjans qui
en ont fait connoître l'usage aux Laarois dans les
coliques venteuses & l'hydropisie, sur tout dans la

tympanite. Un habitant de Digne m'a rapporté que s'étant trouvé incommodé de cette maladie, il avoit pris tous les matins pendant six semaines un bol d'affa ou une pilulle plus considérable, jusqu'à ce qu'il ait été rétabli, que par ce moyen il avoit fait sortir par haut & par bas des vents si puants, qu'il n'étoit pas possible qu'on le supportât dans aucune compagnie, &c. On le fait prendre en pilulle depuis quelques grains jusqu'à un scrupule, & même jusqu'à un gros ; on le donne aussi en essence. On le trouve chez nos Apoticaires, & il entre dans les fumigatoires pour la matrice, les emplâtres anti-spasmodiques, résolutifs, anthystériques, carminatifs & fortifians. Quelques Médecins même lui attribuent une vertu singuliere anti-magique, que je regarde sans balancer comme superstitieuse.

CHAPITRE XXXI.

Du Ladanum, de la gomme de Caragne & de Lierre.

§. I.

LE *Ladanum* est une gomme résine, plus molle quand elle est fraiche, tenace, qui s'amollit entre les doigts & devient ductile comme la poix ; mais qui lorsqu'elle est vieille se trouve dure, légere, friable, cependant difficile à rompre, d'une couleur grise ou noire, ou d'un roux noirâtre, d'une saveur amere, d'une odeur pénétrante lorsqu'on la brûle. Rarement, ou pour mieux dire jamais on ne trouve ce concret parfaitement pur ; il est ordinairement mêlé avec beaucoup de sable très-fin & de poussiere. Le meilleur ladanum se tire d'une plante que *Tournefort* appelle *Cistus ladanifera Cretica flore purpureo*, laquelle croît en Syrie, en Candie, en Créte, en Lusitanie, en Espagne & dans les autres pays chauds. Il découle naturellement des tuyaux de ces feüilles, & se condense ensuite peu à peu en une masse tenace. Celui que l'on tire en faisant boüillir les feüilles, est bien inférieur & se trouve en grande partie dépoüillé de son principe huileux.

§. II.

Il est composé d'un plus grand nombre de parties résineuses que de gommeuses, un peu empreintes d'huile étherée ; il renferme outre cela plusieurs ordures sabloneuses-terreuses, que le vent y porté lorsqu'il est encore à moitié liquide après son écoulement. La portion la plus résineuse, soluble dans l'esprit de vin, est environ de cinq ou six gros par once, la gommeuse d'environ un gros, & il ne reste que de la terre & du sable. La premiere dissolution dans l'eau est trouble, d'une couleur pâle de boüe, d'une saveur foible un peu amere, d'une odeur un peu disgracieuse presque comme la nicotiane. L'extrait épaissi est d'une couleur plus foncée, c'eſt-à-dire, d'un brun pâle & ſale ; mais il eſt encore bien plus foible, ſi on a égard à ſa ſaveur & à ſon odeur. La premiere teinture ſpiritueuſe eſt de couleur d'or, d'un goût mêlé, un peu âcre, légérement balſamique & un peu amer, d'une odeur balſamique peu gracieuſe. La maſſe qui reſte après l'évaporation, eſt d'un jaune-brun, d'une odeur nauſéeuſe comme le tabac, ſe trouve d'un goût foible & balſamique diſgracieux, & s'attache à la langue & au goſier lorſqu'on la goûte. Toutes ces analyſes font voir que le ladanum eſt ſi foible & de ſi peu de conſéquence, qu'on peut très-bien s'en paſſer en médecine ; eu égard à ſon activité, on doit d'abord placer ſa portion ſpiritueuſe huileuſe, puis la réſineuſe & enfin la gommeuſe.

§. III.

On ſe ſert rarement de ce concret intérieurement, quoique la teinture ſpiritueuſe priſe depuis vingt juſqu'à quarante gouttes puiſſe devenir fortifiante, nervine & céphalique ; on s'en ſert volontiers extérieurement, & il entre dans les emplâtres fortifians, les maſſes pour des bougies odorantes, & dans les baumes nervins & céphaliques pour les teindre.

§. IV.

La gomme de caragne eſt une maſſe endurcie gommeuſe-réſineuſe, tenace lorſqu'elle eſt fraiche,

ductile comme de la poix, dure lorsqu'elle est
vieille, friable, d'un gris-brun ou d'un jaune ferrugineux, d'une odeur pénétrante & assez gracieuse
lorsqu'on l'allume, d'un goût visqueux-résineux
& foible balsamique un peu amer. L'arbre par les
incisions duquel cette gomme découle en larmes,
croît principalement dans la nouvelle Espagne &
porte differens noms, &c.

§. V.

Elle est composée de parties gommeuses-rési-
neuses & d'huileuses essentielles. L'huile essentielle
étherée, qui est d'une couleur jaune, d'une odeur
gracieuse aromatique, & d'une saveur âcre &
amere, donne seule l'odeur, la saveur & les forces
aux principes fixes gommeux-résineux. L'eau dans
laquelle on la dissout est d'une couleur d'or, d'une
odeur résineuse balsamique, d'une saveur amere
légérement balsamique, quoique disgracieuse.
L'extrait a du rapport avec l'infusion, si ce n'est
qu'il est d'une couleur jaune un peu brune. Une
once en fournit environ trois gros. La premiere
teinture spiritueuse est d'une couleur d'or foncé,
d'une odeur gracieuse & forte résineuse-balsamique, d'une saveur âcre, un peu amere & balsamique, de maniere cependant que son amertume
domine. Après l'avoir presqu'entierement fait
épaissir, il s'est trouvé sur l'extrait résineux un peu
d'huile essentielle aromatique, âcre & assez amere.

Cette huile enlevée, il n'est resté qu'une masse tenace, jaune, brunâtre & blanchâtre, qui ne laisse sur la langue aucune saveur singuliere qu'une résineuse ; d'où il est manifeste que la substance résineuse entre en bien plus grande quantité que la gommeuse dans la composition de la caragne, & que néanmoins sa saveur, son odeur & sa vertu médicinale, dépendent principalement, comme nous l'avons dit auparavant, de l'huile essentielle qui entre dans sa composition.

§. V I.

Cette gomme-résine a plusieurs choses communes avec le galbanum & la gomme tacamahaca, malgré cela on la fait très-rarement prendre intérieurement, mais elle entre simplement dans les emplâtres traumatiques, nervins, anti-spasmodiques & résolutifs, pour les blessures des nerfs & des tendons, la foiblesse des articles, les tumeurs & les catharres froids, le spasme de l'estomac, la lienterie, le vomissement, la douleur de dents, &c. ; on l'ajoûte aussi quelquefois aux fumigatoires utérins & fortifians. Si on trouve qu'il soit à propos d'en user dans les maladies rheumatisantes, les catharrales, les spasmodiques & les convulsives, on peut la faire prendre depuis quelques grains jusqu'à un demi-scrupule.

§. V I I.

La gomme de lierre est une masse dure, compacte, d'un caractere plus résineux que gommeux, extérieurement d'une couleur d'un rougeâtre obscur ou d'un brun-noirâtre, intérieurement d'un jaune ou d'un rouge-brun brillant, d'un goût résineux - terreux & légérement astringent, d'une odeur balsamique lorsqu'on la brûle. On ne connoît pas encore parfaitement son origine ; néanmoins on croit vulgairement qu'elle vient du tronc & des rameaux du lierre qui croît dans l'Inde, &c.

§. VIII.

Il entre dans sa composition plus de parties résineuses que de gommeuses, mêlées d'une grande quantité de molécules recrémentitielles terreuses, & d'un peu d'huile substantielle étherée. La premiere dissolution dans l'eau est d'une couleur d'or pâle & d'une odeur foible balsamique. L'extrait d'une once de gomme pese à peine un gros & se trouve d'une couleur jaune-brune, presque sans odeur, d'un goût balsamique foible & nauséeux. La premiere teinture spiritueuse dont la couleur est rougeâtre, a une odeur résineuse balsamique plus forte que l'aqueuse, & une saveur un peu âcre & un peu amere. Elle laisse après son évaporation une masse rouge-brune & un peu noirâtre, qui a du rapport avec la teinture eu égard à son odeur & à sa saveur, si ce n'est que l'un & l'autre sont plus foibles. J'en ai tiré environ cinq gros d'une once de gomme.

§. IX.

Comme ses vertus ne font pas si singulieres, on pourroit très-bien la bannir de la pharmacie. On la met au nombre des légers aftringens, & on l'a-joûte aux emplâtres ftyptiques & traumatiques. Quelques-uns la mettent au nombre des pilulles qui ont la même vertu ; mais il ne faut pas beau-coup compter sur l'effet qu'elle peut produire in-térieurement.

CHAPITRE XXXII.

De la gomme Animé, Élemi & de Geniévre.

§. I.

LA gomme animé eft un concret purement réfineux, d'un blanc-jaunâtre, aifément fria-ble, & un peu tranfparent de part & d'autre, fans avoir aucune faveur singuliere. On la diftingue en orientale & occidentale. L'occidentale vient de la Virginie, de la nouvelle Efpagne & du Bréfil, où on la tire par des incifions qu'on fait à un cer-tain arbre filiqueux, qu'on appelle *Jetaiba*. Quant à l'orientale, qui eft plus tranfparente & plus blan-che que l'occidentale, & qui quelquefois au lieu d'être blanchâtre fe trouve roufsâtre, elle vient d'Ethiopie d'un arbre qui a rapport à celui qui porte l'occidentale, ce qui fait qu'on ne nous l'apporte que très-rarement.

§. II.

Cette maſſe réſineuſe ſe diſſout entierement dans de l'eſprit de vin bien rectifié, ſi on en excepte peu de recrémens terreux ; les menſtrues aqueux n'en peuvent tirer que très-peu de choſe. La diſſolution jaune ſpiritueuſe a une odeur balſamique douce, & ſe trouve d'un goût mêlé d'âcre, légérement amer & balſamique. L'infuſion dans l'eau eſt d'un jaunâtre-pâle, & quoiqu'elle ait l'odeur ſpécifique de la ſimple, elle ne contient pour toute ſubſtance groſſiere que quelques particules huileuſes ſpiritueuſes, qui ſe ſont ſéparées dans la digeſtion. Il s'y trouve peu d'huile ſubſtantielle étherée, par conſéquent on n'en tire pas à moins qu'on n'en faſſe diſtiller une grande quantité à la fois.

§. III.

La gomme élemi ne mérite pas plus de porter le nom de gomme : en effet, ſa maſſe pure eſt d'une conſiſtence tenace, graſſe & réſineuſe, plus molle lorſqu'elle eſt fraiche ; mais ſi elle eſt vieille, elle eſt plus ſéche, d'une odeur plus gracieuſe, d'une ſaveur réſineuſe-balſamique & très-peu amere, d'une couleur tantôt d'un blanc verdâtre, tantôt d'un blanc jaunâtre. *Hermann* penſe que ce concret réſineux vient dans l'Inde d'un certain prunier; d'autres rapportent qu'elle coule de l'olivier d'Ethiopie. Le ſentiment des Anciens eſt toujours plus

certain, c'eſt pourquoi je ne balance pas d'y
ſouſcrire. On ſubſtitue à la plus belle gomme
élemi, qu'on nous apporte en glébes cylindriques
& ſe trouve un peu plus rarement dans nos boutiques, une eſpéce analogue que les Marchands apportent du Bréſil & de la nouvelle Eſpagne, où on
la tire d'un arbre qui n'eſt pas encore aſſez bien
décrit. Cette eſpéce moins précieuſe s'appelle
élemi vulgaire d'Amérique.

§. IV.

On trouve quelques particules huileuſes & très-
peu de gommeuſes mêlées avec les parties réſineuſes, qui font une grande partie du poids de la
gomme élemi vulgaire, qui ſe vend ordinairement
dans nos boutiques. On peut, au rapport de *Neu-*
mann, tirer par la diſtillation une once d'huile eſſentielle d'une livre de gomme. C'eſt dans l'huile qu'eſt
ſa plus grande activité, & c'eſt elle qui paroît preſque donner uniquement de l'odeur & de la ſaveur
aux infuſions & aux extraits aqueux & ſpiritueux. La
teinture ſpiritueuſe eſt d'un jaune doré, d'une
odeur gracieuſe, d'une ſaveur âcre & balſamique,
mêlée de je ne ſçais quoi d'amer. L'extrait jaune
eſt bien plus foible, conſerve ſon ancienne odeur,
ſa ſaveur foible balſamique, ſans amertume ni
âcreté ; tout ce qui n'eſt pas ſoluble reſſemble par
ſa forme extérieure à une pulpe. L'infuſion aqueuſe
n'a preſque pas de couleur, laiſſe voir les veſtiges

d'un jaune très-fin, conferve néanmoins affez l'odeur de la gomme, & fe trouve auffi d'un goût balfamique & un peu amer. Il refte après l'évaporation un peu d'extrait affez inerte, d'où il eft manifefte que l'odeur & la faveur de l'infufion dépendent de l'huile qui s'échape dans l'évaporation.

§. V.

Ces deux corps réfineux qui ont beaucoup de rapport par leur nature & leur ufage, ne s'employent que rarement, ou pour mieux dire jamais intérieurement, parce qu'ils ne peuvent fe diffoudre dans l'eftomac ; on s'en fert donc fimplement dans des remédes extérieurs, comme dans les fumigatoires, les maffes odorantes, les onguens, les baumes, les emplâtres qui ont une vertu fortifiante, nervine, céphalique, anti-catharrale & traumatique ; d'autres fois on les mêle aux efpéces dont on fe fert pour faire des fumigatoires utérins, dans la ftérilité, les fleurs blanches & la fuppreffion chronique des régles.

§. V I.

Le fandarach des Arabes ou la gomme de genevrier differe peu de l'animé. On la tire du tronc du genevrier ordinaire, & on la trouve ordinairement réunie en gouttes ou glébes, tantôt rondes, tantôt oblongues, brillantes, jaunâtres-pâles, d'un goût réfineux, d'une odeur gracieufe balfamique. Elle ne fe diffout jamais entierement dans l'eftomac, &

le suc gaſtrique en tire néanmoins peu de ſubſtance huileuſe ; c'eſt là pourquoi on ne s'en ſert qu'extérieurement, & on la met entre les fortifians, les anti-putrides & les traumatiques.

CHAPITRE XXXIII.

De l'Oliban, du Maſtich & de la gomme Tacamahaca.

§. I.

L'*Oliban* eſt un corps gommeux - réſineux, réuni en grandes & petites larmes, fragiles, tranſparentes, d'un jaune-pâle, d'une ſaveur réſineuſe balſamique, d'une odeur pénétrante. On en vend de deux eſpéces, ſçavoir, l'encens mâle & l'encens femelle. On l'apporte d'Egypte & de l'Arabie heureuſe, où on en ramaſſe une grande quantité de même que dans l'Ethiopie. La plante des inciſions de laquelle découle cette gomme, n'eſt pas encore aſſez connue, quoique la plûpart des Auteurs qui en ont parlé diſent qu'elle eſt de la claſſe des arbres.

§. II.

Il eſt compoſé de parties preſqu'égales, réſineuſes & gommeuſes, très-peu empreintes d'huile étherée ; néanmoins la ſubſtance réſineuſe a plus de vertu que la gommeuſe. La ſolution aqueuſe eſt trouble, laiteuſe, tirant un peu ſur le jaune-pâle, d'une odeur ſimple ſpécifique, d'une ſaveur un peu

amere & balfamique. On découvre la même odeur
& la même faveur dans l'extrait épaiffi & jaune , fi
ce n'eft qu'il a une plus grande amertume. La teinture fpiritueufe , jaunâtre , tranfparente , a une
odeur balfamique , un goût affez âcre , mêlé de
balfamique & d'amer. Elle perd dans l'évaporation
une grande partie de fes particules huileufes, fpiritueufes & odoriférantes ; c'eft là pourquoi elle
eft tenace comme de la cire, lorfqu'elle eft réduite
à une épaiffeur convenable, & n'a plus ni faveur,
ni odeur. D'où il paroît clairement que les particules huileufes-fpiritueufes , dont l'une & l'autre
fubftance fixe eft légérement empreinte pendant la
mixtion naturelle , font prefque l'unique caufe ou
au moins la principale de fon activité & de fon
odeur pénétrante. On ne fe fert qu'extérieurement
de cette gomme-réfine en médecine, & on en fait
fur tout un fumigatoire fort ufité.

§. I I I.

Le *Maftich* eft une vraye réfine aride, dure ,
fragile , réunie en petits grains ou en petites larmes d'un jaunâtre-pâle , tranfparentes , d'un goût
foible réfineux-balfamique, d'une odeur pénétrante
lorfqu'on les brûle. Elle fort du tronc & des branches du lentix vulgaire , & la meilleure efpéce
vient de Chio ; la moins précieufe d'Italie, de Sicile,
de Lufitanie , &c. Dans l'Ifle de Chio où on amaffe
beaucoup de cette réfine , les habitans font trois

fois par an des incisions à ces arbres, sçavoir, en
Août & en Septembre, lorsqu'il fait beau tems,
pour que ce baume naturel qui tire sur le mastich,
s'endurcit ensuite en grains oblongs ou en glébes,
puisse s'écouler. On vend dans les boutiques les
grains les plus purs & plus ou moins transparens,
sous le nom de mastich choisi.

§. IV.

L'eau ne peut détacher de cette résine pendant
la digestion que très-peu de parties huileuses-
spiritueuses, qui lui communiquent une foible
odeur balsamique, tandis que l'esprit de vin le plus
rectifié la dissout entierement, à la réserve de quelques parties terreuses qui restent ; elle prend en
conséquence une couleur dorée pâle, une odeur
gracieuse, une saveur âcre, un peu amere & balsamique.

§. V.

Il est plus ordinaire de se servir extérieurement
qu'intérieurement de ce médicament, parce qu'il
ne peut se dissoudre entierement dans l'estomac. Il
agit en dedans comme fortifiant & légerement
astringent, & les Praticiens le recommandent principalement dans la foiblesse d'estomac, la diarrhée, la dyssenterie, la diabete, les fleurs blanches
& la gonorrhée. On le fait prendre en poudre depuis trois grains jusqu'à quatre, en infusion dans
du vin depuis un demi jusqu'à un scrupule. Il entre

dans la poudre à poudrer & à faupoudrer, les parfums, les poudres dentrifiques, les décoctions
vineufes, les onguens, les emplâtres, &c., & il
produit d'admirables effets de l'une ou l'autre de
ces manieres, dans le relâchement de la luette, le
fcorbut de la bouche, la defcente de l'anus, de la
matrice & du vagin, dans les hernies & la foibleffe
des articulations.

§. VI.

La *gomme Tacamahaca* n'eft pas à proprement
parler une gomme, quoiqu'on l'appelle ainfi vulgairement, mais une réfine aride, brûlée, friable,
réunie la plûpart du tems en grandes glébes, d'une
odeur pénétrante lorfqu'on la brûle, d'une faveur
foible réfineufe-balfamique, & en quelque maniere doucinâtre, d'une couleur émaillée, tantôt
blanchâtre, tantôt jaunâtre, tantôt brune ou rouffe.
L'arbre duquel cette larme réfineufe découle d'elle-
même ou par le moyen des incifions, eft femblable au peuplier par fa forme & fa hauteur, & croît
dans la nouvelle Efpagne, le Méxique & quelques
autres Ifles de l'Inde orientale.

§. VII.

Elle fe diffout entierement dans l'efprit de vin
bien rectifié au moyen d'une douce digeftion, fi
on en excepte les parties terreufes & d'autres
ordures qui y font quelquefois mêlées en affez
grande quantité. L'eau ne fait qu'extraire quelques

particules huileuses, ce qui lui donne une odeur foible & un goût fort, quoique disgracieux. La dissolution spiritueuse est d'une couleur d'or foncée, d'une odeur balsamique douce, & d'une saveur un peu âcre & résineuse.

§. VIII.

Elle a une vertu fortifiante, nervine & céphalique ; on ne la fait cependant pas prendre intérieurement, mais on la fait simplement entrer dans les fumigatoires qui produisent ordinairement d'excellens effets dans les affections arthritiques, œdémateuses, catharrales & rheumatiques ; de même que dans les cerats, les emplâtres que l'on applique à la tête, aux tempes, sur le bas-ventre, les articulations & les autres parties, contre la céphalalgie, l'hémi-crânie, le vertige, l'épilepsie, la foiblesse de l'estomac, le flux de ventre, le relâchement des ligamens, &c.

CHAPITRE XXXIV.

Du Benzoin & du Styrax.

§. I.

LE *Benzoin* est une résine aride, friable, brillante, d'un jaune-brun ou d'un brunâtre-roussâtre, marquetée de molécules plus ou moins blanchâtres, d'une saveur résineuse balsamique & doucinâtre, d'une odeur très-pénétrante lorsqu'on la brûle. On en trouve de deux efpéces dans les boutiques, qui ne different à la vérité en rien par leur nature, leur origine & leur pureté; l'une moins précieufe, brunâtre-roufsâtre ou rouffe-noirâtre, n'a, pour ainfi dire, pas ou au moins n'a que très-peu & de fort petites molécules blanches; l'autre plus précieufe eft en grande partie compo-fée de petits fragmens blancs & s'appelle benzoin amandé. L'arbre duquel fort cette douce réfine, eft regardé comme une efpéce de laurier qui croît dans l'Ifle Sumatra & les autres endroits des Indes orientales, même dans la Virginie, région de l'A-mérique. Il eft d'une belle figure, à ce que dit *Herm. Nicol. Grimmius*, d'une hauteur médiocre & pref-que de la groffeur d'un homme. Lorfqu'il a cinq à fix ans, les habitans du pays y font des incifions vers le commencement des branches, en longueur, cependant un peu obliquement; après quoi cette réfine excellente s'écoule, & enfin fe coagule & fe condenfe au moyen de l'air & du foleil. Lorfqu'elle eft encore toute fraiche recueillie, elle eft blanche, vifqueufe, glutineufe & tranfparente; elle devient jaune par la fuite, & lorfqu'on la laiffe trop long-tems fur l'arbre, qu'il fait du vent, il s'y attache des grains de fable & d'autres ordures qui la ren-dent plus impure. La quantité que les habitans retirent d'un arbre ne va jamais gueres qu'à trois livres.

§. II.

Cette réfine eſt empreinte de particules huileuſes & ſalines acides eſſentielles, qui chaſſées enſemble par une douce ſublimation, forment par leur union des fleurs qui imitent parfaitement bien la neige par leur tendreſſe, leur blancheur, leur forme & leur éclat ; ou plutôt elles forment un ſel volatil huileux très-blanc, âcre & très-odorant. Lorſqu'on tire ces fleurs par la diſtillation, elles ſont plus impures, & on en tire environ deux onces d'une livre. L'huile qui ſuit les fleurs eſt en partie eſſentielle, en partie empireumatique, & on en tire ordinairement neuf gros d'une livre de réſine. Une fois que la compoſition naturelle eſt détruite, on tire auſſi beaucoup d'acide. L'eau chaude ne peut en aucune façon la pénétrer, & n'en fait que ſéparer quelques particules ſalines-huileuſes deſquelles le benzoin tient ſon odeur ſpécifique aſſez forte & ſa ſaveur foible. L'eſprit de vin le plus rectifié la diſſout preſqu'entierement & ne laiſſe que les parties recrémentitielles ; il la réduit en une teinture jaune-rougeâtre, d'une ſaveur un peu âcre, doucinâtre & légérement balſamique.

§. III.

La vertu ſtimulante, inciſive, réſolutive, déterſive, diurétique & pectorale de ce médicament, ſur tout réduit en teinture ſpiritueuſe, eſt fort recommandable, & ſur tout ſpécifique dans les

affections pituiteufes des poûmons & des reins, la
cachéxie vulgaire & l'ictere , les maladies vénériennes , les tumeurs froides des glandes, les fiévres
intermittentes quotidiennes & quartes. On fait ordinairement prendre intérieurement cette teinture
depuis vingt jufqu'à trente gouttes & au-delà ; on
fait rarement entrer cette réfine dans les infufions
vineufes. Pour ce qui eft des fleurs, on peut les
ajoûter en moindre dofe dans plufieurs compofitions. Il entre dans les maffes odoriférentes , les
petits bâtons & les autres genres de parfums , de
même que dans les onguens, les baumés & les
emplâtres nervins ; la teinture même paffe pour
un cofmétique des plus sûrs & des mieux choifis,
& lorfqu'on la mêle avec l'eau , non feulement
elle lui communique une odeur gracieufe, mais
encore elle lui donne une couleur laiteufe.

§. I V.

Le *Styrax* fe diftingue en folide & en liquide.
Le folide eft de deux genres, l'un en grain , &
l'autre vulgaire ou ordinaire. Le ftyrax rouge eft
auffi plus net , plus compact & plus odorant,
d'un caractere bien meilleur que l'ordinaire ; on
ne le trouve néanmoins plus chez nos Apoticaires ,
parce qu'il en vient peu. On apporte du liquide en
quantité, & il a la figure d'un corps réfineux , un
peu mol, gras, réuni en grands & petits grumeaux , d'une couleur jaune - roufsâtre , d'une

odeur gracieuse & comme miéleuse, d'une saveur modérement balsamique & un peu amere. L'arbre qui donne l'un & l'autre styrax solide ressemble fort au pommier cotoneux, d'où les Botanistes ont tiré son nom de *Styrax folio mali cotonei*. Il croît en Syrie & en Perse, même en Amérique & dans quelques contrées de l'Europe méridionale. Il ne jette cependant aucune résine dans ces dernieres régions, & on ne nous apporte que celle de Syrie & d'autres endroits de l'Asie. On le transportoit autrefois dans des chalumeaux ou des flûtes de cannes; c'est ce qui l'a fait appeller styrax calamite. Le styrax en grain sort de lui-même des incisions faites à l'arbre; par conséquent la vraye larme doit être endurcie, & l'ordinaire est artificielle à n'en pas douter. Le styrax liquide est une substance résineuse, un peu plus épaisse que la térébenthine, d'un jaune ferrugineux, d'une odeur pénétrante, d'une saveur âcre huileuse aromatique; c'est là ce qui fait que la plûpart sont portés à le regarder plutôt comme un composé & un produit de l'art que de la nature.

§. V.

Le styrax solide vulgaire, qui est ici celui que nous avons principalement en vûe, est composé de parties résineuses, gommeuses & spiritueuses-huileuses. On tire, à ce que dit *Neumann*, environ quatre scrupules d'huile d'une livre de styrax,

& elle est d'une nature si singuliere qu'elle ne peut s'élever avec l'eau à cause de sa consistance huileuse trop épaisse, & ne commence à passer que lorsque l'eau est tout-à-fait élevée; c'est là pourquoi elle devient un peu empyreumatique. La composition de la résine étant enfin détruite en poussant plus loin la distillation, on tire d'abord une liqueur acide, puis une huile un peu épaisse de la consistance du beurre, qui étant lavée dans l'eau donne quelques fleurs analogues à celles de benzoin. On tire d'une livre de styrax plus d'une once d'acide & environ deux d'huile. La portion gommeuse fait environ la quatriéme partie de la masse, ce qui reste est d'un caractere résineux. L'infusion aqueuse est de couleur d'or foncée, sent même assez la gomme-résine, & se trouve d'un goût amer, balsamique, nauséeux. L'extrait est d'une couleur plus foncée, c'est-à-dire, d'un jaune-brun, d'une amertume plus foible. La premiere teinture spiritueuse est d'un jaune-rougeâtre; & quoique son odeur pénétrante soit inférieure à celle de l'infusion aqueuse, elle est néanmoins d'un goût âcre, un peu amer & aromatique. L'extrait a les mêmes proprietés, si ce n'est que la teinture est d'un goût un peu plus foible.

§. VI.

On le fait rarement prendre intérieurement pour fortifier; mais on le fait entrer dans differens

parfums & des emplâtres. Il est particulierement
bon dans les maladies qui proviennent de la foiblesse des nerfs & des membres, & on s'en sert
avec assez de succès dans l'épilepsie, la paralysie,
le corysa continuel, la toux invétérée, la descente
de matrice, de vagin, la stérilité, &c. Si on en veut
user intérieurement, on pourra le prendre en pilulles ou le mêler à d'autres espéces, que l'on fera
infuser dans du vin.

CHAPITRE XXXV.

De la Gomme Lacque.

§. I.

LA *Lacque* n'est ni gomme (quoiqu'on l'appelle ainsi), ni une résine parfaite, mais plutôt une substance singuliere, résineuse-ceracée,
d'une couleur rousse ou d'un brun-rougeâtre, d'une
saveur résineuse, d'une odeur très-pénétrante lorsqu'on la brûle. Elle est en partie d'une nature végétale & en partie animale, de maniere néanmoins
qu'elle est composée d'une plus grande quantité
de matiere fixe ceracée des plantes, & que la matiere la plus subtile qui la colore paroît provenir
des animaux. En effet, dans le Bengale, le Royaume
de Siam, l'Isle Madagascar & les autres endroits
des Indes orientales, il se trouve certaines fourmis
aîlées, rouges, grosses, qui tirent des plantes cette

subſtance réſineuſe ceracée, la placent ſur les branches des arbres , forment par ce moyen certaines
petites cellules oblongues ſemblables à des ruches
à miel, pour ſe loger ſans doute lorſque les parois
ont aſſez de fermeté ; c'eſt ce que paroît aſſez faire
voir la lacque encore attachée aux branches ; car
lorſqu'on la rompt , elle laiſſe voir un grand nombre de ces petites cellules. Des cryſalides très-
rouges produites par les fourmis & laiſſées dans les
ruches, teignent enſuite cette maſſe réſineuſe ceracée qui eſt pâle dans ſon principe ; tandis que d'un
autre côté ces fourmis rendent un ſuc rouge, qui
par le moyen de la chaleur du ſoleil pénetre peu à
peu toute la maſſe ou au moins une grande partie.
D'autres penſent que ce ſont les cryſalides mortes
qui donnent cette couleur à cette ſubſtance ; mais
la premiere opinion me paroît plus approcher de
la vérité que la derniere, parce que les cryſalides
ne meurent pas ordinairement , & qu'enfin après
avoir quitté leurs enveloppes , elles forment de
nouvelles fourmis aîlées. La lacque qui ſe recueille
dans des endroits de montagnes, eſt bien meilleure
& plus rouge que celle qui ſe trouve dans les plai-
nes & les endroits maritimes, parce que les fourmis aîlées des montagnes tirent leur nourriture
des plus belles fleurs, de même que la matiere qui
ſert à bâtir leurs loges. On appelle *Ber* ou *Bar*
l'arbre aux branches duquel ces inſectes ont cou-

mme d'attacher cette substance. On ne doit cependant pas croire que les fourmis aîlées construi-
sent uniquement leurs loges sur les branches de
cet arbre, puisqu'elles la portent aussi quelquefois,
quoique plus rarement, sur d'autres arbres, & même
sur des petits morceaux de bois fichés en terre.

§. I I.

Il y a de trois espéces de lacque, la lacque en
branches, la lacque en grain & la lacque en tablettes. La lacque en branches ou en bâtons, est,
par tout ce que nous avons dit ci-dessus, celle que
l'on doit regarder comme naturelle & celle avec
laquelle les hábitans du pays font la lacque en
tablettes. Ils séparent pour cet effet la lacque des
branches, ils la pulvérisent grossierement ; & après
en avoir tiré un peu de teinture dont ils se servent
pour colorer leurs draps, ils font sécher le reste &
le vendent ensuite pour la lacque en grain. Pour
en faire des tablettes, ils la font fondre à un feu
bien doux, ils la passent & la coulent ensuite sur
le marbre, pour la faire étendre & en former des
tablettes plus ou moins transparentes lorsqu'elle
est refroidie. Quelquefois, quoique très-rarement,
la lacque se trouve en gouttes & se prépare ainsi
suivant le *P. Tachart.* On jette d'abord dans l'eau
boüillante la lacque ordinaire, séparée des branches, broyée dans un mortier, & on repéte l'infusion autant de fois qu'il est nécessaire, jusqu'à ce

qu'on en ait tiré toute la teinture. Enfuite on fait
fécher au foleil la matiere colorante qu'on en a
tiré ; après qu'elle s'y eft épaiffie, on l'enveloppe
dans un drap & on la met au feu ; puis par le moyen
d'une douce compreffion, il paffe de petites gouttes
tranfparentes, qui forment la meilleure lacque,
lorfqu'elles font endurcies.

§. I I I.

La lacque naturelle, c'eft-à-dire, en branches
ou en bâtons, fe diffout dans l'efprit de vin le
mieux rectifié, lentement à la vérité & difficilement ; la diffolution même paffe avec peine à
travers le filtre ; elle ne fe diffout pour ainfi dire
pas ou au moins en très-petite quantité dans les
menftrues aqueux. *Neumann* a tiré quinze onces
d'extrait fpiritueux d'une livre & fimplement neuf
gros d'extrait aqueux. La lacque en tablettes dont
je me fuis fervi dans mes expériences, s'eft diffoute
plus promptement dans l'efprit de vin ; la diffolution parut néanmoins fort trouble & eut auffi
beaucoup de peine à traverfer le filtre ; elle devint
après la filtration un peu plus tranfparente, & fa
couleur qui auparavant étoit brunâtre, devint d'un
jaune-rougeâtre plus beau, de maniere cependant
qu'elle tiroit encore fur le brun. Il ne refta fur le
filtre que quelques parties noirâtres. Le goût de la
teinture filtrée eft amer & âcre, & a plus l'odeur
d'efprit de vin que de lacque ; elle ne peut fe diffoudre

foudre en aucune façon dans l'eau fimple, quoiqu'on l'y laiffe pendant long tems en digeftion; mais l'eau refte limpide, infipide & prefque fans odeur. Une fois qu'elle eft évaporée, il n'y refte rien qu'une très-petite quantité de matiere d'un gris blanchâtre, qui forme une croute très-tendre fur le fond & les parois du vafe, qui n'a cependant ni goût, ni odeur.

§. I V.

Il eft rare qu'on ufe intérieurement de ce concret, fi on en excepte fa teinture à laquelle on attribue des vertus fortifiantes & légerement aftringentes; on l'employe extérieurement pour fortifier, & on le fait pour cet effet entrer dans les maffes odorantes & les autres genres de parfums, dans les poudres dentrifiques & les électuaires, que l'on prefcrit contre le branlement de dents & le relâchement pourriffant des gencives. La teinture qui fe prépare avec l'efprit vineux de fel ammoniac, produit un bien bon effet dans le fcorbut de la bouche.

CHAPITRE XXXVI.

De la Poix tant séche navale que liquide.

§. I.

LA *Poix navale* est une substance huileuse gommeuse - résineuse , noirâtre , brillante , d'une odeur balsamique , d'une saveur résineuse un peu amere. La *poix liquide* ressemble plus par son extérieur aux baumes naturels ; c'est un corps liquide , un peu épais , empyreumatique, gommeux-résineux-huileux , d'une odeur plus forte que le précédent & doüé d'une plus grande amertume.

§. II.

On rapporte à plus juste titre chaque espéce de poix aux produits de l'art qu'à la nature. En effet, jamais la poix solide ni liquide ne se trouvent sur les arbres dans la forme qu'on les voit , mais on les prépare presqu'en même tems & par la même opération , c'est-à-dire en exprimant , & par la distillation *per descensum* , des racines & des éclats du tronc des arbres de pin & de sapin qui sont plus garnis de résine. Lorsqu'on expose d'abord à un feu doux un morceau de ce bois renfermé dans un fourneau particulier, il en distille une huile liquide & un phlegme qui se réunissent dans le lieu le plus bas du fourneau qui est creusé exprès. En augmentant ensuite le feu, vient une huile empyreumatique

plus épaisse , ou une poix liquide ou une poix ordinaire, que l'on peut facilement séparer lorsqu'elle
est refroidie. Le phlegme qui sort au commencement de la distillation est très-rempli de particules
huileuses très-tendres & de salines aigrelettes , &
n'est par conséquent pas un des moindres médicamens sudorifiques & anti-putrides. L'huile la plus
liquide , après avoir été rectifiée dans la cornue , se
vend pour l'huile de pin ; c'est là pourquoi on a le
soin de la séparer à propos avant que la poix liquide
vienne.

§. III.

La plus grande quantité de poix tant solide que
liquide , vient de Norwege , de Suisse , de Russie &
de Pologne , parce que ces pays sont fort remplis
de forêts , & qu'il y pousse une grande quantité de
pins & de sapins. On en tire aussi beaucoup d'Allemagne , de la Thuringe sur tout & des forêts de la
Hercynie ; la derniere espéce que l'on regarde
comme la meilleure, en céde peu ou point du tout
en bonté à la poix de Norwege.

§. IV.

La poix solide , comme il le paroît par la défi-
nition que nous avons donnée ci-dessus , est composée de parties résineuses-gommeuses & d'huileuses , ausquelles on peut ajoûter les terreuses & les
salines aigrelettes. La portion résineuse est en plus
grande quantité ; viennent ensuite la gommeuse &

l'huileufe. *Neumann* tira de deux onces une once & un fcrupule & demi d'extrait fpiritueux, & une demi-once d'huile féparée de l'extrait ; en s'y prenant tout autrement, il tira d'une pareille quantité de poix deux gros douze grains d'extrait aqueux, & une once deux gros d'extrait fpiritueux. Le refte étoit compofé de parties terreufes infolubles. Cette huile eft en quelque maniere de la nature des huiles effentielles étherées, & elle ne monte point avec l'huile, qui ne fe détache que lorfque le mixte eft entierement décompofé, avec une liqueur faline-fulphureufe-aqueufe. En effet, on obferve dans la premiere de légeres taches de brûlures, & la derniere eft très-empyreumatique. La poix liquide eft compofée des mêmes principes, qui y font à la vérité fous une proportion differente. Il s'y trouve effectivement plus de parties réfineufes, moins de gommeufes, & une bien plus grande quantité de falines-acides & de huileufes, de maniere qu'on peut dire que la poix liquide eft une huile empyreumatique mêlée de particules réfineufes, de gommeufes, de fpiritueufes & de falines aigrelettes fort actives.

§. V.

On fait plus d'ufage de la poix dans les arts qu'en médecine. Sa grande ténacité fait que les Médecins circonfpects en font très-rarement ufage intérieurement ; mais on s'en fert extérieurement dans les emplâtres réfolutifs, maturatifs, agglutinatifs, dans les *Dropacifmes*, onguents dont on fe fert particulierement dans l'alopécie & la paralyfie des membres. On a fait de nos jours un ufage tout different de la poix liquide en Angleterre; une fois qu'on en a connu les bons effets intérieurement, on en a après cela ufé prefque par tout. On en prépare l'*eau de gauderon* de la maniere qui fuit. On prend une livre de poix liquide, on verfe deffus quatre livres d'eau froide pure dans un vaiffeau convenable, & on la mêle bien pendant cinq à fix minutes, en l'agitant bien fort avec une cuiller ou un bâton; enfuite on couvre le vaif-feau, & on le laiffe en repos pendant trois jours & trois nuits, afin que la poix liquide puiffe tomber au fond. Après l'avoir fuffifamment extraite & laiffé précipiter, on écume l'eau qui furnage, on la décante fans faire remuer le vafe, & on la met pour l'ufage dans des bouteilles propres que l'on bouche bien. Lorfqu'on en prépare une plus grande quantité en une feule fois & dans le même vafe, il faut auffi l'agiter plus long-tems, proportionnelle-ment à la plus grande quantité; de maniere que fi on prend, par exemple, deux livres de poix liquide & huit livres d'eau, il faut dix ou douze minutes pour les bien mêler.

Le *D. George Berkeley* nous a appris qu'on fai-foit depuis peu ufage de l'eau de gaudron dans

differens endroits de l'Amérique ; c'eſt de là que
cet Auteur, qui en a fait un Traité, l'a tranſportée
en Irlande, d'où enfin elle eſt parvenue depuis cinq
à ſix ans chez les Anglois & les autres Nations de
l'Europe, comme on peut le voir dans ce Traité,
où ſont détaillées les vertus ſingulieres de cette
eau.

§. VI.

C'eſt là pourquoi l'eau ſimple n'eſt que médiocrement empreinte de particules huileuſes-ſpiri-
tueuſes-balſamiques, de ſalines aigrelettes & de
quelques réſineuſes-gommeuſes plus tendres. Les
parties huileuſes-ſpiritueuſes & les réſineuſes-gommeuſes ſe manifeſtent non ſeulement par leur
odeur, leur ſaveur & leur couleur jaunâtre ou
jaune-rougeâtre, mais encore par la diſtillation.
En effet, il paſſe dans le récipient, quoique le feu
ſoit médiocre, une eau d'une odeur & d'une ſaveur
balſamique plus gracieuſe que l'infuſion, & il reſte
au fond une matiere légere, rare, noirâtre, réſineuſe-gommeuſe, qui, comme l'a obſervé le *D.
Quellmalk*, communique ſa ſaveur amere à l'eau
de fontaine qu'on verſe deſſus & donne la couleur
verte au ſyrop violat. Cette couleur verte annonce
la préſence du ſel alkali : néanmoins on ne doit
point croire que ce ſel étoit déja dans l'infuſion ;
au contraire, il paroît très-probable qu'il s'eſt
formé ſur la fin de la diſtillation, lorſque la matiere

féche s'eft échapée, par une efpéce de métamor-
phofe qui s'eft faite des parties & par une nouvelle
compofition. Il ne fe trouve effectivement dans
l'infufion aucunes parties alkalines, mais plutôt
des aigrelettes, car la faveur en eft aigrelette ; &
fi-tôt que l'on verfe de cette infufion fur le fyrop
violat, la couleur en devient fur le champ rouge,
& même l'huile de tartre par défaillance qu'on y
verfe en petite quantité, y excite une légere effervefcence.

§. VII.

M. *Berkeley* & plufieurs autres attribuent à cette
infufion plufieurs & d'excellentes vertus médicinales, diaphorétiques, diurétiques, purifiantes, anti-
putrides, traumatiques, atténuantes, apéritives,
fortifiantes, ftomachiques, pectorales, utérines,
anti-fcorbutiques, &c. ; ils afsûrent de plus qu'elle
produit de très-bons effets dans les affections galeufes, cachectiques, catharrales, rheumatiques,
arthritiques & anti-fcorbutiques, de même que
dans la gonorrhée virulente & les autres fymptô-
mes de la vérole, l'hydropifie, la douleur nephrétique, la colique, la paffion hypochondriaque &
hyftérique, les fleurs blanches, la pleuréfie, la
péripneumonie, l'afthme, l'obftruction des vifceres, l'exulcération des reins, des inteftins, des
poûmons, &c., la foibleffe d'eftomac, les fiévres
intermittentes & continuelles malignes, & un

grand nombre d'autres maladies , mais particulierement pour prévenir ou dompter la malignité de
la petite-vérole & des autres éruptions exanthématiques. D'autres font d'un fentiment tout oppofé
& penfent qu'on ne doit pas lui attribuer une vertu
fi finguliere. Quant à moi, je crois qu'il convient
de garder un certain milieu , puifqu'en effet il eft
auffi conftant qu'il peut l'être , que cette infufion
eft remplie des principes actifs tant fixes réfineux-
gommeux , que volatils huileux-fpiritueux-balfa-
miques & falins aigrelets. Elle peut conféquemment
ranimer les mouvemens naturels des fluides & des
folides , en agitant doucement , en agaçant légerement ; atténuer les humeurs en les fecouant &
en les délayant ; détruire les parties putrides ;
réprimer la ferveur de la bile ; augmenter les fe-
crétions & les excrétions, & elle eft par conféquent
très-propre à dépurer les fucs , à lever les obftructions , à combattre plufieurs & differentes maladies , étant fur tout d'un caractere affez temperé ,
parce que les particules fixes réfineufes-gommeufes
& les volatiles huileufes-inflammables plus chaudes , font affez temperées par une grande quantité
d'eau & le mêlange d'un fel aigrelet rafraichiffant.

§. VIII.

On peut faire ufage de ce médicament dans
toutes les faifons, en ufer plus ou moins long-tems
fuivant la diverfité des maladies. On le prend froid

ou tiéde, fuivant que les malades le peuvent plus ou moins bien fupporter. La quantité dont on en ufe tous les jours doit varier fuivant les fujets & fur tout eu égard aux differens eftomacs ; néanmoins les adultes en ufent plus volontiers de demi-livre à une livre & même quelquefois jufqu'à deux ; on la divife en deux, trois, quatre portions principales, que l'on prend, non d'une feule fois, mais fucceffivement le matin & le foir, ou le matin, le foir, & une, deux ou trois heures après avoir diné. Il excite d'abord des naufées & de la douleur à l'eftomac dans differens fujets, fur tout le matin ; néanmoins ces incommodités ceffent peu à peu ou d'elles-mêmes, ou en diminuant la quantité de l'infufion, ou en déjeunant avant de le prendre.

§. IX.

L'Auteur dont nous avons parlé ci-deffus, en approuve très-fort l'ufage dans les ulceres opiniâtres, putrides, malins, pourvû néanmoins qu'on les en lave affez fouvent ; il va même jufqu'à le croire d'un grand fecours, en l'employant cependant en forme de bain, dans les affections galeufes, paralytiques, rheumatiques & fpafmodiques-convulfives des parties externes. On en prépare une lotion avec une partie de poix liquide fur deux parties d'eau ; & l'ayant rendu plus fort en l'agitant plus long-tems avec un bâton, on le

décante six ou huit heures après. Quant à la préparation du bain qui doit être plus foible, la poix &
l'eau doivent y être dans une autre proportion, &
on doit sur cinq parties d'eau en mettre au moins
une de poix liquide.

CHAPITRE XXXVII.

De la Térébenthine, du Baume du Pérou, du Baume de Copahu & des autres Baumes du même caractere.

§. I.

LA térébenthine est un baume naturel, ou une
liqueur un peu épaisse, visqueuse, transparente, résineuse-huileuse, d'une couleur jaunâtre
tirant un peu sur le bleu ou le verdâtre, ou au
moins d'un pâle-jaunâtre, d'une saveur âcre,
amere, résineuse, d'une odeur forte & balsamique
insupportable. Les Auteurs en distinguent vulgairement de trois espéces. La premiere découle des
incisions du tronc du térébinthinier ordinaire dans
les Isles de Chypre & de Chio, de même que dans
l'Espagne & quelques autres Provinces de la Gaule.
La seconde espéce se tire de même des larix dans
la Norwege, la Russie, la Suisse, l'Italie, la Gaule, &c. ; & enfin la troisiéme provient du pin que
l'on cultive. Quelques-uns en ajoûtent une qua-

tiéme efpéce , & rapportent qu'elle découle des incifions du térébenthinier dont les tiges regardent en haut. La térébenthine de Chio ou de Chypre qui eft la meilleure , qui eft d'une couleur blanchâtre un peu verte , fe trouve aujourd'hui très-rarement dans nos boutiques. Celle qu'on y vend plus ordinairement fe tire des larix , ou c'eft une autre efpéce bien moins précieufe encore mêlée du fuc qui s'écoule du pin & du fapin. La térébenthine de Chio & de Chypre eft la feule à laquelle on ait donné le nom de térébenthine de Venife. C'eft ainfi qu'on appelle de nos jours celle que l'on tire du larix.

§. II.

Il entre dans la compofition de la térébenthine du larix, qui eft aujourd'hui la plus ufitée, des parties aqueufes, falines - aigrelettes, réfineufes & huileufes. Il eft facile de faire paroître ces élémens dans la diftillation féche & humide. Lorfqu'on la diftille avec un affez grande quantité d'eau fimple , il paffe fucceffivement dans le récipient une huile effentielle étherée, très-mobile , limpide, très-pénétrante, qu'on appelle vulgairement, quoique moins juftement, efprit de térébenthine, avec une eau très-fpiritueufe & aigrelette ; il refte dans le fond de la cornue une maffe épaiffie , jaune , réfineufe , ou une térébenthine cuite ainfi appellée. Si au lieu d'une diftillation humide , on en fait une

douce à fec dans une cornue de verre avec une
liqueur acide fpiritueufe ; il fort d'abord une huile
fine, limpide, pénétrable ; puis en augmentant un
peu le feu, une huile jaunâtre plus épaiffe que la
précédente, & enfin rouge, un peu lente & très-
épaiffe, en portant le feu à un plus grand dégré.
Il refte dans le fond de la cornue une maffe rouge,
qui eft dure & friable lorfqu'elle eft refroidie, &
donne une efpéce de colophone plus maigre. La
quantité d'huile varie fuivant la differente diftillation. En effet, fi on fait diftiller une livre de térébenthine liquide au bain marie, il en fort deux
onces & demie, fuivant *Neumann*, & on en tire
encore une once du refte en le faifant diftiller
avec de l'eau ; mais fi on la fait d'abord diftiller
dans un alambic, on en tire au moins deux onces
& trois gros, ce qui prouve manifeftement qu'il
refte un grand nombre de molécules dans les pores
de l'eau. Il s'en réunit donc beaucoup dans la diftillation à fec & par la retorte au bain de fable. En
effet, il en fort d'abord deux onces d'huile effentielle, puis deux onces & autant de gros d'huile
jaune, & enfin quatre ou cinq gros d'hu.le épaiffe,
tenace ; toutes prifes enfemble, il en fort donc environ fept onces. Nous devons néanmoins avertir
que la liqueur active aqueufe-faline-aigrelette s'é-
coule avec l'huile depuis le commencement jufqu'à
la fin de la diftillation, & qu'elle fait par confé-

quent une partie confidérable de tout le poids dans la térébenthine liquide.

§. III.

La térébenthine liquide doit eſt miſe au nombre des traumatiques & des diurétiques les plus forts ; on la prefcrit néanmoins pour l'uſage interne, plus rarement & ſimplement en forme d'émulſion ou mêlée avec un jaune d'œuf, contre la toux invétérée, l'aſthme pituiteux, la nephrétique muqueuſe-ſabloneuſe, la gonorrhée virulente & les fleurs blanches. Elle entre dans la plûpart des emplâtres réſolutifs, diſſipans, maturatifs, conſolidans, nervins, &c., & même dans quelques onguens. L'uſage de l'huile étherée eſſentielle, de l'eau ſpiritueuſe-huileuſe-aigrelette & de la térébenthine cuite, s'étend plus loin, & il eſt plus ordinaire de s'en ſervir intérieurement. L'huile eſſentielle étherée eſt d'une grande pénétrabilité ; c'eſt là pourquoi on en prend d'une ſeule fois quelques gouttes dans un véhicule convenable, pour pouſſer l'urine, à laquelle elle donne une odeur de violette, la ſueur, atténuer le mucus tenace de la poitrine & conſolider les ulceres des parties internes. Si on en frotte les parties après l'avoir fait tiédir, elle diſſipe les tumeurs dures, froides, édémateuſes, & c'eſt un très-excellent reméde & même ſpécifique, ſi on l'applique ſeul ou mêlé avec le baume du Pérou dans les bleſſures des tendons & des nerfs. L'eau remplie

de particules très-tendres & très-mobiles & de
salines-aigrelettes , est analogue à l'infusion de la
poix liquide ; elle a néanmoins un peu plus d'activité , & elle est sur tout supérieure par sa vertu
diurétique , sudorifique , stomachique , anti-putride & anti-scorbutique. La térébenthine cuite a des
vertus bien moins considerables, à cause qu'elle est
privée d'huile essentielle très-subtile , & on l'employe comme détersif, résolutif, apéritif, diurétique
& traumatique , en l'ajoûtant en une telle quantité
qu'il ne s'en trouve pas plus d'un demi-scrupule
dans les pilulles que l'on prescrit contre les differentes maladies chroniques, l'obstruction opiniâtre des
visceres, l'exulcération des parties internes, qui provient particulierement du grand épaississement &
de la mucosité des humeurs , sur tout de la lymphe.
On peut dire la même chose de la colophone que
forme la térébenthine vulgaire cuite , lorsqu'on
prolonge trop long-tems la coction , & que la masse
qui étoit jaune auparavant devient rouge-brunâtre
& bien plus maigre. On substitue la térébenthine
cuite vulgaire & la colophone à la térébenthine
liquide , sur tout si les circonstances n'exigent
qu'une opération moderée, dans les emplâtres
émollients , résolutifs , anti-spasmodiques & vulnéraires : on saupoudre les playes de differentes
parties avec la colophone en poudre.

Boerhaave , dans le tome 2. de sa **Chymie** , fait

de bien plus grands éloges de differentes huiles de térébenthine & du réfidu endurci ; c'eft pourquoi je penfe qu'il eft à propos de rapporter ici ce qu'il en dit. Les huiles qui fortent les premieres dans la diftillation, légeres, limpides, tout inflammables, volatiles, très-pénétrantes, ameres, font, fuivant lui, d'un très-grand ufage en chirurgie ; ce font en effet des anodins incomparables, anti-fpaftiques, confolidans, lorfqu'on les applique chaudement fur les membranes, les nerfs, les tendons déchirés, piqués, coupés, demi-coupés. C'eft un des plus prompts & des plus fûrs ftiptiques pour les arteres & les veines ouvertes dans une grande hémorrhagie ; on en doit faire d'autant plus de cas, qu'il eft en même tems bon pour les nerfs, qu'il corrode la pourriture & qu'il confolide les playes. Il faut alors l'appliquer très-chaudement & le contenir avec des bandes que l'on applique deffus. Voyez l'Auteur Anglois *Jacques Yonge*, qui en a écrit un Traité entier fous le titre du char triomphal de la térébenthine, à *Londres* 1679. *in*-8°. Sa vertu antifeptique eft admirable ; car le corps ou les parties de tels animaux que ce puiffe être, plongés pendant quelque tems dans ce liquide, tirées enfuite, fufpendues un peu en l'air, enduites à differentes fois de cette huile, font enfin environnés d'une croute fous laquelle ils peuvent fe conferver pendant long-tems & fe préferver de toute pourriture. Tout ce qu'on tient plongé dans cette huile, est presqu'incorruptible. Ce qu'elle a d'incommode, c'est qu'elle devient peu à peu opaque & épaisse. Appliquée chaudement, elle dissipe ordinairement les tumeurs froides, lentes, muqueuses; elle défend les parties contre le froid; elles les relâche & les amollit. Prise intérieurement, elle ouvre, elle échauffe, elle pousse par les sueurs & les urines ausquelles elle donne une odeur de violette; c'est là pourquoi elle soulage pendant le frisson des fiévres intermittentes, de maniere que si on en frotte l'épine du dos avant l'accès du froid, elle produit un si bon effet, que c'est un bon reméde dont on peut se servir de cette maniere dans les fiévres quartes. Il faut néanmoins y faire attention; car si on en use en trop grande quantité, elle porte à la tête, y cause de la chaleur & de la douleur; & lorsqu'elle vient à agir avec beaucoup de force, elle occasionne la diabéte, l'écoulement de la liqueur des proftates; c'est là pourquoi l'usage moderé peut exciter au plaisir. Il est arrivé de là qu'on l'a cru propre à guérir la gonorrhée virulente, quoique l'usage en ait été souvent funeste, en ce qu'elle enflâme ordinairement les parties génitales, lorsqu'on en use en trop grande quantité & qu'elle irrite par conséquent ce mal. Les huiles qui viennent plus épaisses dans cette distillation font plus balsamiques, consolidantes, calmantes,

moins

moins pénétrantes & plus émollientes ; c'eſt là pourquoi on s'en ſert comme ſtiptique, au lieu de l'huile plus fine, pour les perſonnes d'un tempérament chaud, ſujettes aux inflammations. Du reſte, elles ſont ſemblables à cette premiere huile. Enfin la derniere épaiſſe & tenace eſt un excellent reméde conſolidant, qui guérit ſans preſque faire ſuppurer, recommandable par ſes vertus anodynes. Ce qui reſte de plus pur de la térébenthine, après l'avoir diſtillée à l'eau, ou après en avoir tiré la premiere huile & l'eſprit, devient dur, friable, tranſparent, rouge, lorſqu'il eſt refroidi. Si on y plonge, lorſqu'on la fait fondre doucement, quelqu'inſecte, & qu'on l'en retire avec ſoin, il ſe forme tout autour une petite croûte tranſparente comme du ſuccin, à travers laquelle on peut voir admirablement bien ce qui y eſt renfermé & le conſerver long-tems en bon état, pourvû qu'on n'en gâte point l'uni, ce qui n'eſt que trop facile à cauſe de la grande tendreſſe de cette croûte réſineuſe. Lorſqu'on ſe ſert de la colophone qui reſte après la ſeconde diſtillation, elle eſt plus dure & plus rouge, très-facile à réduire en une poudre fine, qui n'a pas beaucoup d'odeur ni de ſaveur. C'eſt cette belle poudre qui eſt ſi utile pour les os nuds, le périoſte, les tendons, les muſcles bleſſés par des brûlures, des éroſions, la contuſion, la piqûre, le déchirement

Section XII. T

du tendon & lorſqu'il eſt à moitié coupé ; c'eſt un excellent reméde pour l'écoulement des ſéroſités des articulations & pour fermer les cicatrices. Elle détruit auſſi les excroiſſances fongeuſes des ulceres, lorſqu'on l'applique de la même maniere, &c.

§. I V.

Le *Baume du Pérou* ſe diſtingue en blanc & en noir. Le blanc, qu'on nous apporte rarement, coule des inciſions qu'on fait à certains arbres qu'on nomme tabureiba, qui croiſſent dans le Pérou & le Mexique. Il eſt plus fluide, & il a plus d'odeur & de vertu. Le noir ou plutôt le rouge-noirâtre, dont nous avons une ſuffiſante quantité dans nos Apoticaireries, ſe tire dans le pays en faiſant boüillir les feüilles & les branches de l'arbre écraſées avec de l'eau ſimple, & on l'enleve enſuite au moyen d'un inſtrument propre, lorſqu'il vient à nager à la ſurface. Sa couleur rouge-noirâtre lui vient de l'extrait ordinaire des feüilles, de l'écorce & du bois qui s'y mêle en partie pendant la coſtion. C'eſt auſſi à cela & à la perte conſidérable qui ſe fait des eſprits, qu'on doit attribuer ſa conſiſtance plus épaiſſe. Du reſte, il a une odeur aſſez forte & gracieuſe balſamique, & une ſaveur âcre, amere & réſineuſe.

§. V.

La derniere eſpéce que nous employons en mé-decine faute de la premiere, eſt compoſée de parties

huileufes effentielles étherées & de fixes réfineufes.
L'huile étherée , dont on tire environ une once ,
fuivant le témoignage d'*Hoffmann* , d'une livre
entiere de baume , au moyen d'une diftillation humide & douce, eft rouge & très-pénétrante ; elle ne
peut néanmoins fe diffoudre qu'avec une grande
quantité d'efprit de vin. Le refte de la maffe eft
réfineux , devient plus foible lorfque l'huile en eft
enlevée , n'eft cependant pas dépoüillé de fa vertu
ni de fon odeur , & peut conféquemment être mis
à bon droit au nombre des médicamens actifs ,
traumatiques & nervins. Le fel effentiel aigrelet
qui refte embarraffé dans les parties huileufes &
réfineufes , s'y trouve en moins grande quantité
que dans la térébenthine ; c'eft pourquoi nous
n'entrerons pas ici dans un grand détail à fon
fujet.

§. VI.

Le caractere très-temperé du baume du Pérou ,
le doit faire préférer non feulement à la térébenthine , mais encore à la plûpart des autres liqueurs
naturelles balfamiques. C'eft un des meilleurs nervins , ftomachiques , pectoraux , anti - putrides ,
traumatiques & diurétiques doux ; il eft conféquemment très-bon dans les attaques d'épilepfie ,
la foibleffe d'eftomac , la phrenéfie , l'afthme pituiteux , les affections galeufes , l'exulcération des
inteftins , des reins & de la veffie , la gonorrhée,

virulente, la dyſſenterie, la céliaque, la lienterie, &c. On en uſe intérieurement depuis quelques gouttes juſqu'à un ſcrupule & demi & au-delà avec quelque ſyrop, ou un jaune d'œuf, ou un boüillon, ou même ſous la forme d'éléoſaccharum & de teinture. On l'ajoûte outre cela très-fréquemment aux pilulles, aux bols & aux électuaires à doſe coupée. Il eſt extérieurement d'un très-bon ſecours dans les ulceres & les playes de quelque genre qu'elles puiſſent être, ſur tout dans les piqûres des nerfs & des tendons, de même que dans les playes de tête, la foibleſſe des articulations, & les affections convulſives & paralytiques. On l'applique de differentes manieres, tantôt ſeul, tantôt mêlé avec le miel roſat & les autres linimens, onguens & emplâtres, quelquefois diſſous dans l'eſprit de vin.

§. VII.

Le *Baume de copahu* eſt plus chaud que celui du Pérou. Il eſt bien inférieur, & il jette une liqueur jaunâtre, viſqueuſe, tenace, réſineuſe-huileuſe, d'une odeur pénétrante, d'une ſaveur un peu âcre, légerement amere & aromatique. On l'apporte du Bréſil où il diſtille des inciſions qu'on fait à un arbre que les Botaniſtes appellent vrai baumier, &c. & les créols *Copahu*, &c. Il y a de deux eſpéces de baume de copahu, l'une plus liquide, blanchâtre ou d'un pâle-jaunâtre, très-odorante; l'autre

d'une confiſtance plus épaiſſe, d'une couleur d'or
& d'une odeur ingrate.

§. VIII.

Il approche tant par ſa confiſtance que par ſon
caractere, plus de la térébenthine que le baume du
Pérou. Il eſt ſi rempli d'huile étherée eſſentielle,
qu'on en peut quelquefois tirer par la diſtillation
humide cinq ou ſix onces d'une livre. Cette huile
qui eſt d'une odeur forte & ingrate aromatique,
d'un goût pénétrant, âcre & légerement amer, eſt
limpide dans ſon principe & devient par la ſuite
des temps d'une couleur pâle-jaunâtre. La portion
réſineuſe qui reſte dans l'alambic, eſt fort tenace;
elle eſt néanmoins encore ſi forte, qu'elle mérite
d'avoir place parmi les réſines actives, & on peut
la joindre avec beaucoup de ſuccès aux emplâtres
nervins, réſolutifs & traumatiques.

Fred. Hoffmann attribue à cette huile pluſieurs
vertus excellentes. Nous l'avons mêlée, dit-il dans
ſes obſervations, avec deux fois autant de graiſſe
humaine, & ce liniment a donné une force ſur-
prenante aux parties paralyſées, relâchées, privées
de ſentiment & de mouvement. Elle eſt d'un grand
& bon ſecours, lorſqu'on en frotte les parties affoi-
blies par la goutte & peu propres au mouvement.
On peut outre cela en compoſer d'excellens baumes vulnéraires & pectoraux pour l'uſage interne,
ſi, par exemple, on la mêle avec l'huile d'hyperi-

tum bien préparée, avec le blanc de baleine, l'huile
de jaunes d'œufs, aufquels on ajoûte-quelques
gouttes d'huile de bois de faffafras, de macis, de
vrai fenoüil ; & fi on prend ce baume avec une
émulfion ou le lait d'âneffe, je ne doute pas qu'il
ne produife de très-bons effets dans les abcès des
poûmons, l'ulcération des reins, de la veffie & des
proftates, fi on en ufe avec prudence. L'efprit de
vin diffout très-promptement ce baume, mais il en
faut quatre parties fur une d'huile, pour que la
diffolution s'en faffe plus commodément. Si au
lieu d'efprit de vin, on fe fert de teinture de tartre
ou d'antimoine âcre & qu'on y mêle de l'efprit de
nitre dulcifié, il en réfulte un médicament qui
pouffe puiffamment par les urines, qui eft d'une
grande efficacité dans les affections rheumatiques
& cachectiques. L'élæofacharum qu'on en prépare
eft entierement balfamique, d'une faveur agréable, & il eft d'un grand fecours dans l'atonie de
l'eftomac, la toux ftomachale, le relâchement
trop grand & la flatulence des inteftins, les affections paralytiques, en le prenant dans du vin d'Efpagne ou de Hongrie, &c.

§. I X.

Ce baume a en grande partie beaucoup de rapport avec celui du Pérou par rapport à fes vertus
& à l'ufage qu'on en fait, tant intérieurement
qu'extérieurement ; il eft néanmoins d'une nature

un peu plus chaude, comme j'en ai averti ci-deſſus, à cauſe de la grande quantité d'huile qu'il renfer-me ; c'eſt ce qui fait qu'on n'en doit uſer qu'avec précaution dans certains cas. Il eſt un peu plus diurétique que le baume du Pérou ; c'eſt là pour-quoi on en fait plus volontiers uſage dans le calcul, la nephrétique graveleuſe & la ſuppreſſion d'urine, lorſqu'il eſt à propos de faire uſage de remédes qui pouſſent par ces voyes. Il a auſſi plus d'efficacité dans la gonorrhée virulente & les autres ulceres vénériens.

§. X.

On peut joindre aux baumes liquides naturels que nous avons décrit juſqu'à préſent, l'opobalſa-mum, le baume de tolu & le liquidambar. Nous devons néanmoins avertir qu'on nous apporte plus rarement ces eſpéces & qu'on les falſifie de diffe-rentes façons. L'opobalſamum, qu'on appelle auſſi baume de la Mecque, &c., ne ſe trouve que très-rarement, ou pour mieux dire jamais chez nos Apoticaires ; celui qu'ils vendent eſt plutôt artifi-ciel que naturel, & il eſt ordinairement compoſé avec le baume de copahu & quelqu'huile gracieuſe étherée. On tiroit autrefois le baume de la Mecque par les inciſions que l'on faiſoit à un petit arbre qui croît en Syrie, dans l'Arabie heureuſe & diffe-rens endroits de l'Egypte. Aujourd'hui on le tire preſqu'uniquement de quelques baumiers que l'on

cultive exprès dans un certain jardin près du grand
Caire, d'où il coule en y faisant quelques incisions, & la petite quantité qu'on en tire tous les
ans s'envoye presque toute au Grand Seigneur,
& un peu à quelqu'autres personnes de distinction.
Ce baume en bon état est limpide, blanchâtre,
âcre, aromatique & très-pénétrant. Les branches
& le bois de cet arbrisseau se vendent sous le nom
de *xylo-balsamum* & les fruits sous celui de *carpo-
balsamum*. Le baume de Tolu se tire dans la Province de Tolu, une de celles du Pérou, des incisions que l'on fait à un arbre qui ressemble très-
fort au petit pin de notre pays; les Espagnols le
portent aux autres Nations. Le *liquidambar* ou
l'ambre liquide, est une liqueur résineuse-huileuse,
un peu épaisse, néanmoins plus fine que la térébenthine, d'un jaune roussâtre, âcre, aromatique,
presque de la même odeur que le styrax. L'arbre
des incisions duquel on tire ce baume croît en
Amérique, & les Botanistes l'appellent *Platanus
Virginiana styracem fundens*, &c.

CHAPITRE XXXVIII.

De la semence de Fenouil & d'Anis, tant vulgaire
que de Chine.

§. I.

IL se trouve de deux espéces de semences de fenoüil dans les boutiques, l'une vulgaire & l'autre douce de Florence ou Romaine. La vulgaire est moins estimable, l'autre plus recherchée & d'un plus grand usage en médecine. Le fenoüil ordinaire croît çà & là dans la campagne, & le doux ne vient que dans nos jardins. Ce dernier vient en abondance dans l'Hétrurie & dans le territoire de Rome ; c'est là pourquoi on en apporte de là une très-grande quantité à nos Apoticaires ; ses semences sont oblongues, verdâtres, canelées, spadicées - blanchâtres ou d'un pâle - jaunâtre, d'un goût doux & en même tems un peu âcre, d'une odeur gracieuse aromatique. Les semences du fenoüil ordinaire ont du rapport avec les précédentes ; elles sont cependant un peu plus longues & moins épaisses, d'une plus grande douceur & d'une plus grande âcreté.

§. II.

Les semences de fenoüil, sur tout du romain , sont remplies d'une huile douce & aromatique , d'où elles tirent leur vertu principale. Cette huile

paroît néanmoins de deux genres. En effet, une
portion, & c'eſt la plus grande, eſt plus fluide, plus
ſpiritueuſe, & ſe tire par la diſtillation humide ;
l'autre plus épaiſſe & plus viſqueuſe ſe ſépare par
expreſſion & par extraction. L'huile diſtillée étherée eſt aſſez fluide à la chaleur, eſt d'une couleur
jaunâtre, d'une odeur pénétrante, d'une ſaveur
très-douce & en même tems âcre aromatique ; elle
ſe coagule au froid, & devient ſi blanche qu'elle
reſſemble plutôt à du beurre ou à quelque graiſſe,
qu'à de l'huile. La matiere huileuſe-plus viſqueuſe,
qui ſe tire par une infuſion ſpiritueuſe, au moyen
d'une douce évaporation, ſe ſépare inſenſiblement
de la maſſe réſineuſe, & peut par conſéquent ſe
recueillir en grande partie ſéparément. Après l'huile
ſuit, eu égard à ſa vertu, le principe réſineux ; car
le gommeux n'a point ou n'a que très-peu d'activité. En effet, la premiere infuſion ſpiritueuſe jaunâtre exhale une odeur aſſez forte de fenoüil, &
ſe trouve d'une ſaveur âcre aromatique mêlée de
doux. On retrouve auſſi ces qualités dans la maſſe
jaune-noirâtre épaiſſe qui reſte, excepté que l'odeur
en devient plus foible, à cauſe des parties huileuſes
qui en ſont enlevées. La premiere infuſion aqueuſe
a une odeur foible, mais diſgracieuſe de fenoüil,
& la ſaveur en eſt doucinâtre & un peu âcre. L'extrait n'eſt gueres meilleur ; car quoiqu'il ſente
encore un peu plus le fenoüil, il n'a cependant

aucune faveur finguliere, & il reſſemble au rob de ſureau. J'ai tiré d'une once & demie de ſureau preſ-que trois gros d'extrait ſpiritueux & une plus grande quantité d'extrait aqueux.

§. III.

Ces ſemences agiſſent en remuant, en diſcutant & en adouciſſant un peu à cauſe de leur douceur ; elles ſont par conſéquent fort recommandables par leurs vertus ſtomachique, carminative, pectorale & anti-catharrale ; c'eſt là pourquoi on peut les mettre au nombre des médicamens anti-nephré-tiques lactiferes. On les preſcrit auſſi très-fré-quemment ſous la forme d'infuſion vineuſe ou de décoction, dans les tranchées du ventre, les affec-tions froides flatulentes, le vertige ſtomachal, le gonflement de l'eſtomac après le repas, le coryza , l'enrhoüement, la toux, l'aſthme, les tumeurs des glandes, la nephrétique pituiteuſe-graveleuſe, la ſtrangurie, &c. La décoction aqueuſe eſt beau-coup plus foible que l'infuſion ſpiritueuſe, à cauſe de la perte conſidérable des parties ſpiritueuſes-huileuſes ; on la préfere néanmoins, lorſqu'il s'agit de procurer aux nourrices une plus grande quantité de lait ; car dans tous les autres cas l'infuſion vi-neuſe eſt bien ſupérieure. La ſemence ſe vend auſſi confite au ſuc. La vapeur de la décoction eſt fort bonne pour la foibleſſe des yeux , & les ſemences même fraiches & écraſées , diſſipent & réſoudent

efficacement le fang extravafé & le lait coagulé ;
lorfqu'on les applique fur des parties gorgées de
fang & fur les tumeurs des mammelles.

§. I V.

Les femences de grand & de petit anis ont beaucoup de rapport avec celles de fenoüil , tant par
rapport à leurs principes conftitutifs qu'à la nature , les forces & l'ufage ; c'eft pourquoi nous ne
nous y arrêterons pas beaucoup ici : ces femences
font petites , arrondies , terminées en pointe , canelées , d'une couleur verdâtre ou d'un verdâtre-
fpadicé , d'une odeur gracieufe & pénétrante balfamique , d'une faveur doucinâtre & aromatique.
On feme beaucoup d'anis dans la Turinge & le
territoire de Bamberg ; & c'eft de là qu'on en tranf-
porte tous les ans par tout une grande quantité. Il
croît néanmoins dans bien d'autres pays, & l'efpéce
qui vient de l'Ifle de Malthe eft regardée comme
la meilleure. La vertu de cette femence dépend
uniquement de fon huile effentielle étherée & de
fa fubftance fixe réfineufe. En effet , quoiqu'il fe
trouve deux gros & prefqu'autant de fcrupules de
partie gommeufe fur une once , cette partie n'a
aucune activité remarquable. Il y a une plus grande
quantité d'huile étherée effentielle , que l'on ne
tire pas en abondance par le moyen de la diftillation humide , parce qu'elle fe fépare difficilement ,
ne peut pas s'élever beaucoup à la furface , à caufe

qu'elle pefe prefqu'autant que l'eau , & refte par conféquent dans fes pores. Elle eft parfaitement liquide à la chaleur , jaunâtre , fe coagule au froid comme l'huile de fenoüil , en une maffe graffe & très-blanche. Outre l'huile étherée , il fe trouve auffi un peu d'huile plus épaiffe , qui ne peut fe féparer que par expreffion , de maniere cependant qu'il s'en trouve plus de la derniere dans la fub-ftance intérieure.de la femence & plus de la pre-miere dans l'écorce. La fubftance fine réfineufe-épaiffie , dont j'ai tiré environ un gros & vingt-huit grains d'une once de femence , eft noirâtre , d'une odeur balfamique fpécifique , d'une faveur douce & aromatique , mêlée d'une amertume très-légere. Je n'ai rien à ajoûter fur les vertus ; car la femence d'anis , comme j'en ai averti ci-deffus , eft fort femblable à celle de fenoüil , & peut très-facile-ment lui être fubftituée. On la preferit en infufion vineufe & aqueufe en forme de thé , plus rarement en décoction , & on la mêle quelquefois dans les machicatoires & dans des poudres peptiques , grof-fieres , ou les tragées proprement dites. On vend auffi les femences confites.

§. V.

La femence d'anis étoilé nous vient de l'Inde orientale & de la Ruffie. La plante dont on ne connoît pas encore affez le genre & les caracteres fpécifiques , s'appelle anis étoilé , &c. , & croît , à

ce qu'on dit, fur tout dans la Chine, dans la Tartarie orientale & les Philippines. On fait plus de
cas en médecine des capfules des femences, que des
noyaux qu'elles renferment ou des femences mêmes, parce qu'elles ont bien plus d'activité. Ces
capfules qui font ordinairement compofées de fix,
fept ou huit rayons qui concourent à un centre,
font du refte ridées en dehors, d'une couleur rougeâtre, d'une odeur gracieufe pénétrante, d'une
faveur doucinâtre & aromatique. Il fe trouve dans
les rayons dont nous avons parlé, des femences
oblongues, polies, brillantes, d'un jaune-roufsâtre, qui renferment une fubftance plus molle ou
une pulpe blanchâtre, graffe, d'une faveur douce
& un peu âcre aromatique.

<h3 style="text-align:center">§. V I.</h3>

Il y a une très-grande différence entre l'anis
ordinaire & l'anis de Chine par rapport aux principes, & les parties huileufes-réfineufes paroiffent
fimplement d'un caractere plus chaud dans le dernier. Les femences rendent plus d'huile effentielle
dans la diftillation humide, que les capfules femi-
nales, & celles-ci au contraire renferment une
fubftance âcre & réfineufe. Il fe trouve auffi dans
l'un & dans l'autre une grande quantité de principe
fixe gommeux, qui y eft néanmoins fort foible, &
lui communique peu ou même point du tout de
force. En effet, l'extrait aqueux rouge-brun, dont

J'ai tiré à peine une demi-once d'une once entiere de capfules, a une odeur foible & une légere faveur aromatique. Quant à l'extrait fpiritueux, quoiqu'il s'y en trouve à peine deux gros, il a bien plus de force tant par fon odeur que par fa faveur.

§. VII.

Il n'y a rien de fingulier à dire fur les forces, ce fimple, fi on en excepte fon opération plus vive, cadrant parfaitement avec la femence de fenoüil & d'anis. On le prefcrit en poudre depuis quelques grains jufqu'à un demi-fcrupule ; & on l'ajoûte affez ordinairement, mais en plus grande dofe, dans les infufions vineufes thei-formés. On le met auffi au nombre des machicatoires moderés, & il eft très-propre à corriger la mauvaife odeur de la bouche, à faciliter la digeftion & à diffiper les vents, fi on avale la falive lorfqu'elle en eft empreinte.

CHAPITRE XXXIX.

De la femence de Coriandre & de Nielle romaine.

§. I.

LES femences de coriandre font rondes, cane-lées, roufsâtres ou roufsâtres-blanchâtres, d'u-ne faveur & d'une odeur aromatique. Cette plante fe cultive dans nos jardins, & ailleurs, comme dans l'Alface, où on la feme dans les champs, & elle vient çà & là dans l'Italie. Ces femences toutes fraiches ont une odeur forte , qui attaque en quelque façon le cerveau & les nerfs ; c'est là pourquoi on ne s'en fert en médecine que lorfqu'elles font féches & qu'elles ont infenfiblement perdu de cette odeur.

§. I I.

Elles renferment des parties huileufes , réfineufes & gommeufes ; elles ont peu d'huile étherée effentielle , & on n'en fait pas beaucoup fortir de fubftance gommeufe - réfineufe par l'extraction. La portion gommeufe épaiffie & réduite en extrait , a l'odeur & la faveur du rob de fureau , mais elle a peu d'activité ; tandis qu'au contraire la fubftance réfineufe , qui eft encore remplie de beaucoup d'huile effentielle , a bien de la vertu. En effet, l'infufion jaunâtre exhale une odeur fpécifique fpiritueufe agréable de la femence , & fe trouve d'une faveur âcre aromatique. La maffe épaiffie a à la vérité une odeur balfamique , mais elle eft d'un goût légerement âcre plus foible , ce qui prouve manifeftement que l'huile effentielle conftitué la principale caufe matérielle de l'odeur, de la faveur & de l'activité.

§. I I I.

On met cette femence au nombre des médicamens ftomachiques, carminatifs & céphaliques ; c'est là pourquoi il n'eft pas rare qu'on la prefcrive

contre

contre la foibleffe d'eftomac, les affections venteufes, le vertige ftomachal, la cataracte commençante, le coryza continuel & la foibleffe de
mémoire. On le prend ordinairement confit, ou
dans les infufions vineufes & les poudres groffieres
qu'on appelle tragées; il eft très-rare qu'on le
faffe entrer dans les décoctions. Il entre dans les
épithemes difcuffifs & fortifians.

§. I V.

Les femences de nielle romaine font anguleufes,
noires, d'une faveur un peu âcre aromatique, d'une
odeur pénétrante. On la cultive dans les jardins &
dans les champs.

§. V.

Cette femence eft remplie de principes tant
réfineux que gommeux, & renferme dans fa compofition une médiocre quantité d'huile effentielle.
L'huile eft en partie étherée mobile & en partie
plus groffiere onctueufe. La groffiere fe tire par
expreffion ou par extrait avec l'efprit de vin, l'é-
therée s'éleve dans la diftillation humide. C'eft
néanmoins à l'huile étherée & en partie à la fubftance fixe réfineufe, qui eft un peu amere & légerement aftringente, qu'on doit principalement attribuer les vertus. La portion gommeufe eft fi inerte
qu'elle ne mérite pas qu'on y faffe attention, quoiqu'elle s'y trouve en affez grande quantité, c'eft-à-
dire à plus de deux gros dans une once de femence.

§. VI.

On attribue à ce simple des vertus difcuffives ;
fortifiantes , anodines, anti-catharrales céphaliques , anthelmintiques, carminatives , utérines &
fpécifiques lactiferes ; c'eſt là pourquoi on le fait
prendre quelquefois en forme de poudre ou en
infufion vineufe contre le vertige , le coryfa opiniâtre , la céphalalgie rheumatique-catharrale , les
fiévres quartes , la colique hyftérique, les fleurs
blanches, &c., de même que pour diffoudre le
fang coagulé , provoquer les régles & les vuidanges , procurer une plus grande quantité de lait. On
s'en fert extérieurement avec bien du fuccès dans
le mal de tête , le coryfa, l'hémi-crânie , le vertige , le tintement d'oreille , le bourdonnement &
les autres affections de la tête , fur tout les catharrales , en le faifant entrer dans les épithemes fecs ,
les cucuphes , les poudres errhines & les parfums.
La fumée portée par un entonnoir fur les dents
cariées, en chaſſe les petits vers, les tue ou au moins
les dérange de leur nid.

CHAPITRE XL.

De la Sementine, de la semence de Rue & de Tanaisie.

§. I.

LA *Sementine* ressemble à des petits corps ou à des petites graines oblongues, comme composée de cordons écailleux, à ce que dit *Hermann*, d'une odeur balsamique, cependant un peu disgracieuse, d'une saveur légerement âcre, amere & balsamique. On lui donne differens noms, & on l'appelle *Sementine*, *Semen-contra*, &c.

§. II.

Il est très-rare qu'on l'apporte parfaitement pure, & elle est toujours mêlée de petites feüilles arides, de paillettes, de grains de sable & d'autres ordures, & elle est même mêlée avec des semences de differentes plantes. Ce défaut de pureté doit être principalement attribué à la fraude des Marchands, & plus ordinairement à la maniere singuliere de la recueillir, suivant ce qu'en dit *Tavernier*. En effet, les plantes d'où proviennent ces semences croissent dans les prés ; & comme leurs enveloppes & les petites feüilles voisines se féchent bientôt lorsqu'elles viennent à murir, & que par conséquent les premieres laissent facilement tomber les semences, les habitans du pays sont obligés de se servir

de deux petits pann'ers pour les faire fortir; c'eft
là pourquoi il doit arriver que les feüilles féches,
les petits morceaux des capfules des femences, &
les autres chofes étrangeres que l'on fait tomber
en frappant deffus, tombent principalement dans
le petit pannier dans lequel ils recueillent les femences.

§. III.

Les Auteurs ne font pas bien d'accord fur l'efpéce de plante qui fournit cette femence, ce qui
eft d'autant plus étonnant qu'il n'eft gueres d'endroit où on ne voyage de nos jours. En effet, fi on
en excepte *Diofcoride*, plufieurs Auteurs tant anciens que modernes, mettent cette plante au nombre des efpéces d'abfynthe, & l'appellent avec *C.*
BAUHIN, *abfynthium fantonicum Alexandrinum.*
Cleyer, *M. de Jager* & plufieurs autres, la regardent comme une efpéce d'abrotanum, & même
quelques-uns comme *Ettmuler*, prétendent que la
fementine des modernes, n'eft ni femence d'abfynthe, ni d'auronc fantonique, mais celle de
tanaifie. On n'eft pas moins incertain fur l'endroit
d'où elle vient; car *Pomet*, *Lemery*, *Tavernier*,
&c., difent que la plante vient dans la Perfe, fur
tout dans la Caramanie, près des confins de la
Ruffie, de même que dans le *Boutam*, Royaume
de Tartarie; d'autres la font pouffer en Paleftine,
en Egypte & en Arabie; d'autres en Chine & en

quelques Provinces de l'Inde orientale, & enfin
d'autres dont les relations ne font pas beaucoup
d'accord avec l'expérience des modernes, rapportent qu'elle croît en abondance dans la Saintonge,
d'où on a donné le nom à la femence. Les Auteurs
étant donc fi peu d'accord, il eft fort difficile de
déterminer quelque chofe de certain ; je ne peux
néanmoins difconvenir qu'il me paroît plus probable que cette plante eft une efpéce d'aurone, &
que non feulement elle croît dans un pays d'Orient,
mais dans plufieurs, fur tout en Perfe dans le
Royaume de Tibet, fur les confins de la Chine &
de l'Inde ; car, fuivant M. *de Jager* qui a vêcu
long-tems dans l'Inde & qui a très-fouvent vû de
fes propres yeux cette plante, il y a de la reffemblance entr'elle & la grande aurone, par rapport à
la forme extérieure. Voici comme il s'en explique
dans une lettre qu'il écrivoit à *Georg. Everhard
Romphius.* Ce qui me fait, dit-il, penfer que la
femenine eft plutôt une efpéce d'aurone que d'abfynthe, c'eft la forme extérieure de cette plante
que j'ai vû plus d'une fois, & qui m'a déterminé à
expliquer le mot arabe *sjehh* & *feheha*, comme l'a
mit *Rauwolffe* par *aurone*, plutôt que par *abfynthe
feriphique*, parce qu'il y a une grande difference,
comme nous l'avons dit, par la forme ; & on m'a
outre cela rapporté qu'en Perfe & en Golkonde,
on ne donnoit point le nom de *fehehh* ou de

ſchelia, mais d'*aſſintien*, aux deux eſpéces d'abſyn-
thes qui ſe vendent dans les boutiques : or le mot
aſſintien eſt dérivé du grec *Apſinthion*, &c.

§. IV.

Enfin les Auteurs ne s'accordent gueres ſur ſes
principes actifs. *Hermann*, par exemple, dit que
cette ſemence renferme beaucoup de ſels fixes d'un
caractere ſans doute alkali, puiſqu'il aſsûre qu'elle
détruit le nid des vers qu'il regarde non ſeulement comme putride, mais encore comme acide.
Nicol. Lemery eſt d'un ſentiment contraire ou
tout-à-fait oppoſé, & dit que ces ſemences ſont
remplies d'une grande quantité d'huile & de ſel
volatil eſſentiel. Mais les Auteurs dont nous venons
de parler & tous les autres qui ſont de leur ſentiment, s'éloignent plus ou moins de la vérité ; c'eſt
ce que confirment plus qu'il n'eſt néceſſaire les differentes analyſes que j'ai faites de cette ſemence ;
j'en ai d'abord fait diſtiller quatre onces dans une
cucurbite de verre, baſſe, & il n'en eſt preſque
point ſorti d'huile eſſentielle, quoique l'eau qui en
diſtilloit fut imbue d'une odeur forte balſamique. Il
ne paroît pas non plus probable que l'huile étherée
ſubſtantielle dût ſortir en plus grande abondance
d'une plus grande quantité de ſemence. En effet,
Wedelius tira à peine quelques gouttes d'une livre,
& *Neumann* n'a pû découvrir qu'un très-léger
veſtige du principe huileux dans l'eau diſtillée ;

d'où il paroît très-clairement que cette huile que l'on vend dans quelques boutiques pour l'huile de fementine, n'eſt pas ſa vraye huile eſſentielle éthe-rée, mais quelqu'autre tirée ſimplement ſur les ſemences de fementine.

§. V.

J'ai mis une autre fois une oncè de cette même ſemence en douce digeſtion pendant quelque tems avec de l'eau ſimple, l'infuſion eſt devenue d'un brun-rougeátre, d'une ſaveur très-amere & en même tems modérement balfamique, d'une odeur aſſez forte, fort ſemblable à l'odeur de la ſemence même, qui réduite par l'évaporation, a laiſſé un extrait fauve tirant un peu ſur le noir, d'une odeur foible, d'une ſaveur amere & balfamique. Il peſoit environ trois gros & quelques grains. Le reſte ſéché, arroſé d'eſprit de vin, a rendu encore un ſcrupule d'extrait réſineux. Une autre once de ſe-mence miſe d'abord en digeſtion pendant quelque tems dans l'eſprit de vin, lui a donné une teinture jaune-brune, qui ſentoit plus l'eſprit de vin que les ſemences, & l'emportoit ſur l'infuſion aqueuſe dont nous venons de parler, par ſa ſaveur balfami-que, lui en cédant d'ailleurs un peu par ſon goût amer. L'extrait épaiſſi d'un fauve-noirâtre, peſoit deux gros & demi, étoit d'une odeur un peu dif-gracieuſe, plus forte cependant que la teinture même, & auſſi d'un goût aſſez amer & balfamique ;

du refte, il approchoit plus que l'extrait aqueux de l'odeur fpécifique de la femence. J'ai tiré du refte, en verfant à plufieurs reprifes de l'eau fimple def-fus, encore un gros d'extrait gommeux. *Neumann* a tiré une plus grande quantité d'extrait aqueux & d'extrait fpiritueux, comme il l'afsûre dans fes prélections chymiques pharmaceutiques ; mais je penfe qu'on ne doit attribuer cette difference qu'au different dégré de pureté, de maturité & de bonté de la femence dont on s'eft fervi.

§. VI.

La plûpart des Médecins n'attribuent que des vertus anthelmintiques à la fementine, & même quelques-uns, comme *Théodore Zwinger*, penfent que ce médicament eft plus nuifible, lorfqu'on n'a pas de vers, qu'il ne peut être utile. *Rochas* même va jufqu'à penfer qu'il pourroit en produire. Ce-pendant les premiers donnent aux vertus de cette femence des bornes trop étroites, & les derniers font d'un fentiment auffi oppofé à la raifon qu'à l'expérience : en effet, elle nous a très-fouvent appris d'une maniere claire que la fementine a non feulement des vertus anthelmintiques, mais encore qu'elle en a d'excellentes, fortifiantes, dif-cuffives & anti-putrides. Le raifonnement même qui s'appuye fur le caractere des principes, n'eft en aucune façon oppofé à l'expérience, il la con-firme au contraire ; puifque le principe volatil

balfamique agit autant en difcutant qu'en fortifiant, & que les principes réfineux-gommeux font
pareillement d'un goût balfamique amer, augmentent non feulement la vertu de bien fortifier,
mais détruifent auffi la faburre putride, foit qu'elle
fe trouve dans les premieres voyes, foit dans d'autres parties, & empêche les humeurs de fe corrompre lors même qu'elles font difpofées à la
corruption.

§. VII.

On peut de ces vertus générales en déduire
differentes vertus fpéciales, fçavoir, la ftomachique, la carminative, l'utérine, la cephalique, la
nervine & la pectorale. En effet, tandis que ces
femences balfamiques & ameres fortifient doucement les membranes de l'eftomac, & corrigent
les crudités vifqueufes & corrompues qui s'y
amaffent, ils animent le mouvement périftaltique duquel dépend principalement la faculté de
digérer ; d'ailleurs comme on doit ordinairement
attribuer la trop grande quantité de vents aux impuretés muqueufes & à la matiere groffiere perfpi-
rable qui s'en fépare continuellement, de même
qu'à la foibleffe de la force expultrice ou à la contraction foible, qui très-fouvent n'a d'autre caufe
que le fréquent relâchement des membranes ; je
penfe donc que l'on voit clairement pourquoi la
fementine diffipe les vents, empêche qu'il ne s'en

forme de nouveaux & une plus grande quantité.
C'est d'une maniere à peu près semblable qu'on
doit expliquer ses vertus utérines, pectorales,
nervines, céphaliques, puisqu'il n'y a rien de plus
ami des nerfs, des membranes du cerveau & des
autres parties membraneuses, que rien n'excite
mieux leurs oscillations que les balsamiques doux
& amers, qui exercent leur vertu sans impétuosité; enfin que rien ne conserve plus efficacement le
mouvement des poûmons, & n'empêche mieux le
séjour incommode & pernicieux de la pituite, que
les médicamens de ce caractere. Bien plus, aucun
genre de remédes ne dérange moins la matrice &
ne s'oppose avec plus de succès aux dérangemens
des régles ou à leur suppression entiere, qui font
ordinairement suivis de spasmes hystériques, que
ces sortes des discussifs & de fortifians temperent.

§. VIII.

C'est sur sa vertu anti-putride & stomachique
qu'est principalement fondée sa vertu anthelmintique; je dis simplement en grande partie, car je
ne puis disconvenir qu'on doit aussi en partie l'attribuer à la saveur & à l'odeur qui distinguent ces
semences des autres corps balsamiques & amers.
L'amas subit qui se fait des vers dans les intestins,
le prompt accroissement qu'ils y prennent, & la
multiplication prodigieuse qui s'y en fait, ont differentes causes, dont on doit attribuer les princi-

pales à la foiblesse de l'estomac, à l'amas de saburre putride & visqueuse & à l'inertie de la bile, qui est un excellent antidote contre les vers. La sementine remédie à chacun de ces vices ; elle tue en effet comme un venin spécifique les vers, qui ne peuvent en supporter l'odeur ni le goût, déterge & corrige les crudités visqueuses & putrides qui servent de nid & d'aliment favori à ces ennemis renfermés dans les intestins, fortifie de plus l'estomac & les intestins, de maniere que l'estomac peut dissoudre comme il convient les alimens, & que les intestins sont propres à faire avancer & à chasser à propos les impuretés qui restent après la préparation du chyle. Il convient cependant mieux d'y ajoûter des laxatifs, de la rhubarbe, par exemple, de la racine de méchoacan blanc, du mercure doux & d'autres semblables pour mieux réussir à chasser sûrement & promptement les vers morts, avec la saburre hétérogêne & nuisible qui les entretient, & empêcher que ces vers, qui après leur mort ne peuvent manquer de se pourrir & de dégénerer en une liqueur fétide, ne corrompent les humeurs & ne deviennent plus nuisibles qu'ils n'étoient auparavant. Il est outre cela nécessaire de mêler toujours quelques remédes doux à ce médicament, si on le fait prendre à cause des vers, pour attirer les vers & leur faire prendre avec plaisir leur poi-son, de crainte que le mauvais goût & la mauvaise odeur ne venant à les en détourner, ils ne s'y laiſſaſſent pas prendre.

§. IX.

Ce médicament eſt encore d'un uſage plus étendu, & on l'employe avec un très-grand ſuccès dans les affections flatulentes & ſpaſmodiques, de même que dans les maladies ſingulieres qui dépendent de l'atonie des parties ſolides & naiſſent de l'épaiſſiſſement des humeurs ; par conſéquent outre la cardialgie, la colique, la paſſion hypochondriaque & hyſtérique, on peut mettre de ce nombre l'apopléxie pituiteuſe, la foibleſſe de mémoire, le vertige, les differentes eſpéces d'otalgie, d'odontalgie & de céphalalgie, l'épilepſie ſtomachale & vermineuſe, la toux pituiteuſe, l'aſthme froid humoral, les differens défauts d'appétit & de digeſtion, le flux de ventre, la diabete, les fleurs blanches, les fiévres intermittentes, la cachéxie ordinaire & ictérique, la gonorrhée bénigne, &c. On le fait prendre de differentes manieres ; car tantôt on le donne dans du ſucre ou dans des poudres, tantôt on le fait entrer dans les rotules, les machicatoires & les électuaires ; tantôt avec de l'eau ou de la bierre, du lait ou du vin, & enfin en forme de teinture. Je ſuis néanmoins obligé de convenir que ce médicament a bien plus d'efficacité, ſi on le fait prendre en ſubſtance ou dans des compoſitions dans leſquelles il ne s'altere point &

ne perd rien de sa composition naturelle, sur tout si on le prescrit en dose convenable, c'est-à-dire, en général depuis quelques grains jusqu'à un gros.

§. X.

On peut joindre, par rapport à l'analogie des vertus, la semence de rue à celle de sementine ; à la réserve que les capsules seminales de la sementine ont plus de vertu, sont huileuses & d'une odeur plus pénétrante que les semences mêmes. On les fait prendre en poudre & en infusion dans du vin.

CHAPITRE XLI.

De la semence d'Ache, de Persil, de Carotte, tant vulgaire que de Crete.

§. I.

LA *semence d'Ache* est petite, cannelée, d'une couleur un peu fauve ou jaunâtre-spadicée, d'une odeur très-pénétrante, d'une saveur un peu amere & aromatique. Elle est remplie de principes actifs huileux, résineux & gommeux ; cependant sa principale vertu est dans l'huile. L'huile est en partie plus épaisse, plus grossiere & onctueuse, en partie essentielle étherée & plus précieuse. La premiere se sépare difficilement par expression & doit se tirer d'abord avec la substance résineuse ; c'est

là pourquoi on ne peut en déterminer exactement
le poids. On tire presqu'un gros de la derniere
d'une livre entiere de semence, par la distillation.
La partie résineuse a aussi des vertus qui ne sont
pas à rejetter. En effet, la premiere infusion spiritueuse jaunâtre, est d'une odeur forte spécifique
balsamique, & d'un goût âcre aromatique, légerement amer. La masse épaissie est conditionnée de
même, si ce n'est que cet extrait a plus d'amertume & d'âcreté aromatique que l'infusion. On doit
penser tout autrement de la portion gommeuse
assez inerte, puisque l'extrait aqueux est simplement d'un goût un peu âcre, légerement amer &
balsamique foible. Une once de semence a fourni
quatre scrupules & douze grains du premier extrait
spiritueux, deux gros & à peu près autant de scrupules d'extrait aqueux.

§. I I.

Cette semence est du nombre des quatre petites
semences chaudes, & on en fait beaucoup de cas à
cause de ses vertus discussives, carminatives, apéritives & diurétiques, dans l'obstruction des visceres, le calcul, la suppression d'urine, les affections
venteuses, les tranchées, le gonflement des mammelles, le lait coagulé, l'asthme pituiteux, l'hydropisie, sur tout l'ascite, la cachéxie ictérique &
la plûpart des maladies froides de la matrice. On
l'ajoûte ordinairement aux infusions visqueuses, &

on la preſcrit quelquefois en poudre depuis quelques grains juſqu'à un ſcrupule.

§. III.

La *ſemence de Perſil* a du rapport à celle d'ache,
ſi ce n'eſt que ſes vertus ſont plus foibles & qu'on
doit en conſéquence la preſcrire à plus grande
doſe dans les maladies dont nous venons de parler.
La *ſemence de carotte* & celle de daucus de Crete
different peu ou point du tout de celle-ci, par rapport à leur nature & à leurs vertus. On apporte
celle de daucus de Crete de l'Iſle de Crete même &
des autres pays plus chauds. Elle a la figure de
petits corps oblongs, plus pointus dans une extrêmité que dans l'autre, cannelés, villeux, d'un jaunâtre-
blanc, d'une odeur un peu pénétrante, d'une ſaveur
âcre aromatique. On recüeille celle de carotte ſauvage çà & là dans des lieux incultes & ſauvages, où
la plante qui la produit ſe plaît le plus ; elle eſt un
peu plus petite que la précédente , comprimée,
villeuſe , cendrée, d'une odeur & d'une ſaveur aromatique plus foible. Le principe huileux-réſineux
de la ſemence de daucus de Crete, qui eſt la ſeule
dont j'aye fait l'analyſe chymique , eſt très-actif ;
le gommeux mérite à peine qu'on y faſſe attention
à cauſe de ſon inertie. En effet , le premier extrait
ſpiritueux eſt d'une couleur d'or foncée , & on en
tire environ un gros d'une once de ſemence ; il a
comme une odeur de miel , & il eſt d'un goût âcre,

légerement amer & aromatique. L'extrait aqueux est d'un brun-noirâtre, ressemble en quelque façon au rob de sureau par son goût foible, & ne donne que quelque tems après de très-légers vestiges d'âcreté. Il pese cependant plus que le spiritueux, & en supposant qu'on employe la même quantité de semence, il va à plus de trois gros. Ces deux espéces de semences sont d'usage dans les mêmes maladies que celle d'ache ; on croit cependant qu'elles font plus d'effet dans la nephrétique pituiteuse-sabloneuse, la strangurie & les douleurs après l'accouchement.

CHAPITRE XLII.

De la semence de Carvi, de Cumin, d'Ammi, d'Anet & de Lévesche.

§. I.

LA *semence de Carvi* est petite, oblongue, fine, cannelée, un peu courbée, fauve, d'un goût & d'une odeur aromatique. La plante croît d'elle-même dans les prés, & on la seme aussi dans les champs, sur tout dans la Thuringe & la Franconie.

§. II.

On la met au nombre des quatre grandes semences chaudes, & on en fait un usage très-fréquent à cause de ses grandes & admirables vertus discussives, difcuffives, remuantes, fortifiantes, ftomachiques, carminatives & utérines, dans differentes maladies, fur tout dans les vices de digeftion, les affections venteufes, les tranchées, la tympanite, le vertige ftomachal, le fanglotement, l'obftruction du foye & de la ratte, les maladies pituiteufes de poitrine, la paffion hyftérique, les fleurs blanches, les douleurs après l'accouchement, la fuppreffion des vuidanges, &c. On les fait prendre crues ou confites, ou on les donne dans des boüillons & autres alimens de cette efpéce, ou on les fait boüillir avec de la bierre & du vin, & c'eft la meilleure façon de les faire prendre par rapport à l'effet. Elle entre dans les épithemes que l'on applique fur les parties gorgées de fang, les mammelles gonflées par le lait coagulé, fur le bas-ventre lorfqu'il eft rempli de vents, dans la diarrhée, la dyffenterie, les tranchées, de même que les autres emplâtres qui ont la même vertu.

§. III.

C'eft à l'huile effentielle étherée & en partie à la fubftance fixe réfineufe, qu'on doit attribuer les vertus dont il a été queftion ; car la partie gommeufe ne peut produire un bien grand effet. L'huile qui eft rouge, eft très-pénétrante, fort chaude, & on en tire une affez grande quantité par la diftillation humide ; fi les femences font mures, la premiere teinture fpiritueufe eft d'une couleur jaune-verdâtre, a l'odeur spécifique de la semence ; quoique plus foible, & fait assez connoître le simple par sa saveur aromatique & spécifique. La premiere infusion aqueuse, qui est d'une couleur rouge-brunâtre plus détrempée, a une odeur spécifique plus forte que la teinture spiritueuse, une saveur bien plus foible, & elle en est si dépourvûe de même que de l'odeur, par la perte qu'elle fait des parties huileuses étherées lorsqu'on la réduit en extrait, qu'il n'est presque pas possible qu'on puisse distinguer la plante. On tire d'une once de semence environ quatre scrupules & quelques grains du premier extrait spiritueux, & un gros vingt-sept grains d'extrait aqueux.

§. IV.

La *semence de Cumin* est plus grande que celle de carvi, oblongue, un peu fauve, remplie de stries jaunâtres-blanchâtres, d'une odeur & d'une saveur aromatique disgracieuse. On en cultive la plante dans nos jardins, & elle croît naturellement dans l'Inde, la Perse & les autres pays chauds. La meilleure espéce qui se trouve ordinairement dans nos boutiques vient d'Italie.

§. V.

Elle est comme les précédentes du nombre des quatre grandes semences froides ; il entre cependant dans leur composition naturelle des principes huileux résineux-gommeux plus disgracieux, comme le confirme amplement leur odeur, si au moins on les broye entre les doigts, la saveur & l'odeur de l'infusion tant spiritueuse qu'aqueuse, sur tout de cette derniere. C'est en partie dans la portion volatile huileuse-spiritueuse, en partie dans la fixe résineuse, que l'on doit rechercher la cause de cette odeur & de cette saveur nauséeuse. En effet, l'extrait aqueux d'un fauve foncé, est d'une odeur assez agréable, les parties volatiles s'exhalant pendant l'évaporation, & il est d'un goût balsamique foible, point disgracieux & mêlé d'une âcreté fort légere. L'extrait spiritueux est d'un jaune fauve, a plus l'odeur spécifique de la semence, & se trouve d'un goût disgracieux, un peu âcre, légerement amer & aromatique. Une once de semence a fourni trois gros & quelques grains du premier extrait, seulement quatre scrupules & dix-huit grains du dernier. L'extrait aqueux n'a presque plus de vertus, & les principes résineux-huileux sont presque les seuls auxquels on puisse par conséquent attribuer les vertus de cette semence, dont les vertus & l'usage cadrent avec ceux des semences de carvi, si ce n'est qu'on en croit l'opération plus douce, à cause qu'il s'y trouve un peu moins d'huile étherée.

§. VI.

La *semence d'Ammi*, dont nous parlons ici à cause de sa grande analogie avec toutes celles dont il a été queſtion juſqu'à préſent, eſt de deux genres, l'une ordinaire & l'autre de Crete ou la vraye. La ſemence d'ammi vulgaire eſt petite, canelée, cendrée-jaunâtre, amere, âcre & très-pénétrante. La plante qui porte ces ſemences ſe cultive dans nos jardins, & croît d'elle-même en Italie dans les lieux champêtres. La ſemence d'ammi de Crete differe peu de la précédente par ſa forme extérieure ; elle eſt cependant d'une couleur ſpadicée, d'une odeur plus pénétrante & d'une ſaveur aromatique bien plus âcre. La plante qui la porte croît ſur tout, à ce qu'on dit, dans la Crete, la Syrie, l'Egypte & l'Ethiopie, &c.

§. V I I.

La ſemence d'ammi de Crete ou de cumin d'Ethiopie, eſt d'un uſage plus ordinaire en médecine que celle d'ammi vulgaire, à cauſe de la meilleure qualité de ſes principes huileux-eſſentiels & réſineux-gommeux ; elle renferme peu d'huile étherée, mais il entre beaucoup de ſubſtance réſineuſe-gommeuſe dans ſa compoſition. En effet, une once de ſemence a produit quatre ſcrupules & douze grains du premier extrait ſpiritueux & une égale quantité du premier extrait aqueux ; la maſſe jaune-rougeâtre, plus réſineuſe, a plus de vertu, comme il le paroît clairement par ſa ſaveur aromatique très-âcre ; la gommeuſe fauve-noirâtre, eſt plus foible, ſe trouve ſeulement d'un goût un peu amer,

& médiocrement âcre aromatique. L'odeur aromatique qui dépend principalement de l'huile étherée ou du premier principe, diminue tellement après l'évaporation de ces deux infusions, que les extraits réduits à une confiftance convenable n'ont qu'une odeur balfamique très-douce, qui cependant n'eft plus fpécifique, fur tout dans l'extrait aqueux.

§. VIII.

On le prefcrit très-bien en poudre tant fubtile que plus groffiere, depuis quelques grains jufqu'à un fcrupule, de même qu'en infufion vineufe depuis un demi-fcrupule jufqu'à un demi-gros, même jufqu'à un gros. Ses vertus les plus générales font difcuffives, échauffantes, fortifiantes, carminatives, ftomachiques & utérines ; c'eft là pourquoi on peut très-facilement la fubftituer au lieu des précédentes & la donner dans les mêmes maladies dans lefquelles celles-ci font d'ufage. On doit néanmoins obferver que la femence d'ammi de Crete eft d'une nature un peu plus chaude, & qu'on peut par conféquent la donner en dofe un peu plus moderée.

§. IX.

Il feroit je penfe inutile d'ajoûter beaucoup de chofes fur les femences d'aneth & de lévefche, parce qu'elles font peu diftinguées des femences de carvi dont nous avons parlé par rapport à leur nature, à leurs vertus & à leur ufage ; qu'il fuffife

d'avertir ici qu'il s'y trouve moins d'huile essentielle étherée que dans les semences de carvi, &
que l'exhalaison de la semence d'aneth, sur tout
lorsqu'elle est fraiche, est un peu narcotique, &
qu'on peut par conséquent l'appliquer sur les tempes des enfans pour les disposer au sommeil.

CHAPITRE XLIII.

Des Bayes de Laurier & de Genevrier.

§. I.

LEs *Bayes de Laurier* sont oblongues, rondes,
renferment un noyau double un peu sauve
sous une pellicule mince noirâtre, sont d'une odeur
aromatique, d'une saveur âcre un peu amere, huileuse & aromatique. L'arbre qui porte ces bayes,
est le laurier ordinaire qui vient de lui-même &
en très-grande quantité en Italie & dans les autres
pays chauds; on le cultive dans nos jardins & il
demande même qu'on en ait soin.

§. II.

Outre les parties terreuses inutiles & le principe
fixe résineux-gommeux, cette semence renferme
deux sortes d'huile, l'une plus épaisse onctueuse
qui se tire par expression, l'autre subtile, étherée,
fort aromatique. C'est dans cette huile aromatique essentielle que se trouve la raison principale
des vertus de ces bayes, aussi lorsqu'on l'a séparée

leurs vertus diminuent-elles beaucoup. A l'huile
fuccéde une fubftance fixe, & en dernier lieu la
partie gommeufe, qui pure & feule eft abfolument
inerte.

§. III.

Ces bayes peuvent être mifes au nombre des
médicamens actifs, fortifians, ftomachiques, carminatifs, utérins, bézoardiques; c'eft là pourquoi
ils remédient merveilleufement bien aux affections
flatulantes, aux vices d'appétit & de digeftion, aux
maladies froides de la matrice, à la paralyfie, aux
catharres de la tête & de la poitrine, aux douleurs après l'accouchement, aux fiévres malignes
mêmes. On les fait prendre en poudre à la dofe de
quelques grains, ou en infufion dans du vin depuis
un fcrupule jufqu'à un demi-gros; elles entrent
outre cela dans differentes compofitions pharmaceutiques, & il eft affez ordinaire de les mettre en
forme d'affaifonnement dans les alimens de difficile digeftion. Si on les fait prendre en poudre, les
dofes doivent en être moderées, de crainte que leur
fuc vifqueux ne bleffe l'eftomac & ne caufe des
naufées & même le vomiffement; elles entrent
dans les épithemes, les onguens & les emplâtres
nervins, ftomachiques & carminatifs, & même
dans les demi-bains pour la matrice.

§. IV.

Les *Bayes de Genevrier* font rondes, noirâtres,

ou pour mieux dire d'un fauve ou bleuâtre-noirâtre, renferment sous une pellicule mince une pulpe odorante, âcre, doucinâtre, aromatique, dans laquelle se trouvent trois pepins oblongs triangulaires. Ces arbrisseaux croissent dans la plûpart des régions Septentrionales, çà & là dans notre Germanie & sur tout dans notre Vogtlandie, où il en pousse une assez grande quantité. Ces bayes parviennent enfin au bout de deux ans à leur maturité, c'est là pourquoi on voit sur ces arbrisseaux des fruits mûrs bleuâtres-noirâtres & d'autres verds qui ne sont pas encore mûrs.

§. V.

La saveur, l'odeur & toute la vertu de la plante est uniquement dans la pulpe, qui est seule composée de principes résineux-gommeux & huileux, agréables & actifs. Il faut cependant observer que l'odeur pénétrante & l'acrimonie aromatique dépend principalement de la substance résineuse-huileuse, & que la douceur de la saveur vient de la partie gommeuse. L'huile renfermée dans de petites vésicules dispersées dans la pulpe, s'endurcit par la suite du tems en une résine séche, se tire par la distillation humide ; & comme elle est spécifiquement plus légere que l'eau, elle surnage jaune & elle est d'une odeur très-pénétrante. Une livre de bayes bien mûres en rend environ trois gros. La premiere teinture spiritueuse est de couleur d'or, d'une odeur gracieuse balfamique, d'une faveur un peu âcre, légerement amere & aromatique. Après l'évaporation, il s'y trouve de deux fortes de réfidu, l'un jaune, demi-liquide, doux, huileux; l'autre tenace, réfineux, qui s'attache très-fort aux dents & au palais, d'une couleur un peu fauve-verdâtre, d'une faveur réfineufe & un peu aromatique; d'où il paroît manifeftement, je penfe, qu'il fe trouve dans ces bayes une huile effentielle, en partie plus mobile étherée, en partie plus épaiffe & plus vifqueufe. Une once de bayes a fourni une demi-once & quelques grains de l'un & de l'autre réfidu, tout pefé enfemble. Si on prend les bayes entieres, la premiere infufion aqueufe eft tranfparente, d'un rouge-pâle, d'une odeur balfamique, d'une faveur balfamique doucinâtre, cependant un peu naufée ufe & légerement amere fur la fin. Si on employe les bayes ouvertes, la folution filtrée eft trouble & d'un jaunâtre fale après la digeftion; elle eft plus pénétrante que l'infufion précédente, & d'une douceur aromatique plus gracieufe. Cette légere difference ne s'obferve prefque plus dans les extraits épaiffis, & chacun reffemble par fon odeur au rob de fureau, fe trouve d'une faveur gracieufe doucinâtre, mêlé de je ne fçai quoi d'aromatique. Ils ne different pas plus en quantité; car une once de bayes en fournit environ trois gros de l'un & de l'autre.

§. VI.

Ces bayes quoique très-communes, font néanmoins des médicamens très-efficaces & admirables, ftomachiques, carminatifs, pectoraux, diurétiques, utérins, anti-fcorbutiques & bézoardiques. On ne peut qu'en ufer avec beaucoup de fuccès dans la foibleffe d'eftomac, la lienterie, la cœliaque, les affections flatulentes, l'hydropifie humide, la tympanite, la dyfurie, la nephrétique pituiteufe-fabloneufe, l'obftruction des régles, la toux, l'afthme, l'enrhoüement & les autres maladies catharrales, dans la gale ordinaire & la fcorbutique, la pefte & les autres fiévres malignes, fi on les fait prendre fuivant la diverfité des maladies ou en fubftance, ou en infufion dans du vin ou de l'eau boüillante, parce qu'elles agiffent en difcutant doucement, en détergeant, en adouciffant & en fortifiant. Le rob qu'on en prépare eft auffi d'un ufage merveilleux & fort étendu, & on l'ajoûte très-fréquemment aux bols fur tout, & aux électuaires ftomachiques pectoraux & diurétiques. Ces bayes entrent dans les épithemes fecs, difcuffifs, carminatifs & fortifians, dans les fumigatoires & les bains pour la matrice, &c.; & elles font ordinairement d'une très-grande utilité fi on les fait boüillir dans du vin, & qu'on en prenne tiéde pour le garder quelque tems dans la bouche, dans l'odontalgie rheumatique catharrale & la scorbutique.

Hoffmann dans ses observations physico-chymiques, dit que le rob est un excellent reméde pour fortifier l'estomac foible, pour rétablir le ton que perdent les intestins dans le flux de ventre, pour préserver de la pierre & de l'hydropisie. On le fait très-facilement dissoudre dans du vin d'Espagne ou dans quelqu'autre doux & puissant, & on le fait prendre par cuillerées après le repas ou avant que d'entrer au lit. Ce reméde soutient les vieillards qui ont quelque maladie de vessie & de la difficulté à uriner, dans les foiblesses d'estomac & des intestins ausquelles ils sont fort sujets. Ce rob l'emporte sur l'huile distillée, parce qu'il est plus tempéré & que l'huile est plus chaude.

CHAPITRE XLIV.

De la Noix muscade & du Macis.

§. I.

LA *Noix muscade* est oblongue ou ronde. La mâle est le fruit d'un arbre sauvage & on la transporte rarement, ou pour mieux dire jamais, à cause qu'elle n'a presque pas d'odeur ni de saveur. La femelle est un noyau compact gras, un peu ridé dans sa surface, d'une odeur gracieuse, d'une saveur huileuse aromatique, & en dehors d'une couleur cendrée ferrugineufe , en dedans d'un jaunâtre-pâle , diftingué par de petites veines fpadicées , & on la vend par tout chez les Apoticaires & les Parfumeurs. Les arbres dont cette noix eft le fruit, croiffent dans l'Ifle Banda de l'Inde orientale , & ils ont des feüilles fort femblables à celles de pêcher , cependant plus courtes, plus larges & plus arrondies , la fleur couleur de rofe & fort odorante , à laquelle fuccéde une noix enveloppée de trois tégumens, d'un pulpeux , d'un filamenteux & d'un autre plus dur ou pierreux qui en fait l'écorce. La premiere enveloppe eft comme celle des moins ordinaires , verte , puis devient marquée çà & là de taches jaunes-pourprées & s'ouvre infenfiblement. Après cela vient la feconde enveloppe, ou l'écorce filamenteufe ou plutôt rameufe-reticulée, graffe , huileufe-pourprée , fort odorante ; c'eft le *Macis.* Celle-ci environne la troifiéme qui enveloppe immédiatement la noix , lui eft feulement adhérente, de maniere qu'elle eft lâche & fe détache par conféquent très-facilement. Le macis eft d'abord , comme nous l'avons dit , de couleur de pourpre ; mais lorfqu'on vient à l'expofer à l'air & le faire fécher à une douce chaleur , il devient jaune. On tire les noix mûres après avoir ôté les deux premieres enveloppes & caffé la troifiéme , puis on les fait macérer pendant quelques heures dans de l'eau foulée de chaux-vive , & on les fait sécher pour les préserver plus long-tems de la corruption. Dans l'Inde on confit aussi dans le suc les fruits entiers, verds cependant & un peu plus jeunes, parce qu'ils se conservent long-tems une fois qu'ils sont ainsi préparés, & qu'ils sont d'ailleurs estimables tant par la douceur de leur goût & de leur odeur, que par leur excellente vertu analeptique stomachique.

§. I I.

Il entre des parties terreuses, gommeuses, résineuses & huileuses, dans la composition de la noix muscade. Les parties terreuses qui font presque la moitié du poids, font inertes par elles-mêmes ; elles peuvent néanmoins fortifier la vertu astringente de la noix en s'unissant avec les autres principes. La substance fixe gommeuse seule a aussi peu d'activité ; par conséquent l'extrait aqueux épaissi qui d'une once de noix pese environ deux gros & un scrupule, n'a qu'une odeur très-foible & se trouve d'un goût balsamique un peu amer, si foible qu'on ne peut presque plus reconnoître le simple. L'odeur forte spécifique & la saveur un peu amere aromatique & légerement astringente du premier extrait spiritueux plus résineux que gommeux, annoncent assez qu'il a plus de vertu ; néanmoins l'odeur, la saveur & les vertus dépendent principalement de l'huile essentielle, qui est de deux genres, l'une plus épaisse, onctueuse, & l'autre plus fine, plus péné-

trante & étherée qui s'éleve par la diftillation humide, & va à une once & demie ou cinq gros par
livre de noix ; l'épaiffe fe tire par expreffion & fe
trouve en fi grande quantité, qu'il n'eft pas étonnant d'en voir fortir quatre, cinq ou fix onces.
Lorfqu'on la lave pendant quelque tems avec un
peu d'eau tiéde & qu'on extrait enfuite le refte
avec de l'efprit de vin le mieux rectifié, la portion
la plus liquide, jaune, graffe, odorante, fe fépare
entierement, & il ne refte rien qu'une maffe plus
folide, infipide, fans odeur, qui par fa couleur &
fa confiftance imite le fuif ou la cire blanche, ne
peut plus fe diffoudre ni dans l'eau, ni dans l'efprit
de vin, fert très-fouvent de lien pour rendre plus
épais les baumes dont on fe fert extérieurement, &
fe nomme en conféquence la *Mere des Baumes.*
Je ne peux non plus paffer fous filence que les molécules de l'huile étherée diftillée font plus ou
moins fines & de differente pefanteur fpécifique ;
que par conféquent c'eft là pourquoi elles nagent
en partie fur l'eau & tombent en partie au fond.

§. I I I.

Le macis differe peu de la mufcade par fes principes, fi ce n'eft qu'il entre un peu plus d'huile
étherée effentielle & de fubftance fixe réfineufe
dans fa compofition ; cette fubftance allant environ à deux gros & feize grains par once, & l'huile
à cinq ou fix gros. Nous devons cependant obferver

qu'on n'en tire jamais la subſtance réſineuſe pure,
& qu'elle eſt toujours mêlée de pluſieurs particules
huileuſes onctueuſes, qui ſe diſſolvent en même
tems dans l'extrait à l'eſprit de vin & ne s'exhalent
point pendant l'évaporation. Il ne faut rien chercher de bien ſingulier dans la ſubſtance gommeuſe; & conſiderée ſéparément, elle eſt preſqu'entierement inerte, n'a qu'un goût très-foible, balſamique & un peu amer, ſans rien conſerver de ſpécifique.

§. I V.

Ces deux eſpéces de ſimples qui ſont à la tête des
médicamens aromatiques, ſont d'un uſage fréquent à cauſe de leurs vertus fortifiantes, ſtomachiques, carminatives, céphaliques, cardiaques
& utérines, dans pluſieurs maladies qui proviennent de la viſcoſité des humeurs, du relâchement
des parties ſolides, ſur tout dans les défauts d'appétit & de digeſtion, les affections froides flatulentes, le vomiſſement, la lienterie, la cœliaque,
les autres flux de ventre, les tranchées, la palpitation de cœur, la ſyncope, la foibleſſe de mémoire, la paralyſie, le vertige, la céphalalgie ſtomachale, la ſuppreſſion des régles, les fleurs blanches, la deſcente de la matrice & du vagin, la
ſtérilité, l'engourdiſſement vénérien, &c. Le macis
eſt d'un caractere un peu plus chaud, & ne produit
ſon effet qu'en fortifiant ſur tout, en remuant &

en difcutant ; la mufcade eft plus temperée , &
outre qu'elle difcute, remue,&c. doucement, elle eft
auffi aftringente.Ils entrent comme affaifonnement
dans les alimens , ou on les fait infufer dans du vin.
On réduit auffi la mufcade en poudre, comme elle
eft ou après l'avoir grillée. La dofe en général eft de
quelques grains à demi-gros. Ils entrent dans les
emplâtres nervins , céphaliques , ftomachiques &
carminatifs , quelquefois auffi dans les décoctions
vulnéraires vineufes & onctueufes. Voyez dans des
livres de pharmacie l'ufage de l'huile diftillée & de
celle qu'on tire par expreffion ; il eft fort étendu.

CHAPITRE XLV.

Du Poivre , des Cubébes & de l'Amome.

§. I.

IL y a de trois fortes de poivre dans nos boutiques, fçavoir, le *Poivre noir* , le *Poivre blanc*
& le *Poivre long*. Les grains de poivre noirs font
ronds, ridés, noirâtres, de la groffeur d'un pois ,
d'une odeur pénétrante & d'une faveur très-âcre,
chaude aromatique. La plante qui croît dans differens endroits des Indes orientales , fur tout dans
le Malhabar, les Ifles de Sumatra , de Java, de la
Sunde , &c., eft farmenteufe, verfatile, s'attachant
comme le lierre aux arbres , aux autres plantes &
même à des perches fichées en terre. Ses feüilles
font

font amples, très-nerveufes, ovales, cependant pointues en devant, & les fleurs difpofées en épi plus lâche, font monopétales & en forme de cloche. Les grains pofent fur de petites tiges & reffemblent par leur affemblage prefqu'à des grappes de grofeille, néanmoins plus refferrées & compofées de trente, quarante, cinquante, & quelquefois d'un plus grand nombre de grains. Ces grains font verds & unis dans leur principe ; ils deviennent enfuite rouges, & enfin lorfqu'ils font mûrs, on les cueille & on les expofe au foleil où ils y noirciffent & fe rident.

§. II.

Les grains du poivre blanc different peu ou point du tout des précédens par leur figure orbiculaire, leur grandeur, leur odeur & leur faveur. Ils ne font cependant point ridés, mais ils font unis, plus compacts & d'un gris-blanchâtre. Les Auteurs ne font pas d'accord fur leur origine; les uns penfent que le poivre blanc ne differe du noir que par le dégré de maturité ; d'autres que c'eft une préparation du poivre noir, & ils prétendent que ce n'eft autre chofe que le poivre noir dont on fait fauter l'écorce en le faifant macerer un peu de tems, & en l'agitant dans de l'eau douce ou de l'eau falée de mer. Enfin d'autres veulent qu'ils proviennent d'une plante, qui, quoique du même genre, differe néanmoins un peu par l'efpéce. Pour moi, je crois que ce dernier fentiment eft plus conforme à la raifon & à l'expérience que les autres, c'eft là pour-quoi je ne balance pas d'y foufcrire.

Heifter, dans fa differtation du poivre, avance qu'on ôte l'écorce du poivre noir pour en faire le blanc, mais c'eft fans fondement. *Garcias* & *Sta-pele* foutiennent le contraire & nous apprennent que ces deux fortes de poivre proviennent de plantes differentes, dont néanmoins la difference eft fi légere, qu'il n'eft guere poffible de la mieux diftinguer que les raifins noirs & blancs de la vigne avant leur maturité. *Stapele* même rapporte que les Matelots & d'autres perfonnes qui avoient été fur les lieux, lui en avoient apporté des grappes en-tieres de blanc & de noir, chargées de grains mûrs, par le moyen defquelles il s'eft non feulement ap-perçu que c'étoit les fruits de deux plantes diftinc-tes, dont l'une portoit le poivre blanc & l'autre le noir, que même les rameaux en paroiffoient diffe-rens ; il ajoûte encore avoir appris des voyageurs que ces bayes dans leur principe font vertes, lorfqu'elles ne font pas mûres ; que les unes de-viennent d'abord rouges, puis noires quand elles font féches, & les autres blanches ; que cela arrive à peu près de la même maniere que nous l'obfer-vons dans l'épine-vinette, dont les fruits font verds avant leur maturité, & deviennent enfuite blancs, rouges ou noirs, fuivant le caractere different des plantes qui les produifent, plantes qui font de differentes efpéces, ou au moins font, fuivant d'autres, des variétés d'une même efpéce; de maniere que ces deux efpéces de poivre font en effet du même genre, parce qu'elles fe reffemblent par leurs feüilles, la maniere de croître & leurs fruits, fi on en excepte la couleur. Il eft bien vrai que les plantes qui portent le poivre blanc dans l'Inde, font plus rares que celles qui produifent le noir; *Garcias* même afsûre que dans le Malabar, on n'en fert qu'à la table des grands, & il le met bien autrement au-deffus du poivre noir, que n'a fait *Diofcoride.*

§. III.

Le poivre long a une odeur tout-à-fait finguliere; c'eft un fruit fec, dur, rond, cylindrique, long d'un pouce ou un pouce & demi; qui a en quelque façon la figure de la fleur de coudrier ou de bouleau, compofé d'un grand nombre de petits grains de la grandeur de ceux du pavot ou de fenevé rangés en plexus vermiculaire, d'une couleur grife, d'une odeur aromatique, d'une faveur très-âcre & brûlante. La plante eft, à ce qu'on dit, fort femblable par fa maniere de croître & par fes feüilles à celle du poivre noir; les feüilles font feulement plus tendres, d'un verd plus clair & chargées de plufieurs cottons. Elle croît dans l'Ifle de Java & les autres endroits de l'Inde orientale;

cependant on en trouve une plus grande quantité
dans le Bengale.

§. I V.

Les trois espéces de poivre dont nous venons de
parler cadrent assez par leur nature, leurs principes actifs & leurs vertus médicinales, si ce n'est
que le poivre long est un peu plus âcre & chaud
que les autres. Les principes actifs sont en partie
huileux & en partie gommeux-résineux. L'huile
essentielle étherée qui nage constamment sur l'eau
& se trouve d'une couleur d'or pâle, a l'odeur & la
saveur du poivre, & même elle n'a que le rapport
de l'odeur spécifique, non pas qu'elle soit très-
âcre, comme le rapporte *Heister* dans sa Disserta-
tion, elle est au contraire plutôt temperée ; si bien
qu'une petite goutte ne fait sentir sur la langue &
toutes les autres parties de la bouche, qu'une
douce & gracieuse acrimonie aromatique, sans
causer aucune ardeur douloureuse ni aucun piquo-
tement insupportable. Ne paroîtra-t'il pas étonnant que l'eau distillée qui sent le poivre & qui
retient plusieurs molécules huileuses après la sépa-
ration, soit tout-à-fait sans âcreté & presqu'insipide ? *Neumann* dit qu'il sort trois gros & demi
d'huile d'une livre entiere de poivre noir, par le
moyen de la distillation humide ; cependant je ne
puis être ici de son avis. En effet, *Heister* tira à
peine un gros d'une livre, & moi-même je n'ai pû

en tirer que quatre scrupules d'un égale quantité. Je crois cependant qu'il entre plus d'huile dans la composition du poivre, parce qu'il s'en attache beaucoup aux parois des vaisseaux qui servent à la distillation, & que d'ailleurs il en reste beaucoup dans l'eau, comme nous l'avons dit.

§. V.

L'âcreté brûlante du poivre n'est pas non plus dans sa partie gommeuse, mais uniquement dans sa substance résineuse. En effet, la portion gommeuse, une fois que la résine en est extraite, séparée par des infusions réiterées d'eau simple, est presque sans odeur, sans saveur & sans vertu ; & quoique les premieres infusions & les premiers extraits aqueux renferment quelque partie plus étroitement embarrassée dans la gommeuse, ils n'ont qu'un goût âcre foible & une légere odeur aromatique. Les infusions & les extraits spiritueux au contraire brûlent & piquent si fort la langue, le palais, le gosier & les lévres, qu'on a tout lieu de craindre l'inflammation. L'ardeur même dure assez long-tems & fait sortir une grande quantité de salive visqueuse. On doit néanmoins observer que le poivre long l'emporte dans ce cas-ci sur le poivre noir & celui-ci sur le blanc. La substance résineuse & gommeuse est à peu près la même dans ces trois espéces de poivre. Une once fournit ordinairement un gros & quelques grains de premier

extrait fpiritueux, & prefqu'une demi-once d'extrait aqueux.

§. VI.

On doit mettre le poivre au nombre des médicamens aromatiques les plus chauds & les plus
puiffans, qui agiffent en brûlant & en piquant
vivement les folides & en atténuant fortement les
humeurs, fi bien qu'on n'en doit ufer qu'avec
beaucoup de circonfpection. Il eft très-bon pour
les fujets froids phlegmatiques ; il eft nuifible aux
perfonnes féches, cholériques, pléthoriques, & il
ne peut par conféquent convenir que dans les maladies qui proviennent d'un relâchement humide
des parties folides, & d'une dyfcrafie froide, mucide & épaiffe des humeurs. C'eft fur tout un fpécifique dans les vices de digeftion qui proviennent
d'un amas confidérable de faburre pituiteufe, de
même que dans la fiévre quarte opiniâtre, la cachéxie, l'édeme des membranes, les catharres opiniâtres, les fleurs blanches continuelles, &c. ; on
le croit auffi d'une grande utilité dans l'hydropifie
humide commençante. On affaifonne ordinairement les mets avec le poivre noir, on fe fert plus
rarement du blanc & prefque jamais du long. On
fe fert auffi fréquemment en médecine du poivre
long que du rond. On le fait prendre en infufion
dans du vin, plus rarement en poudre ; & lorfqu'on peut le prendre en fubftance, on peut avaler

entiers les grains du rond & le long aſſez groſſie-
rement concaſſé ; car le poivre en poudre eſt ſi
ſubtil , qu'il s'attache trop profondément aux
rides de l'eſtomac , & peut, lorſqu'il y eſt ſi étroitement attaché , cauſer par ſa trop grande ardeur
l'inflammation & d'autres mauvais ſymptômes ,
ſur tout dans les perſonnes ſéches & ſenſibles. La
doſe en doit toujours être moderée & ne doit ſe
preſcrire que de quelques grains à un ſcrupule. On
le fait entrer dans les cataplaſmes & les emplâtres
véſicatoires , dans les poudres & les décoctions
dont on ſe ſert dans la paralyſie de la langue , le
relâchement de la luette , le gonflement des glandes ſalivaires , l'odontalgie froide catarrhale , &c.

§. V I I.

Outre ces eſpéces les plus connues du poivre ,
on trouve encore dans les boutiques une autre
eſpéce de poivre qu'on nomme poivre odorant de
la Jamaïque. L'arbre qui porte ce fruit & qui fournit la caſſe giroflée, s'appelle , *Myrtus arborea aro-*
matica foliis laurinis , & croît dans differens endroits de l'Inde occidentale , ſur tout dans la Jamaïque. Les bayes mures ſont noires, brillantes,
garnies dans leur partie ſupérieure d'une petite
couronne , bien plus grandes encore que les bayes
de genievre. Avant leur maturité elles ſont plus
petites , vertes , deviennent d'abord jaunes en les
faiſant ſécher au ſoleil , puis elles prennent une

couleur fauve-noirâtre , & les habitans les cueillent ordinairement pour en faire des envois hors du pays. Sous l'écorce fe trouve une pulpe verdâtre qui renferme deux pepins, qui enfin par leur odeur & leur faveur reffemblent un peu aux girofles aromatiques , même à la noix mufcade, à la canelle , au poivre ordinaire & aux bayes de laurier.

§. V I I I.

On fait beaucoup de cas du poivre de la Jamaïque en Angleterre , & on l'employe très-fréquemment à caufe de fon caractere plus temperé , de fa faveur & de fon odeur plus gracieufe , au lieu du poivre ordinaire, pour affaifonner les alimens ; on le croit auffi meilleur pour l'ufage qu'on peut faire du poivre en médecine. Ses principes actifs cadrent plus avec les principes du gerofle qu'avec ceux du poivre ordinaire ; l'àcreté qui a principalement fon fiége dans la partie fixe réfineufe, eft bien plus moderée. Quant à l'huile effentielle étherée, dont il fort environ un demi-gros d'une livre entiere dans la diftillation humide , elle eft fort analogue à la vraye huile de gerofle , par rapport à l'odeur, la faveur & la pefanteur fpécifique. Les forces dépendent uniquement de ces deux principes. En effet , il ne faut chercher aucune vertu finguliere dans la partie fixe gommeufe, qui pure & débarraffée entierement des molécules réfineufes-huileufes, n'a qu'une faveur fort inerte, quoiqu'il s'en trouve

presque deux gros dans une once, & que par conséquent elle soit en plus grande quantité que la
résineuse, dont il n'y a environ qu'un gros.

§. IX.

Les cubebes ne different pas beaucoup du poivre
ordinaire par leur forme & leur caractere. En effet,
les bayes en sont rondes, tantôt de la grosseur des
grains de poivre, tantôt un peu plus grandes,
ridées, à queue ou garnies d'un petit pédicule
d'une couleur fauve ou blanchâtre, d'une odeur
pénétrante, d'une saveur aromatique & très-âcre.
L'écorce extérieure rude renferme un noyau rond,
poli, compact, fauve-roufsâtre en dehors, blanchâtre en dedans, & on la trouve, pour ainsi dire,
plus âcre que le noyau même. Quelques-uns, ce
qu'il est bon d'ajoûter, appellent les cubebes poivre à queue.

§. X.

On les apporte de l'Inde orientale, & on dit
qu'elles viennent sur tout en grande abondance
dans le Royaume de Pégu, les Isles de Ceylan &
de Java. La plante qu'*Hermann* rapporte aux arbrisseaux convolvulacés, ne differe que par l'espece
& non par le genre de la plante qui porte le poivre. Il grimpe aussi comme le lierre, & il porte
des fruits en grappe comme le poivrier ordinaire.

§. XI.

Il entre dans sa composition beaucoup de principes actifs huileux-résineux, c'est-à-dire, d'actifs résineux-huileux ; car quoique la substance gommeuse soit en plus grande quantité que la résineuse, de même que nous l'avons vû dans les simples précédens, elle est tout-à-fait inerte, doit son odeur foible & sa saveur foible un peu âcre & amere à quelque peu de particules huileuses qui restent dans l'extrait après l'évaporation de la premiere infusion aqueuse & à quelques particules résineuses. L'huile essentielle étherée qui sort en petite quantité dans la distillation humide, est spécifiquement plus pesante que l'eau, sent bon & a à peu près le caractere temperé de l'huile de poivre. C'est donc à cette huile qu'elles doivent leur odeur, & à la substance fixe résineuse la principale raison de leur âcreté. En effet, les infusions & les extraits spiritueux sentent parfaitement les cubebes par leur saveur spécifique âcre, aromatique & un peu amere ; & même l'extrait mêlé qui reste après la distillation de l'huile dans l'alambic, fait sentir sur la langue la premiere âcreté des cubebes, & il ne perd que peu de leur odeur pénétrante. Une once de cubebes fournit ordinairement deux gros & demi de premier extrait spiritueux & trois gros de l'aqueux.

§. XII.

Les cubebes dissolvent très-puissamment le mucus & les autres humeurs visqueuses, excitent une oscillation vive dans les solides, plus moderée cependant que celle que produit le poivre ordinaire; c'est là pourquoi on les met au nombre des principaux pectoraux, anti-catharreux & stomachiques. Elles produisent sur tout de fort bons effets dans la tumeur des glandes salivaires, le relâchement de la luette, la paralysie de la langue, l'enrhoüement opiniâtre, la toux, la difficulté de respirer, l'asthme, le catharre suffocant produit par la pituite tenace & le relâchement des parties solides, de même que dans la céphalalgie & l'hémi-crânie rheumatique-catharrale, le bourdonnement des oreilles, les affections soporeuses, la fiévre quarte rebelle, les crudités pituiteuses de l'estomac, le vertige stomachal, la cachéxie, l'hydropisie ascite récente, &c. On les mange quelquefois telles qu'elles sont, ou on les fait infuser dans du vin, ou on les mêle en petite quantité à des poudres grossieres ou au tabac à fumer. On peut les faire prendre en substance depuis quelques grains jusqu'à un scrupule, & en infusion dans du vin depuis un scrupule jusqu'à un gros.

CHAPITRE XLVI.

Des Gerofles & des Antophylles.

§. I.

LES clous de gerofle ne font ni les fruits im-
maturés du geroflier, comme la plûpart l'ont
crû jufqu'à préfent, ni le principe des fruits, mais
plutôt les calices des fleurs, defféchés, oblongs,
anguleux, un peu ridés, affez reffemblant par leur
forme à un clou, garnis à leur extrêmité fupérieure
de quatre petites pointes difpofées en étoile & qui
foutiennent de tous côtés un petit globe qui eft
placé deffus ou une petite tête intermédiaire, fauves
en dehors, légerement fauves ou rougeâtres, jau-
nâtres-rougeâtres en dedans, d'une odeur très-
pénétrante, d'une faveur gracieufe, âcre, aromatique & affez brûlante.

§. I I.

C'eft cette tête de gerofle qui eft l'élément de la
fleur, ou, pour mieux dire, fon œil compofé de
quatre pétales qui fe développent & s'étendent à
mefure que les calices encore verds commencent à
rougir & font efpérer de voir la fleur dans tout
fon jour. Ces fleurs ont une odeur très-fuave, font
compofées de quatre pétales, blanches dans leur
origine, puis verdâtres, & compofées outre cela de
plufieurs petites étamines blanches, qui environ-

nent de toute part un piftille mince & aigu qui
s'éleve d'un ombilic ou d'une petite foſſe quarrée.
Lorſque cette couleur vient à changer & que les
fleurs ne ſont pas encore développées, on cueille
le gerofle & on le fait ſécher au ſoleil juſqu'à ce
qu'il ait acquis ſa couleur fauve & rougeâtre
ordinaire.

§. III.

Lorſqu'on les laiſſe plus long-tems ſur l'arbre
pour qu'ils puiſſent fleurir & porter enſuite des
fruits, ils deviennent quatre fois plus grands & plus
gros, & forment à peu près de la même maniere
que les calices de roſes ſauvages, des bayes oblon-
gues-rondes, tournées un peu en ombilic dans leur
partie ſupérieure, renfermant ſous une écorce plus
épaiſſe rougeâtre un noyau dur, oblong, ſolide,
ſimple, ou quelquefois diviſé en deux ; ce ſont là
les gerofles aromatiques. Ces fruits murs tombent
en partie de l'arbre ou on les en fait en partie
tomber, & on leur trouve la même odeur, la
même ſaveur qu'au gerofle ordinaire, excepté
qu'elle eſt plus foible. Outre cela la vertu qui leur
reſte, ce qu'il eſt bon d'obſerver, eſt principalement dans l'écorce, & il n'y a preſque plus de
ſaveur ni d'odeur dans le noyau.

§. IV.

L'arbre que *C. Bauhin* appelle geroflier aromatique à fruit oblong, a des feüilles fort ſemblables

à celles de laurier , cependant plus étroites & qui viennent quelquefois de la grosseur d'une poire ; on le dit plus haut qu'aucun autre laurier. Il pouſſoit autrefois une grande quantité de ces arbres dans les Iſles Moluques ; mais comme de nos jours les Hollandois les ont fait arracher & détruire entierement dans les endroits où ils venoient , il ne s'en trouve plus en grande quantité qu'à Amboine.

§. V.

Lorſque le gerofle eſt encore entier , c'eſt-à-dire frais , & qu'il n'a pas été dépoüillé de ſon principe actif le meilleur , par les falſificateurs , il eſt fort rempli d'huile eſſentielle & garni d'une aſſez grande quantité de ſubſtance fixe gommeuſe-réſineuſe. L'âcreté brûlante n'eſt pas dans l'huile eſſentielle ſeule & pure , ni dans la ſeule ſubſtance fixe réſineuſe , mais dépend du mêlange de l'une & de l'autre , de maniere cependant que la partie réſineuſe , qui conſiderée en elle-même eſt plus âcre que l'huile pure , concourt plus à produire une ſaveur brûlante. L'huile étherée que l'on tire après avoir fait macérer les gerofles pendant quelque tems dans de l'eau ſalée , par la diſtillation dans un alambic bas , eſt aſſez fixe , blanchâtre , ſpécifiquement plus peſante que l'eau , ſi on en excepte une modique portion qui nage d'abord ſur l'eau , très-odorante , mais qui n'a pas une âcreté aromatique auſſi brûlante que la vulgaire d'Hollande que

l'on tire à un feu trop fort. Sa couleur blanche
dégénere en jaunâtre & enfin en jaune-roufsâtre,
fi on laiffe l'air pénétrer fouvent dans le vafe qui
la renferme, & elle perd auffi un peu de fa fluidité.
Lorfque les gerofles font en bon état, une livre en
rend ordinairement deux onces deux gros & même
une plus grande quantité, fi on recommence la
diftillation en tirant l'eau qui eft deffus & en y en
mettant d'autre. Enfin *Hoffmann* dit qu'il eft bon
d'obferver que fi on veut tirer toute l'huile des
gerofles, il eft néceffaire de réiterer deux fois la
diftillation en verfant une feconde fois deffus l'eau
dont on a féparé l'huile. C'eft ainfi qu'on parvient
à en tirer le plus fouvent une once & demie dans
la feconde diftillation & une demi-once dans la
troifiéme. Nous remarquerons en paffant que
l'huile qui vient dans la derniere diftillation, eft
plus épaiffe & plus pefante que celle qui eft fortie
dans la premiere.

En Flandre les Diftillateurs qui veulent tromper,
font diftiller les gerofles entiers; & après en avoir
tiré l'huile, ils les font fécher & les mêlent avec
d'autres frais pour gagner davantage; c'eft ce dont
fe plaint *Boerhaave*, lorfqu'il dit dans fa Chymie,
les gerofles après la diftillation confervent tellement leur forme & leur couleur, que fi on n'y fait
attention, on prendroit ceux qui font à moitié fecs
pour de vrais gerofles entiers; & même fi on les

mêle avec des frais remplis encore de leur huile ; ils reprennent de l'odeur, de la faveur & de l'huile qu'ils en tirent, au point qu'on les peut prendre pour des gerofles bien conditionnés. C'eſt ainſi qu'en uſent quelques Parfumeurs pour gagner davantage. Voyez auſſi *Hoffmann* dans ſes Obſervations Philoſophiques.

L'huile de gerofle qu'on apporte auſſi de Hollande & qui ſe vend principalement dans les boutiques, n'eſt jamais pure, mais toujours plus ou moins mêlée de quelqu'huile tirée par expreſſion & de l'extrait réſineux des gerofles ; c'eſt là pourquoi elle eſt ordinairement plus épaiſſe que la vraye, ne peut ſe diſſoudre toute entiere dans l'eſprit de vin, eſt outre cela d'une couleur fauve-rougeâtre, doüée d'une faveur brûlante & très-âcre. Par conſéquent ce que *Boerhaave* a dit dans ſa Chymie ſur l'âcreté brûlante conſidérable de cette huile, ne doit s'entendre que de celle-là, & jamais de la vraye qui eſt bien plus foible que celle de Hollande.

§. VI.

Après l'huile eſſentielle viennent les principes fixes, ſur tout le réſineux qui eſt le plus puiſſant ; ils méritent auſſi quelque conſidération. La premiere infuſion ſpiritueuſe a l'odeur ſpécifique des gerofles, cependant un peu plus foible ; elle eſt un peu fauve-rougeâtre, & ſe trouve d'une faveur âcre ,

âcre, brûlante & aromatique. L'extrait épaissi est
d'un rouge-fauve, odorant & d'une saveur très-
âcre, brûlante, aromatique & un peu aftringente
sur la fin. Lorsqu'on en tire à plusieurs reprises
l'eau en diftillant, & qu'on en ôte entierement
l'huile qui y étoit inhérente, il perd presqu'entierement son odeur & son amertume, ce qui fait voir
manifeftement que l'huile est la seule cause de son
odeur pénétrante, & que l'âcreté brûlante, comme
nous l'avons dit ci-devant, dépend du mêlange de
l'huile & de la fubftance réfineuse. L'infufion
aqueuse, d'un rouge-fauve plus forte que la fpiri-
tueuse, a l'odeur des gerofles, est cependant d'une
faveur plus foible, un peu âcre & un peu aromatique. L'extrait en differe peu ou point du tout, fi
ce n'eft qu'il est d'une couleur fauve-noirâtre &
qu'il a auffi un peu moins d'âcreté. J'ai presque
tiré trois gros d'extrait fpiritueux d'une once, &
une plus grande quantité du premier extrait
aqueux.

§. VII.

Les gerofles aromatiques, que l'on peut mettre
à jufte titre au nombre des aromatiques les plus
chauds, excitent fi vivement les tuniques & les
fibres nerveuses-mufculeuses-membraneuses par
l'ardeur finguliere qu'ils y occafionnent, qu'ils
caufent dans les folides des contractions plus fortes
& plus promptes, fecouent les humeurs, augmen-

tent la chaleur en étendant les parties huileuses-
inflammables du fang, atténuent la pituite, & font
fur tout recommandables par leur vertu defféchan-
te, fortifiante & ftomachique. On ne peut cependant apporter trop de circonfpection fur l'ufage
intérieur qu'on en peut faire, & on n'en peut ufer
fûrement que dans les maladies qui ont pour
caufes principales la lenteur de la lymphe, l'a-
bondance préter-naturelle du ferum, le relâchement des parties folides, les crudités vifqueufes des
premieres voyes. On les prefcrit en infufion dans
du vin depuis un demi-fcrupule jufqu'à un, & on
les mêle auffi dans differentes compofitions pharmaceutiques, fur tout dans les efpéces ainfi dites ;
enfin ce n'eft pas le moindre affaifonnement dont
on fe fert pour les alimens. La teinture fpiritueufe
eft d'un caractere plus chaud que les gerofles
même, & on en doit auffi ufer avec bien plus de
précaution dans les maladies chroniques opiniâtres, la cachéxie, par exemple, l'édeme des membres, la fiévre quarte, les crudités pituiteufes de
l'eftomac, &c., que des gerofles même. On fait
entrer très-fouvent les gerofles groffierement pul-
vérifés dans les cucuphes, les poudres céphaliques
pour poudrer les cheveux, les fachets nervins, les
onguens & les emplâtres, tous remédes dont les
uns font bons contre la foibleffe de tête, les autres
dans l'hémi - crânie continuelle, les catharres

opiniâtres, &c. ; d'autres contre les tumeurs édémateuses, les affections paralytiques, &c. ; & la
teinture est très-efficace dans le sphacele & la carie
des os, si on la mêle en proportion convenable
avec les autres remédes appropriés.

§. VIII.

Les gerofles aromatiques sont bien plus foibles
que les gerofles ordinaires ; c'est ce qu'il est aisé
de reconnoître par leur odeur & leur saveur foible, & on les substitue par conséquent dans les
mêmes maladies qui demandent des remédes plus
doux pour leur guérison. Quelques-uns regardent
ces fruits comme spécifiques dans les affections de
la matrice ; cependant je ne trouve aucune raison
singuliere spécifique de cette vertu. On s'en sert
aujourd'hui plus rarement, & on pourroit, selon
moi, les bannir de la pharmacie sans que les malades y perdissent rien.

§. IX.

Je ne m'arrêterai pas beaucoup à parler du
gerofle royal, dont un assez grand nombre d'Auteurs ont fait mention, parce qu'on n'en trouve
plus chez nos Apoticaires, & qu'il est aussi cher
que rare dans l'Inde même orientale, à cause du
petit nombre d'arbres qui en produisent. On le met
au-dessus du gerofle ordinaire, à cause de son odeur
& de sa saveur aromatique, quoiqu'il lui ressemble
beaucoup par sa forme, sinon qu'il n'a point de tête.

CHAPITRE XLVII.

De graines de Cardamome & de Paradis.

§. I.

LA plûpart des Auteurs qui ont écrit sur la matiere-médicale distinguent de quatre espéces de cardamome, sçavoir, le grand, le moyen ou le rond, le petit & le plus petit ; mais aujourd'hui on ne fait usage que du petit, qui est meilleur & qui a plus d'odeur. Les siliques de celui-ci sont membraneuses, à trois cornes, d'un jaunâtre-pâle, distinguées en trois loges, dans lesquelles se trouvent des semences ou des petits grains, ridés, anguleux, fauves-noirâtres ou d'un jaune-rougeâtre, d'une odeur gracieuse, d'une saveur âcre, aromatique & un peu camphrée ; la plante qui porte ces fruits siliqueux & qui pousse principalement, à ce qu'on dit, dans le Cananor, le Calecut & l'Isle de Ceylan, régions de l'Inde orientale, a une tige de roseau, genoüillée & qui s'éleve ordinairement à la hauteur de trois pieds. La racine pousse dans son tems un épi duquel naissent des fleurs jaunâtres-blanchâtres, ausquelles enfin succedent les siliques dont nous venons de parler. Ces grains encore renfermés dans leurs siliques, sont bien supérieurs & d'une couleur plus obscure, perdent en très-peu de tems beaucoup de leurs vertus lorfqu'ils font tirés de l'écoffe & deféchés, & prennent une couleur rouffe ou jaunâtre-blanchâtre.

§. I I.

Ils font compofés de parties huileufes-effentielles, de réfineufes, de gommeufes & d'une grande quantité de terreftres. C'eft en partie de l'huile effentielle & en partie de la fubftance fixe réfineufe que dépendent les vertus de ce compofé. Il renferme peu d'huile, & une livre de graine n'en rend, fuivant ce que nous apprend *Neumann*, que cinq à fix grains. La premiere teinture fpiritueufe qui eft jaunâtre, a l'odeur du cardamome même & une faveur gracieufe aromatique. Il refte après l'évaporation une maffe d'un pâle un peu fauve, qui fent plus les grains de cardamome que la teinture, d'une faveur un peu aromatique dans fon principe, enfuite très-âcre & brûlante pendant long-tems. Une once en a fourni un gros & quelques grains. L'extrait aqueux n'a prefque pas d'activité; & quoiqu'il pefe davantage, il eft prefqu'entierement dépoüillé de fon odeur & de fa faveur aromatique fpécifique.

§. I I I.

Non feulement on les met au nombre des affaifonnemens, mais encore des médicamens céphaliques, ftomachiques, carminatifs & cardiaques les plus chauds, & ils déployent leurs vertus les

plus confidérables, principalement dans le vomiffement pituiteux, la foibleffe de l'eftomac, les
affections froides flatulentes, le vertige ftomachal,
la lipothymie, la palpitation de cœur qui dépend
principalement de la matrice & de l'eftomac d'accord enfemble, de la cachéxie, &c. On les met au
nombre des machicatoires, des tragées & des differentes compofitions pharmaceutiques, & on les
fait infufer dans du vin depuis un demi-gros jufqu'à un gros.

§. I V.

Quelques-uns mettent au nombre des efpeces
de cardamome la graine de paradis, à caufe de
quelque reffemblance par la forme extérieure, &
l'appellent le grand cardamome. D'autres au contraire qui ont plus d'égard au goût, penfent qu'il
faut la mettre au nombre des efpéces de poivre.
Pour moi, je penfe qu'on peut admettre en quelque façon le fentiment des uns & des autres, l'un
& l'autre ayant quelque fondement. Quoiqu'il en
puiffe être, la graine de paradis eft anguleufe, plus
groffe que celle de cardamone qui a été décrite
ci-devant, d'une couleur fauve ou un peu fauve-
roufsâtre, d'une odeur aromatique, d'une faveur
très-âcre & fort brûlante. On les apporte de l'Inde
orientale & de l'Afrique ; cependant la plante que
quelques-uns appellent malaguette, n'eft pas encore affez connue, & on dit que les capfules femi-

nales qui renferment ces grains, sont grandes, en forme de globe, gonflées & rougeâtres.

§. V.

Elle differe peu du poivre par rapport à sa nature, ses principes & ses forces, elle est cependant un peu plus temperée. Son activité dépend non seulement de l'huile & du principe fixe résineux, mais aussi de la substance gommeuse. En effet, le premier extrait aqueux est d'un fauve obscur & sale, émaillé de taches blanches dans sa surface, d'une saveur assez âcre & brûlante, quoiqu'on ne le doive pas comparer ici à l'infusion & à l'extrait spiritueux, parce qu'ils sont d'un goût brûlant & très-âcre. J'ai tiré d'une once environ un gros & quelques grains d'extrait aqueux, un gros & un scrupule & demi d'extrait spiritueux; il faut cependant observer que je n'ai pas employé les grains écrasés, mais entiers, pour cet extrait.

§. V I.

On s'en sert plus pour assaisonner les mets que comme médicament; on peut néanmoins la substituer au poivre dans quelques cas que ce puisse être, & s'en servir de la même maniere. Quelques-uns croyent, & ce n'est pas sans raison, que cette graine garde un certain milieu entre les grains de poivre & de cardamome par rapport aux vertus, qu'elle est plus puissante que ceux de cardamome & plus foible que le poivre.

CHAPITRE XLVIII.

Du Castoreum.

§. I.

LE *Castoreum* entier, c'est-à-dire qui n'est point coupé en morceaux, fait voir deux vesſicules glanduleuſes-membraneuſes, oblongues, rondes, que l'on a tiré du castor, de la grosſeur d'un œuf de poule & même de canne, naturelles, que l'on expoſe dans une cheminée à la fumée, peu après les avoir tirées, pour les faire ſécher; par conſéquent un peu froncées, garnis en dedans d'une matiere graſſe huileuſe, de la conſiſtance de miel dans ſon principe & de la même couleur, fort puantes, d'une couleur jaune-fauve, ou rouge ou fauve-noirâtre, d'une ſaveur un peu âcre & un peu amere nauſéeuſe.

Le *Castor* eſt un quadrupede amphibie, dont les poils ſont fort mols, d'une couleur en partie fauve, en partie griſe, & gros comme un cochon de ſix mois, lorſqu'il eſt dans toute ſa grosſeur. Sa tête, dont les machoires ſont garnies de dents longues & aiguës, a du rapport avec le rat des Alpes ou la loutre ; la queue, qui eſt écailleuſe & ſans poil, reſſemble à un poiſſon. Les pieds de devant ſont ſemblables à des pieds de chat ou de chien, & ceux de derriere à ceux d'oye ou de cigne. Voyez

Hilſcher ſur la nature & l'uſage du caſtoreum en médecine.

§. II.

Ces follicules ou ces bourſes, que les Anciens ou quelques-uns des Modernes ont pris fauſſement pour des teſticules de caſtor, ſe trouvent dans les caſtors mâles & femelles, & ſont des corps d'une ſubſtance particuliere tout-à-fait differente des teſticules. En effet, les vrayes teſticules du caſtor mâle, qui ne ſont pas plus gros qu'un œuf de pigeon, n'ont ni l'odeur, ni la ſaveur du caſtoreum. Ils ſont outre cela d'une tiſſure vaſculeuſe-tubuleuſe, & ſont placés dans l'abdomen de façon qu'on ne les peut couper ſans faire périr l'animal ; au lieu que les follicules dont il eſt queſtion, s'élevent de l'un & l'autre côté dans l'aine au-deſſous de la peau, & ne communiquent en aucune façon avec la verge. Outre ces deux grands follicules, il y en a encore deux autres plus petits, qui ſont ſimplement remplis de graiſſe.

§. III.

Ces amphibies élevent leurs édifices ſur les bords des grands fleuves & des lacs, & on en trouve beaucoup en Pruſſe & en Pologne aux environs de la Viſtule ; en Moſcovie, en Siberie & en Tartarie, aux environs du Boriſthene, de la Dwine, du Tanaïs, de l'Obi, du Volga & du Pont-Euxin ; en France ſur les bords du Rhône ; en Canada & dans

la nouvelle Angleterre en grande quantité, &
même en Allemagne aux environs du Rhin & de
l'Albi , fur tout dans le Duché de Magdebourg. Ils
cherchent plus leur nourriture fur terre que dans
l'eau , & ils aiment fur tout les fruits & les écorces
du bois.

§. IV.

Le caftoreum eft plus ou moins bon fuivant la
diverfité des régions & du climat. Celui de Pruffe
& de Pologne eft regardé comme le meilleur. Vient
enfuite celui de Ruffie , enfin celui d'Amérique
qu'on regarde comme le moins précieux. Le vrai
de Pruffe l'emporte de beaucoup fur toutes les autres efpéces par fon odeur , fa faveur & fes vertus
médicinales ; le vrai, au moins le caftoreum , eft
dans le cas de bien d'autres marchandifes que l'on
frélate pour y gagner davantage. Voici comme on
s'y prend pour cet effet. On fait une maffe des
gommes ammoniac, opoponax, fagapenum, &c. ;
on l'envelope enfuite dans les follicules gras du
caftor. L'odeur & la faveur font aifément découvrir ce maquignonage , parce qu'elles font plus
pénétrantes dans le caftoreum. Quelquefois auffi
pour augmenter le poids , on y mêle du fable , des
balles de plomb & d'autres femblables corps pefans:
fraudes qu'il n'eft pas facile de découvrir à moins
qu'on n'ouvre les follicules.

§. V.

Les Auteurs ne font pas bien d'accord fur ce qu'on doit regarder comme parties conftitutives du caftoreum, fur tout fur les actives. En effet, les uns lui attribuent avec *Hermann* un fel volatil très-pénétrant, renfermé dans la graiffe, ou avec *Lemery* une grande quantité d'huile pénétrante & un fel volatil, ou même avec *Hilfcher* des parties falines volatiles & une grande quantité de foufre. Pour moi, je ne crois pas que le caftoreum renferme aucunes particules falines développées, & je le regarde proprement pris comme une maffe fauve, endurcie en defféchant, fragile, renfermée dans les follicules, débarraffée de la graiffe qui lui eft adhérente & pêle-mêle entre de petites membranes très-minces, compofée de parties terreufes-réfineufes, gommeufes ou mucilagineufes, ou huileufes-inflammables. L'huile fubftantielle s'y trouve en fi petite quantité, qu'on ne peut prefque la faire voir en fubftance, à moins qu'on ne faffe diftiller à la fois avec de l'eau une grande quantité de caftoreum ; elle eft cependant fi fubtile & fi remplie de particules fpiritueufes très-mobiles, qu'une feule goutte réfoute en vapeur peut remplir un grand efpace d'air de l'odeur fpécifique du caftoreum. C'eft donc à ce principe qu'on doit uniquement attribuer l'odeur & les forces dont le caftor tout entier & fes extraits font remplis. Les parties

terreufes inertes font la moitié du poids ; les gommeufes & les réfineufes fixes font tellement mêlées
enfemble , qu'on ne peut en déterminer exactement le poids. En effet , *Neumann* obferve qu'une
once de caftor dont on tire l'extrait , foit d'abord
avec l'eau , foit avec l'efprit de vin le plus rectifié ,
en fournit deux gros & un fcrupule , de maniere
cependant que le premier fpiritueux eft onctueux
& auffi affez actif , à caufe de la grande quantité
de particules huileufes-fpiritueufes qui y font rete-
nues & embarraffées , & qu'on trouve l'aqueux
fragile, plus fec & bien plus foible, tant par rapport
à la faveur qu'à l'odeur. Les feconds extraits font fi
inertes qu'ils ne méritent pas qu'on y faffe attention , & même les premiers font fans odeur & fans
vertu , lorfqu'on en retire l'eau fimple à plufieurs
reprifes , & que par conféquent on en fépare entierement les parties huileufes-fpiritueufes qui font
les feules , comme nous l'avons dit ci-devant , dans
lefquelles fe trouve la raifon de l'activité & de
l'odeur pénétrante.

§. V I.

[Bien des perfonnes font un très-grand cas de ce
reméde, & d'autres le méprifent totalement. Ceux-
ci prétendent que ce fameux reméde eft trop fu-
meux & qu'on peut le bannir des boutiques , fans
que l'art y perde rien. Ceux-là au contraire lui
attribuent des forces admirables , fédatives , ano-

dines, anti-spasmodiques, nervines, céphaliques, carminatives, utérines & anti-hystériques; c'est là ce qui le leur fait regarder comme un des plus excellens remédes dans differentes maladies, sur tout dans les convulsions des parties, l'épilepsie, l'apopléxie, les affections soporeuses, la paralysie, le vertige, la palpitation de cœur, la cardialgie, la colique, la passion hypocondriaque, la suffocation hystérique, le sanglotement & les pâles couleurs. Mais je pense que les uns en le louant trop & les autres en le blâmant, ne se renferment pas dans de justes bornes; car le castoreum a un principe huileux très-tendre, très-mobile & spiritueux expansif, qui lui donne des forces discussives, remuantes & anodines; par conséquent, il peut être d'un assez bon secours dans les maladies dont il a été question & dans d'autres, en supposant cependant la cause matérielle plus froide que chaude. Du reste, je ne suis point d'avis qu'on puisse en user indifferemment dans ces maladies, de quelque cause qu'elles puissent provenir, d'autant qu'elles peuvent venir plus ou moins directement d'une cause chaude bilieuse, ou même encore de l'abondance, de l'orgasme & de la congestion du sang, & de semblables causes, contre lesquelles les expansifs ne peuvent rien.

Rivinus dit que le castoreum est bon pour les femmelettes, qui ne peuvent souffrir les bonnes odeurs , pourvû que les Médecins foient affez exercés pour ne pas avoir trop de confiance à ces fortes de drogues. Il a en effet la faculté de fentir bien mauvais , de tuer les vers , d'effacer les exanthemes, de quelque genre qu'ils puiffent être, d'être nervin & utérin , & quoi de plus encore ? manquons-nous d'autres remédes , quand même nous n'aurions pas le caftoreum ? &c. Voyez fa Differtation fur la cenfure des médicamens ufités.

La force du caftoreum , dit *Etmuller* dans l'endroit dont nous venons de parler , dépend de fon fel très-huileux , âcre & pénétrant , qui affecte vivement les fens. Il produit conféquemment de forts bons effets , fur tout dans les affections douloureufes des nerfs & de la tête, en les fecouant fortement, excite les efprits animaux engourdis ; c'eft là pourquoi on fait un ufage très-fréquent & très-gracieux du caftoreum , de quelque maniere qu'on l'employe, dans la léthargie, la paralyfie , l'apopléxie , l'épilepfie & les autres affections convulfives tant internes qu'externes, l'aphonie & le vertige ; c'eft même un des meilleurs carminatifs & difcuffifs des vents , en conféquence de quoi c'eft un reméde fouverain dans les tranchées & les flatuofités des inteftins & du bas-ventre, le gonfiement de l'eftomac , par exemple , la colique flatulente , les paffions hyftériques , la fuffocation hypocondriaque, foit qu'on l'attache extérieurement, foit qu'on en uſe intérieurement ; il corrige l'acide des premieres voyes, qui, provient ſur tout du pancreas & de quelqu'autre partie du corps ; il arrête & appaiſe puiſſamment les mouvemens convulſifs. On l'employe outre cela unanimement dans le tintement d'oreille, l'aſthme convulſif, l'épilepſie utérine & les autres maladies de la matrice, en particulier pour chaſſer le fœtus & l'arriere-faix, pouſſer les mois ſupprimés, qui coulent avec difficulté avec differens ſymptômes du bas-ventre, arrêter les douleurs des femmes après l'accouchement, & provoquer les vuidanges ; on l'aſſocie alors avec la myrrhe, &c.

§. VII.

On en fait entrer quelques grains dans des poudres, des électuaires & des pilulles ; mais il.eſt mieux de le faire prendre en eſſence, depuis dix juſqu'à trente gouttes. On s'en ſert extérieurement comme d'un odorant anti-hyſtérique, & on le fait entrer fréquemment dans les emplâtres & les onguens fortifians, nervins, anti-épileptiques, anti-ſpaſmodiques, &c., dans les poudres errhines & céphaliques, &c.

§. VIII.

La graiſſe de caſtor que l'on trouve ſeule dans de petites cellules, & qui dans les grandes eſt adhérente à une ſubſtance plus dure ou au caſtoreum même proprement dit, d'où on la tire pour la faire fondre

& la conferver enfuite féparement, cadre avec le caftoreum à caufe de fes principes volatils. Elle a en effet l'odeur pénétrante & la faveur fpécifique du caftoreum ; il ne faut donc en aucune façon douter qu'elle ne foit garnie de particules huileufes fpiritueufes fort femblables & qu'elle n'ait les mêmes forces. On ne la prefcrit jamais intérieurement à caufe des naufées qu'elle peut caufer ; mais on la fait très-fréquemment entrer dans les onguens nervins, anti-paralytiques, anti-fpafmodiques, anti-épileptiques, contre la colique, &c., & même le fanglottement, la colique venteufe, convulfive, hyftérique, on en frotte la région ombilicale & les hypocondres, ou l'épine & le dos, dans l'épilepfie.

CHAPITRE XLIX.

Du Mufc & de la Civette.

§. I.

LE *Mufc* eft une fubftance grumeleufe, féche ; néanmoins un peu graffe au toucher, femblable en quelque façon à du fang defféché & rompu en petits morceaux, d'une couleur fauve ou ferrugineufe noirâtre, d'une faveur un peu âcre & amere, d'une odeur balfamique très-pénétrante.

§. II.

§. II.

On le tire d'un follicule naturel, rond, dur, garni de poils, qui se forme dans une espéce de chevre, sur le bas-ventre, près des aînes, & paroît de la grosseur d'un œuf de poule. Ces animaux vivent dans les Royaumes de Tibet, de Pegu, de Tunquin, & dans plusieurs autres endroits de la Chine & de l'Inde orientale; on en trouve même çà & là une assez grande quantité dans la Siberie & la Tartarie. Le musc d'Orient, sur tout celui du Royaume de Tibet, l'emporte de beaucoup sur celui que l'on tire de Russie, de Siberie, &c., par la subtilité & l'abondance de ses parties volatiles, & par conséquent par son odeur pénétrante; c'est là pourquoi on le vend plus cher. Ceux qui veulent tromper, mêlent dans le meilleur musc d'Orient du musc le moins précieux de Russie, ou même, pour en augmenter le poids, du sang desséché, de la terre du Japon, des crotes de rats, &c.; & il est très-difficile de reconnoître cette fraude, si on a mêlé peu de matiere étrangere.

Quelques Naturalistes ont reconnu depuis peu qu'on ne pouvoit exactement regarder l'animal qui porte le musc comme une chevre ou un bouc sauvage, ou comme un chevreuil, mais que c'étoit un quadrupede singulier distingué de ces animaux, tant par la forme de tout son corps que par celle de quelques-unes de ses parties. L'animal qui porte

le musc, dit *Jean Cyprianus*, in Cont. hist. anima-
lium Franzii, c'est-à-dire, le musc précieux, est
d'une odeur agréable dans l'Inde, la Tartarie, la
Chine, & mis par *Aldrovandi* au nombre des
chevres ; d'autres lui donnent la figure d'un lievre
ou d'un renard. Entre les differentes figures que
ces Auteurs nous en ont données, celle de *Lucas
Schrockius*, qui a fait des recherches scrupuleuses
sur le musc, fait voir que cet animal n'est ni chevre,
ni chevreuil, parce qu'il n'a ni barbe ni cornes, &
qu'aucun genre de chevres, de chevreuils & de
cerfs, n'a de crochets comme l'animal qui porte
le musc. Il ressemble par ses cuisses & son poil au
chevreuil ; il a la face du loup, le col du cha-
meau, &c.

§. I I I.

Ce concret singulier est rempli de particules
huileuses-spiritueuses, très-tendres, très-mobiles,
plus ou moins enveloppées dans une matrice plus
fixe gommeuse-résineuse-terreuse, d'où elles sor-
tent peu à peu en s'exhalant, donnent l'odeur spécifique du musc à l'air qui l'environne & aux autres
corps dans lesquels ces particules s'insinuent. Elles
sont d'une subtili é tout-à-fait surprenante, car
un seul grain de musc répand sans cesse une odeur
forte pendant quelques années & donne une odeur
pénétrante à une livre de poudre telle qu'elle soit,
sans odeur, si on en mele exactement les parties

enfemble. Les molécules fixes réfineufes-gommeufes & les terreufes inertes font par partie égale prefque la moitié du poids de ce concret. Les réfineufes-
gommeufes font très-remplies d'un principe volatil
fort odorant, & font fi bien mêlées enfemble, que
l'eau & l'efprit de vin le plus rectifié peuvent les
diffoudre en grande partie. Il paroît cependant que
la fubftance gommeufe ou mucilagineufe s'y
trouve en un peu plus grande quantité que la réfineufe, parce qu'un gros de mufc ne donne ordinairement que vingt-quatre grains du premier
extrait aqueux & un feul fcrupule d'extrait fpiritueux. Je n'ajoûterai pas beaucoup de chofes
fur les particules volatiles-falines, que l'on croit
affociées aux huileufes-fpiritueufes-inflammables,
parce que leur nature n'eft pas encore affez connue; fi cependant il eft permis de dire en peu de
mots ce que j'en penfe, je les crois d'une nature
urineufe. Je fuis même perfuadé de plus qu'outre
les urineufes, il y en a quelques-unes ammoniacales
plus tendres, inhérentes à la maffe plus fixe, parce
qu'en verfant de l'huile de tartre par défaillance,
on fent des veftiges d'exhalaifon urineufe, & le fel
ammoniacal le plus tendre entre, finon en toutes,
au moins dans la compofition de la plûpart des
parties de cet animal.

§. I V.

La *Civette* eft une fubftance onctueufe, pâle-jaunâtre, de la confiftance de miel ou de beurre, d'une faveur un peu âcre, d'une odeur balfamique très-pénétrante. Cette graiffe précieufe de la civette, que quelques-uns nomment auffi *Catum zibethicum*, &c., à caufe de fa reffemblance avec le chat, fe fépare du fang dans un certain follicule glanduleux, naturellement placé dans les mâles entre l'anus & la verge, & dans les femelles entre l'anus & les parties de la génération, par conféquent dans le périné, & divifé en deux loges; lorfqu'elle vient à s'y accumuler, elle s'écoule d'elle-même par un conduit excrétoire, ou bien elle en eft exprimée avec force par l'animal même, fi-tôt qu'elle lui caufe des démangeaifons douloureufes; & en frottant ces follicules qui lui démangent contre les troncs & les branches des arbres, & contre d'autres corps folides, elle les en garnit, ou bien on l'ôte avec une cuiller de ces follicules dans certains tems, lorfque ces animaux font pris, qu'ils font enfermés & un peu coupés. Il eft non feulement ennuyeux de la ramaffer, mais encore on en ramaffe bien peu dans les lieux champêtres, parce que la civette en fortant de fon terrier, court çà & là, grimpe fur les arbres, & il arrive en conféquence que la matiere onctueufe qui s'exprime de fes veficules s'éparpille & qu'il n'en refte qu'une très-petite quantité attachée aux arbres. D'abord, & je crois qu'il eft à propos d'en avertir,

la civette a une couleur blanchâtre-jaunâtre, lorfqu'on la conferve pendant quelque tems & enfin
un peu fauve.

§. V.

Elle eft compofée de deux principes, l'un fpiritueux, très-mobile, d'une nature huileufe-inflammable; l'autre plus épais, gras & onctueux. Celui-
ci en fait comme l'envelope & le réceptacle; l'autre fait l'odeur de la maffe & lui donne fa principale activité. La portion fpiritueufe fe fépare en
grande partie de la fubftance plus épaiffe par une
diftillation humide réiterée, & donne à l'eau qui
en diftille une odeur très-pénétrante; néanmoins
elle eft fi tendre & fi mobile, qu'il n'eft pas poffible de la réduire en une maffe fenfible, & on ne
peut par conféquent en déterminer exactement le
poids.

§. V I.

Il y a peu ou point de différence entre le mufc
& la civette du côté des forces, fi ce n'eft que la
civette excite plus facilement que le mufc des
naufées par fon odeur. Ils raréfient merveilleufement le fang, le fluide nerveux & les autres humeurs; excitent ordinairement dans les fujets pléthoriques fur tout, en conféquence de cette grande
raréfaction, le mal de tête, le vertige, la lipothymie; bien plus, leur odeur eft fi contraire à plufieurs perfonnes du fexe, tant mafculin que fémi-

nin , fur tout aux femmes hyftériques , qu'elles ne peuvent la fupporter long-tems fans fe trouver mal & fans en fouffrir beaucoup ; c'eft là pourquoi les Médecins prudens ne les prefcrivent que très-rarement , ou pour mieux dire jamais , & ils les font fimplement entrer dans les médicamens tant internes qu'externes ; l'efprit , par exemple , dans les eaux fpiritueufes , les efpéces , les rotules , les machicatoires , les baumes liquides & un peu épais, les onguens , les emplâtres , les maffes odorantes , les poudres de Cypre , &c. , en très-petite dofe. Nous devons néanmoins obferver qu'on préfere alors le mufc à la civette , & qu'on s'en fert plus fréquemment pour parfumer. *Paul Hermann* attribue au mufc des vertus analeptiques , cardiaques & anthyftériques ; mais je ne vois pas comment on peut , au moyen d'effets affez conftatés par l'expérience , faire cadrer ces vertus avec celles dont nous avons parlé , & je crois que ce concret peut plutôt provoquer les attaques hyftériques & les lypothimies , que de les combattre.

CHAPITRE L.

Du Succin & de l'Ambre.

§. I.

LE *Succin*, le karabé, l'ambre jaune, est un bitume minéral, dur, brillant, quelquefois opaque, plus ou moins transparent, doüé d'une grande vertu électrique, d'une couleur jaune ou jaunâtre, ou blanche, ou jaune-rougeâtre, & même quelquefois, quoiqu'un peu plus rarement, d'un jaunâtre-verdâtre, d'une odeur gracieuse balsamique, que l'on apperçoit en en jettant sur des charbons rouges, ou en le frottant fortement sur du drap de laine.

§. II.

On a trouvé très-fréquemment de grands & de petits morceaux de karabé dans differens pays, en Angleterre, en Pologne, en Hongrie, en Moravie, en Bohême, en Italie, en Silésie, en Saxe, dans la Marche de Brandebourg, aux environs de la mer Baltique en Livonie, en Franconie, en Curlande, en Holsace, dans le Dannemarck, en Suéde, &c. ; & même on en trouve quelquefois aujourd'hui dans des veines de sable. On en tire aussi par hazard de la terre en la labourant & en la creusant ; il ne s'en rencontre cependant jamais une assez grande quantité dans tous ces cantons, pour que les Apo-

thicaires & les Ouvriers puiffent en tirer ce qu’il
leur faut, & il n’y a que la Pruffe qui puiffe en
fournir une affez grande quantité. En effet, les
pêcheurs en tirent en abondance, au moyen de
certains filets, le long des côtes Suédoifes de la mer
Baltique ; on l’amaffe auffi en partie fur le fable,
lorfque borée & zéphyre viennent à agiter les eaux
de la mer, qui en laiffent une plus ou moins grande
quantité fur le rivage ; on le tire de plus en partie
de certains endroits de la Sambie plus ou moins
éloignés de la mer, de la terre, parfemée çà & là
de veines bitumineufes fucciniferes. Le karabé qui
fe trouve au fond de la mer, fe produit auffi dans
des lits ou des veines qui font compofées de fable,
de couperofe, ou de fa mine, d’une matiere noire
cefpiteufe-bitumineufe, remplie de pétreole, qui
a la figure par fon air & fa forme d’un bois foffile,
& il en eft tiré par l’eau de la mer qui s’infinue dans
ces veines. C’eft fans doute là la raifon pour laquelle il fe trouve une plus grande quantité de
fuccin près des bords de la mer, & qu’il s’en trouve
rarement dans les endroits de la mer Baltique,
trop éloignés du promontoire fudavique & des
veines fuccinées dont nous avons parlé.

§. I I I.

Le pétreole & l’acide vitriolique concourent
toujours au mélange naturel du fuccin, foit blanc,
foit doré, jaunâtre, jaune-verdâtre, ou jaune-

rougeâtre, ou de quelqu'autre couleur que ce puisse être, de maniere cependant qu'il y entre aussi un peu de terre & d'eau. Le pétreole qui est d'une couleur dorée, & qui est aussi quelquefois, quoique plus rarement, blanchâtre, jaunâtre, rougeâtre, verdâtre, &c., sert de base avec la partie terreuse & renferme en soi la principale raison de sa couleur, tandis que l'acide vitriolique s'insinuant peu à peu sous la forme d'exhalaison ou de liqueur fixe, coagule la masse terreuse-huileuse en un corps solide. D'abord, c'est-à-dire après la premiere coagulation, les morceaux de succin sont encore, comme le prouvent très-bien differentes observations que nous avons rapportées ailleurs, un peu mols & friables, s'endurcissent enfin parfaitement dans de l'eau de mer, ou peu à peu dans les lits ou les veines cespiteuses-bitumineuses. Quoique *Hermann* rapporte dans son histoire du succin de Prusse, qu'il s'en trouve quatre-vingt espéces plus ou moins distinctes par leur couleur ; il est néanmoins aussi certain qu'il peut l'être, qu'elles participent toutes du blanc, du jaune, du rougeâtre & du verdâtre sur tout ; que par conséquent cette variété ne dépend uniquement que de l'exaltation & du mélange singulier des couleurs dont nous venons de parler ; car pour ce qui est du succin noir, c'est une espéce de jayet ou d'asphalt, ou quelqu'autre bitume particulier fossile, qui ne peut en aucune façon être mis au nombre des espéces du vrai succin.

§. I V.

Il est facile de démontrer la qualité & la proportion de ces élémens du succin par la distillation séche. En effet, si on met une portion du succin, dans une retorte de verre ou de terre bien lutée, à distiller à feu nud, sans y rien ajoûter ; il sort d'abord une liqueur spiritueuse, acide-aigrelette, avec une huile subtile, légere, volatile, claire, jaunâtre ; puis une huile rouge d'une consistance moyenne ; enfin une plus épaisse, plus pesante, d'un fauve-noirâtre. Une grande partie de l'huile étant enlevée, il monte un sel sec, volatil, blanchâtre, gras, aigrelet, qui s'attache en partie au col de la retorte & en partie aux parois du récipient ; il ne reste par conséquent rien au fond de la cornue qu'un peu de charbon de terre. L'huile subtile qui sort dès le commencement de la distillation, se dissout dans de l'esprit de vin très-rectifié, & se trouve par conséquent d'une tissure plus tendre & d'un caractere plus étheré ; la plus épaisse ne peut en grande partie s'y dissoudre. Une livre de succin, suivant les analyses les plus exactes de *Neumann*, a fourni environ douze onces d'huile, une once & demie de phlegme, une once de tête morte terreuse, & environ quatre gros & demi de sel aigrelet. Ce qui manque sur le poids doit sans doute être

attribué aux principes volatiles aqueux-ſalins-
huileux , s'eſt en partie exhalé par la jointure des
vaiſſeaux , eſt reſté en partie dans les vaiſſeaux
même & reſté adhérent à leurs parois.

§. V.

La plûpart des Médecins ont cru que ce concret
bitumineux déploye dans le corps humain des
vertus nervines, céphaliques, cardiaques & utérines
admirables ; qu'il ſeroit à ſouhaiter qu'il pût auſſi
chaſſer puiſſamment le fœtus & l'arriere-faix ! Mais
s'il s'agit du ſuccin en ſubſtance , je ne puis être
de cet avis ſans réſerve , parce qu'en quelque poudre fine qu'on le puiſſe faire prendre , le ſuc gaſtrique ne peut jamais le diſſoudre parfaitement , &
l'eſtomac n'en fait qu'extraire une petite portion
la plus ſubtile & la plus volatile de la ſubſtance
huileuſe-ſpiritueuſe-inflammable-odorante , & la
chaleur de ce viſcere la chaſſe en partie & la fait
s'exhaler en une vapeur très-fixe. La partie la plus
groſſiere indiſſoluble , ne peut pénétrer les pores
abſorbans & les veines lactées , & doit conſéquemment ſortir avec les excrémens ; la partie diſſoute
& halitueuſe pénetre juſqu'au ſang , tant en s'y
filtrant que par inhalation , elle y cauſe une com-
motion & une diſcuſſion très-douce ; je laiſſe aux
perſonnes d'un jugement plus pénétrant à décider
ſi on peut avec aſſez de raiſon déduire de là ſes
vertus nervines, céphaliques, cardiaques, diuré-

tiques, utérines & pouffantes. Pour moi, je n'en vois pas la raifon fuffifante ; c'eft ce qui me fait mettre le fuccin entre les nervins foibles & peu actifs. Je ne voudrois pas cependant en dire autant de la teinture qui eft plus empreinte de particules mobiles huileufes-inflammables, agit plus vivement, fon action étant fur tout aiguifée par l'union de l'efprit de vin & d'un fel alkali qu'on ajoûte ordinairement à l'extrait qui lui eft en même tems inhérent. On fe fert avec beaucoup plus de fuccès du karabé extérieurement, en ce que c'eft un des plus ufités & un des meilleurs ingrédiens pour les fumigatoires qu'on employe pour corriger l'air, calmer les douleurs rhumatifantes des parties, diffiper les catharres & les tumeurs édémateufes, détruire la froideur de la matrice.

§. VI.

Je mets fans balancer l'ambre folide au nombre des bitumes minéraux, quoique quelques Ecrivains ayent avancé plufieurs & differentes preuves pour le traiter comme une fubftance animale ou végétale ; ç'a été même ce qui a donné lieu à differentes hypothéfes. A mon avis, l'ambre, ftrictement dit, ne differe que par l'efpéce, du karabé, & non par le genre. C'eft un corps opaque qui ne reluit point, léger, fec & fragile, néanmoins un peu gras au toucher, qui fe liquifie facilement au feu, prefque tout inflammable, qui s'amollit comme la cire dans

la main chaude, rarement poli, mais plus ordinairement inégal, d'une odeur très-fuave, fans
goût fingulier, d'une couleur ou blanche, ou
grife, ou jaunâtre, cendrée-noirâtre, fauve, noire
& mélangée. L'ambre gris, fur tout le cannelé, ou
qui a des taches blanchâtres, jaunâtres ou noirâtres, eft regardé comme le meilleur ; le noir & le
parfaitement blanc, eft le moins eftimable. On y
trouve quelquefois dedans des becs d'oifeaux, des
arrêtes de poiffons & d'autres corps hétérogênes ;
quelquefois auffi de grands & de petits morceaux
enduits extérieurement d'une croûte noire.

Kempfer, dans fes amenités exautiques, rapporte que l'ambre differe beaucoup par rapport
aux differentes veines de terre dans lefquelles il fe
trouve, & que chaque région en a qui lui eft
propre, fi bien qu'on peut juger par l'infpection
de quel endroit on l'a tiré, de même que les fameux gourmets connoiffent de quel pays eft le vin.
En effet, une efpéce reffemble beaucoup au bitume
crud, à l'afphalt, ou au napthe noir defféché, &
elle eft par conféquent plus ou moins noire, denfe,
pefante ; une autre dans la compofition de laquelle
il entre des parties plus précieufes, eft auffi plus ou
moins blanche, chere, légere ; une autre eft fouvent
très-fongeufe, ce qui fait que *Scaliger*, ayant été du
fentiment de *Serapion*, n'a pas regardé fans quelque
fondement l'ambre comme un champignon de mer.

§. VII.

On apporte l'ambre principalement de l'Inde orientale, où les Pêcheurs, les Matelots & d'autres le tirent de la mer fur laquelle on le voit nager par intervalle, fur tout après de grandes tempêtes, principalement le long du promontoire Comorin, fur les côtes d'Ethiopie & du Japon, & autour des Ifles Sumatra, Borneo, Saint-Laurent, l'Ifle Maurice & la plûpart des Molucques; on en trouve auffi quelquefois fur le rivage & dans fes cavernes. Ces morceaux s'élevent peu à peu du fond de la mer, après avoir été emportés avec violence de leur mine fouterraine, fur tout lorfque les eaux font fortement agitées; d'autres paroiffent depuis long-tems endurcis dans leur matrice; d'autres traverfent l'eau encore un peu mols, comme le font voir les corps étrangers dont ils fe chargent, fur tout les arrêtes de poiffon & les petits becs des oifeaux. On dit que l'orca, animal marin de la famille des cétacées, avale très-fouvent des morceaux d'ambre qui flottent fur l'eau, que la plûpart du tems il les vomit, ou les rend par les felles; c'eft là ce qui a fait croire à plufieurs que, quoique fans raifon fuffifante, l'ambre fe formoit dans le follicule ou une certaine veficule de l'eftomac de ces poiffons. Du refte, l'ambre qu'avale l'orca & qu'elle rejette de nouveau, ou que l'on tire des entrailles de ce poiffon après l'avoir tué, eft bien

Inférieur à toutes les autres efpéces d'ambre, parce qu'il a une odeur plus foible mêlée d'une autre fétide étrangere ; & d'ailleurs, il eft d'une tiffure plus rare & plus friable.

Neumann rapporte plufieurs exemples particuliers tirés de differens Auteurs dignes de foi, touchant des morceaux d'ambre qui pefoient jufqu'à cent & quelquefois jufqu'à quelques centaines de livres.

On regarde, dit *Kempfer*, comme l'ambre de la plus petite qualité, celui qui fe trouve dans les inteftins des baleines, parce qu'il y perd beaucoup de fa qualité. On prend autour du Japon le mokos, qui eft une efpéce de baleine longue de trois ou tout au plus de quatre orgyes ; fes inteftins font très-fréquemment remplis d'ambre, & c'eft une marque qu'il y en a, lorfqu'après l'avoir ouvert il fe préfente d'abord une matiere grumeleufe & femblable à de la chaux. Rien de plus fréquent dans le Japon que l'ambre qui fe trouve dans les entrailles de la baleine, ou qu'elle a rendu avec fes excrémens pendant qu'elle vivoit ; c'eft là pourquoi ceux du Japon l'appellent merde de baleine, &c.

§. VIII.

Lorfque ceux qui amaffent l'ambre & ceux qui le vendent veulent tromper, ils gâtent très-fouvent l'ambre vrai, fur tout celui qui eft frais & un peu mol comme une maffe farineufe, en y mêlant differens corps, ou ils en compofent de faux avec de la poix, de la cire, de la réfine, du ftorax, du laudanum, du benzoin, du fuccin, du mufc, du bois d'aloës & d'autres femblables, & ils n'ont pas de honte de le vendre féparément aux ignorans pour de vrai ambre, ou de le mêler avec le vrai. Lors donc qu'un acheteur veut n'être point groffierement trompé, il doit bien faire attention à l'air, à la confiftance, à la viteffe avec laquelle il fe fond, à la couleur, la faveur, & fur tout à l'odeur fpécifique que l'ambre répand, foit qu'on le jette fur des charbons rouges ou fur un fer chaud : en effet, le parfum découvre très-bien la falfification qu'on peut en avoir fait, tous les autres caracteres trompent fort fouvent. Le meilleur indice, dit *Kempfer*, qu'on puiffe avoir de fa bonté, c'eft d'en jetter quelques grains fur un fer chaud, l'odeur qui s'en exhale le fait connoître, & le peu de cendres qu'il laiffe annonce fa bonté. Voyez auffi *Neumann*.

§. IX.

Suivant l'analyfe chymique, les principes du fuccin & de l'ambre font les mêmes ; il y a néanmoins quelque difference à faire fur la proportion, & toute comparaifon faite, il entre une plus grande quantité d'huile & une moins grande quantité de terre dans fa compofition. *Herman Nicol. Grimius*, qui étoit alors dans l'Inde orientale, fit un jour diftiller à fec une once d'ambre gris en augmentant

le

ļe feu par dégrés ; iL en fortit d'abord une liqueur
aqueufe , puis un liquide fpiritueux & de l'huile ,
& enfin un peu de fel fec fublimé. Tous ces pro-
uits s'accordoient parfaitement bien avec les produits du fuccin diffous, fi ce n'eft que l'huile ré-
pandoit une odeur un peu plus gracieufe. Le refte
reffembloit par fon air extérieur à de la poix , &
eût , fans contredit , rendu plufieurs parties volatiles
huileufes-falines, fi on eût plus long-tems pro-
longé la diftillation , en employant un plus grand
dégré de feu. En effet , l'ambre a très-peu de parties
terreufes, & toute fa maffe peut prefque fe réfoudre
en phlegme, en huile & en fel volatil aigrelet ,
comme l'a éprouvé *Neumann* en diftillant de
même un gros d'ambre gris & en employant fur
la fin un dégré convenable de feu ; car il tira deux
fcrupules & demi d'huile , cinq grains d'eau , deux
grains de fel aigrelet volatil , & un feul grain de
matiere féche, poudreufe , terreftre. Il n'eft pas
douteux que les deux grains qui manquent n'ayent
été confommés en s'exhalant infenfiblement. Le
fel fec volatil, fur tout fi on diftille peu d'ambre ,
ne fe montre pas toujours féparément ; mais à
peine eft-il paffé, qu'il fe noye dans le phlegme &
qu'il lui donne une plus grande âcreté.

§. X.

Lorfqu'on fait digérer l'ambre avec de l'eau
fimple ou qu'on l'y fait bouillir, il commence à

s'en liquifier quelque partie, comme de la réfine; mais il ne peut fe diffoudre, & ne fait que communiquer une odeur agréable à l'eau. Il ne fe diffout jamais entierement dans l'efprit de vin même le mieux rectifié, tant fimple que tartarifé, en l'y faifant fimplement digérer doucement, & il ne fait que s'en extraire la petite portion qui donne au menftrue de l'odeur & une faveur foible balfamique; mais fi après avoir mis le tout dans une cucurbite, on le fait cuire ou boüillir pendant longtems, & qu'on employe en outre un menftrue un peu huileux, l'ambre fe diffout prefqu'entierement & donne une teinture fort active.

§. XI.

Tout ce que nous avons dit, fait, je penfe, affez voir que l'ambre pris en fubftance, ne fe diffout jamais entierement dans l'eftomac, & ne fe extrait un peu, mais beaucoup plus que du fuccin, des parties fubtiles; que par conféquent fon activité médicinale dépend uniquement de ces particules plus tendres, qui ont été féparées & extraites. En effet, elles font fi tendres & fi mobiles, qu'elles paffent facilement dans le fang, l'agitent doucement de même que le fluide nerveux, le raréfient, raniment la circulation, & peuvent en conféquence déployer quelques vertus moderées, nervines, céphaliques, cardiaques, analeptiques, afphrodifiaques, & d'autres qu'on attribue vulgairement à

l'ambre. Il mérite dans ce cas d'être préféré au
succin ; il faut néanmoins prendre garde de ne pas
étendre ses vertus, comme cela n'arrive que trop
ordinairement, au-delà de leur terme. On le prefcrit très-rarement en fubftance, & on l'ajoute fimplement aux autres médicamens compofés, en dofe
coupée, plutôt pour augmenter ou pour donner
une odeur agréable, que par rapport à ses vertus.
La teinture eft d'un ufage plus fréquent & produit
auffi un plus grand effet, fur tout fi elle eft plus
empreinte de particules diffoutes ou extraites.

Fin de la douzième Section.